妇科肿瘤转化研究前沿

TRANSLATIONAL ADVANCES IN GYNECOLOGIC CANCERS

主 编　Michael J. Birrer ［美］

　　　　Lorenzo Ceppi ［美］

主 译　张稼闻　王清莹　邢　峰

主 审　王　平　邬素芳

上海科学技术出版社

图书在版编目（CIP）数据

妇科肿瘤转化研究前沿 /（美）迈克尔·比勒
(Michael J. Birrer)，（美）洛伦佐·切皮
(Lorenzo Ceppi) 主编；张稼闻，王清莹，邢峰主译
. -- 上海：上海科学技术出版社，2023.1
书名原文：Translational Advances in
Gynecologic Cancers
ISBN 978-7-5478-5868-4

Ⅰ. ①妇… Ⅱ. ①迈… ②洛… ③张… ④王… ⑤邢
… Ⅲ. ①妇科病－肿瘤－诊疗 Ⅳ. ①R737.3

中国版本图书馆CIP数据核字(2022)第168540号

————————————————————————————————————

上海市版权局著作权合同登记号 图字：09-2019-921号

封面图片由主译提供

本书翻译由以下基金资助：
国家自然科学基金（81502230,81802589,82102123）
上海市自然科学基金（22ZR1450700,21ZR1438600）

妇科肿瘤转化研究前沿

主编 Michael J. Birrer［美］ Lorenzo Ceppi［美］
主译 张稼闻 王清莹 邢 峰
主审 王 平 邬素芳

上海世纪出版(集团)有限公司
上海 科 学 技 术 出 版 社 出版、发行
（上海市闵行区号景路159弄A座9F-10F）
邮政编码201101 www.sstp.cn
上海雅昌艺术印刷有限公司印刷
开本 787×1092 1/16 印张 16
字数 350千字
2023年1月第1版 2023年1月第1次印刷
ISBN 978-7-5478-5868-4/R·2599
定价：168.00元

纪念杰出的科学家和临床医师 Helga B. Salvesen 教授。她是妇科肿瘤转化研究的倡导者，她的工作使许多患者受益。

内容提要

　　本书旨在跨越基础研究和临床实践的壁垒，介绍了重要、有趣并能转化为临床应用的妇科肿瘤相关研究，涵盖了有望实现临床转化的实验室基础研究及临床试验，提供了卵巢癌、子宫内膜癌和宫颈癌的基因组学研究进展及治疗新方法。临床医师将从中了解实验室研究及其临床转化背后的理论基础；研究人员则能认识并理解肿瘤患者的临床需求，以聚焦其研究重点。

　　本书内容全面、知识前沿，适合妇科临床医师、肿瘤科研人员、研究生、实验室技术人员等阅读并参考。

译者名单

主　译　张稼闻　上海交通大学医学院附属第一人民医院
　　　　　王清莹　同济大学附属第十人民医院
　　　　　邢　峰　上海市静安区闸北中心医院
主　审　王　平　同济大学医学院
　　　　　邬素芳　上海交通大学医学院附属第一人民医院
译　者（按姓氏汉语拼音排序）
　　　　　包州州　上海交通大学医学院附属仁济医院
　　　　　曹作增　上海交通大学医学院附属新华医院崇明分院
　　　　　陈　娟　上海市静安区闸北中心医院
　　　　　陈晓悦　同济大学附属第一妇婴保健院
　　　　　成佳景　同济大学附属第四人民医院
　　　　　方　兰　同济大学附属第十人民医院
　　　　　金佳丽　同济大学附属第十人民医院
　　　　　李存利　上海市嘉定区江桥医院
　　　　　李青先　海军军医大学第二附属医院
　　　　　李双弟　同济大学附属第一妇婴保健院
　　　　　林　慧　复旦大学附属妇产科医院
　　　　　齐凤兰　上海市静安区闸北中心医院
　　　　　宋志娇　上海市静安区闸北中心医院
　　　　　杨　烨　上海交通大学医学院附属第一人民医院
　　　　　杨永彬　上海交通大学医学院附属第一人民医院
　　　　　俞思慧　复旦大学附属中山医院
　　　　　张　晶　复旦大学附属肿瘤医院
　　　　　张沁怡　上海交通大学医学院附属第一人民医院

编者名单

主编

Michael J. Birrer
Harvard Medical School, Boston, MA,
United States
Massachusetts General Hospital, Boston,
MA, United States

Lorenzo Ceppi
Massachusetts General Hospital, Boston,
MA, United States

编者

Daphne W. Bell
National Institutes of Health, Bethesda, MD,
United States

Jennifer Bergstrom
Johns Hopkins Medicine, Baltimore, MD,
United States

Michael J. Birrer
Harvard Medical School, Boston, MA,
United States; Massachusetts General
Hospital, Boston, MA, United States

David M. Boruta II
Harvard Medical School, Boston, MA,
United States; Massachusetts General
Hospital, Boston, MA, United States

Horacio Cardenas
Northwestern University Feinberg School
of Medicine, Chicago, IL, United States

Lorenzo Ceppi
Massachusetts General Hospital, Boston,
MA, United States

Dennis S. Chi
Memorial Sloan Kettering Cancer Center,
New York, NY, United States

Bradley L. Collins
Massachusetts General Hospital, Boston,
MA, United States

Don S. Dizon
Harvard Medical School, Boston, MA,
United States

Louis Dubeau
University of Southern California, Los
Angeles, CA, United States

Amanda N. Fader
Johns Hopkins Medicine, Baltimore, MD,
United States

Amalia N. Gonzalez
Massachusetts General Hospital, Boston,
MA, United States

Ashley Hanbury
Massachusetts General Hospital, Boston,

MA, United States

Fady Khoury-Collado
Maimonides Medical Center, Brooklyn, NY, United States

Panagiotis A. Konstantinopoulos
Dana-Farber Cancer Institute, Boston, MA, United States

Joyce F. Liu
Dana-Farber Cancer Institute, Boston, MA, United States

Lainie P. Martin
Fox Chase Cancer Center, Philadelphia, PA, United States

Daniela Matei
Northwestern University Feinberg School of Medicine, Chicago, IL, United States; Robert H. Lurie Comprehensive Cancer Center, Chicago, IL, United States

Kenneth P. Nephew
Indiana University Simon Cancer Center, Indianapolis, IN, United States; Indiana University, Bloomington, IN, United States

M. H. M. Oonk
University of Groningen, Groningen, The Netherlands

Richard T. Penson
Massachusetts General Hospital, Boston, MA, United States

Jessica Thomes Pepin
Indiana University School of Medicine, Indianapolis, IN, United States

Andrea L. Russo
Harvard Medical School, Boston, MA,

United States; Massachusetts General Hospital, Boston, MA, United States

Mary E. Sabatini
Harvard Medical School, Boston, MA, United States; Massachusetts General Hospital, Boston, MA, United States

Russell J. Schilder
Thomas Jefferson University, Philadelphia, PA, United States

Angeles Alvarez Secord
Duke University Medical Center, Durham, NC, United States

Ie-Ming Shih
Johns Hopkins Medicine, Baltimore, MD, United States

Sharareh Siamakpour-Reihani
Duke University Medical Center, Durham, NC, United States

Caryn M. St. Clair
Maimonides Medical Center, Brooklyn, NY, United States

Jose Teixeira
Michigan State University, Grand Rapids, MI, United States

Krishnansu S. Tewari
University of California, Irvine, CA, United States

Mary Ellen Urick
National Institutes of Health, Bethesda, MD, United States

A. G. J. van der Zee
University of Groningen, Groningen, The Netherlands

中文版前言

妇科恶性肿瘤严重威胁现代女性生命健康，其中卵巢癌、宫颈癌、子宫内膜癌等疾病的发病率逐年增加。尽管手术、放疗和化疗等治疗手段在一定程度上延长了患者的生存期，但由于手术创伤、药物的毒性反应、肿瘤耐药性及复发转移等问题，患者的预后仍然较差。例如妇科肿瘤中病死率最高的卵巢癌，在目前以大规模人群为基础研发的药物和规范化治疗的模式下，5 年生存率在近20 年并没有得到显著改善。

近年来，肿瘤领域的转化研究日益受到重视，其秉承以患者为中心、以临床问题为导向和以成果应用为目标的理念，促使众多基础研究成果有效转化到临床实践中。从对肿瘤异质性、肿瘤微环境、肿瘤耐药性等的研究，到有效助推精准诊疗的肿瘤分型、无创的液体活组织检查、新型免疫疗法，尤其是免疫检查点抑制剂的广泛应用，已成为肿瘤研究和治疗的里程碑事件。

在妇科肿瘤领域，研究发现部分卵巢癌患者可检测到癌基因 / 抑癌基因的突变（如 *TP53*、*BRCA1* 和 *BRCA2*），而针对这些靶基因的"特效药"（如 PARP 抑制剂）则已进入临床应用。此外，针对癌细胞特异性新抗原的肿瘤疫苗、针对患者不同肿瘤特点的个性化精准靶向药物、"以毒攻毒"的溶瘤病毒，均可能成为未来肿瘤研究领域的热点和治疗的突破口。

由哈佛大学医学院 Michael J. Birrer 教授主编、Elsevier 出版社出版的《妇科肿瘤转化研究前沿》是一部不可多得的有关妇科肿瘤转化研究进展的专著。全书图文并茂，通过详细的数据和生动的案例，全面、系统地介绍了妇科肿瘤转化研究的来龙去脉，为读者呈现了从基础研究到临床应用的"全过程"。值得关注的是，在原著出版后的几年里，随着单细胞测序、肿瘤免疫组学、微生物组学、类器官模型、人工智能等新技术的广泛应用，我们对肿瘤的发病机制有了更为深入的了解，并对这些成果早日转化为有效的肿瘤治疗手段充满期待。同时，我国学者也陆续发表了大量高水平的临床转化研究成果，为全球妇科肿瘤治疗领域提供了中国数据，贡献了中国方案。

在上海科学技术出版社的大力支持下，过去一年，来自上海交通大学医学院及复旦大学、同济大学多家附属医院的十几位中青年医师和研究员对原著进行了翻译，将这部妇科肿瘤转化研究领域的著作引入国内，供广大临床工作者和研究人员参考。由于译者水平有限，书中难免有不足之处，恳请同道不吝赐教、批评指正！

张稼闻　王清莹　邢　峰
2022 年 7 月于上海

英文版前言

在过去几年中，我们见证了肿瘤转化研究的数量快速增加，因此，我们比以往任何时候都更快地将研究成果从实验室应用到临床。

精准医学是一种"以患者为基础"的针对性疗法，是最具成本效益的方法，而且这种方法可能在未来几年内彻底改变肿瘤治疗。监管机构批准的特定肿瘤类型（如同源重组缺陷携带者）的特殊治疗方法是在这类疾病诊疗中正在发生的范式转变的经典例子。靶向药物的好处在于能为患者提供更舒适、更精准的治疗。

随着转化速度的加快，实验室研究越来越接近临床。因此，临床医师和研究人员必须了解新的和横向领域的知识，以便更好地指导患者治疗，更好地集中精力进行临床前研究。本书从需要创建一个全面和更新的平台开始，提供了当前妇科肿瘤转化研究的大致轮廓。以妇科肿瘤的生物学起源、基因组概况及其在治疗中的意义为重点，囊括了从卵巢癌减瘤术的作用到子宫内膜癌及外阴癌的前哨淋巴结定位的热点话题。此外，本书编者还对妇科肿瘤靶向治疗的新进展进行了全面综述，增加了妇科肿瘤患者生育力保存的前沿内容。我们的目标是提供一个对该科学情景的全面论述，我们也意识到还有更多的事情需要去做。

希望本书能成为一种工具，更好地将实验室中的研究成果转化到临床实践，在肿瘤治疗、研究设计和患者护理等方面带来更好的结果，并加速这一过程。这样，我们的共同目标就会实现。

M. J. Birrer, L. Ceppi
Massachusetts General Hospital, Boston, MA, United States

目　录

第1篇　卵　巢　癌

第 2 篇　子宫内膜癌

第 3 篇　宫 颈 癌

第 4 篇　外 阴 癌

第 5 篇　生育力与癌症

第 1 篇

卵巢癌
Ovarian Cancer

第1章
上皮性卵巢癌的起源

L. Dubeau[1] and J. Teixeira[2]
[1] University of Southern California, Los Angeles, CA, United States
[2] Michigan State University, Grand Rapids, MI, United States

导　言

上皮性卵巢癌（epithelial ovarian cancer，EOC）组织学亚型的分化和早期进展机制仍不清楚。如何驱动 EOC 上皮分化为浆液性、子宫内膜样、黏液性和透明细胞等常见组织类型的机制同样尚不清楚。这在很大程度上是由于不能确定它们确切的起源细胞，极大阻碍了其对应的正常细胞的生物学研究，包括它们是如何对上皮性卵巢癌危险因素做出反应的。

准确认识上皮性卵巢癌起源细胞有助于人们更好地了解这类肿瘤常见组织学亚型之间的相互关系，进而获得针对不同组织类型的更有效治疗方法。事实上，所有上皮性卵巢癌组织类型的治疗标准基本上是相同的，其特点是肿瘤切除、伴或不伴新辅助治疗，然后是铂类和紫杉烷联合化疗。初始诊断为晚期上皮性卵巢癌的患者通常会死于复发的转移性疾病。同样，疾病进展到腹膜/盆腔器官被侵犯的机制尚不清楚。虽然部分乳腺癌患者基于个体肿瘤类型的分子特征和分类来决定治疗方案，其治疗有了显著改善，但上皮性卵巢癌的类似进展仍在展望之中。

历史上，人们认为所有上皮性卵巢癌都起源于覆盖卵巢的间皮细胞，即卵巢表面上皮（ovarian surface epithelium，OSE）[1]，通过排卵导致的破裂/修复机制，或由绝经期、卵巢衰老和伴随的萎缩所形成的包囊引起。然而，常见的上皮性卵巢癌组织类型（浆液性、子宫内膜样和黏液性）不是间皮瘤，而是分别类似于源自苗勒管衍生的输卵管、子宫内膜和宫颈内膜上皮[2]。这促进了研究者寻找这些肿瘤卵巢外起源的相关证据[3]。我们将提供支持这些最常见卵巢癌细胞起源的各种理论数据，并阐述其对临床治疗的影响。

胚　胎　发　育

在脊椎动物的胚胎发育过程中，由原始性腺和中肾组成的泌尿生殖嵴，是由体腔上皮和中胚层的纵向膨隆形成的，这些膨隆后来分化为肾脏和输尿管、生殖道和性腺。同样，原始体腔上皮也从胎儿肾脏前部附近（中肾）内陷，并向尾端扩展形成苗勒管，这是女性生殖道的原基[4-6]。虽然现有证据表明这些上皮导管来源于体腔上皮，但鲜有证据支持沿整个苗勒管长度发生的广泛体腔上皮内陷。

胚胎发育过程从胚胎苗勒管分化到女性生殖道在一定程度上受同源异形框（homeobox，*Hox*）基因即*HoxA9/10/11*的控制，*HoxA9/10/11*的片段表达是苗勒管分别向输卵管、子宫和宫颈内膜正确分化所必需的（图1.1）[7]。*HoxA9/10/11*分别在浆液性、子宫内膜样和黏液性卵巢癌亚型中表达，并与苗勒管导管衍生表型直接相关[8]。上皮性卵巢癌主要亚型从体腔上皮发展而来的理论支持者认为，上皮性卵巢癌细胞重新唤醒和化生至其共同起源泌尿生殖嵴多能体腔上皮细胞，对于这一过程已经争论了很多年[9]。另一些人则认为，这只是反映了一般类型上皮性卵巢癌起源不是来自卵巢表面上皮，而是来源于胚胎发育过程中从苗勒管分化的组织。我们将在各种主要卵巢癌亚型的背景下讨论这些争论。

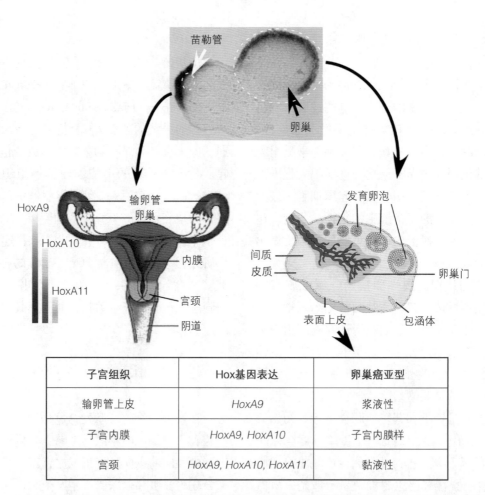

子宫组织	Hox基因表达	卵巢癌亚型
输卵管上皮	*HoxA9*	浆液性
子宫内膜	*HoxA9, HoxA10*	子宫内膜样
宫颈	*HoxA9, HoxA10, HoxA11*	黏液性

图1.1　上皮性卵巢癌组织类型与苗勒管衍生物的相关性。用反义探针（蓝色染色）原位杂交法检测小鼠胚胎第15天泌尿生殖嵴中*Amhr2* mRNA在卵巢体腔上皮（黑色箭头）和苗勒管上皮远端间质（白色箭头）的表达。上皮性卵巢癌亚型（黏液性、子宫内膜样和浆液性）在组织学上相似，并以分化为女性生殖道组织所需的适当模式表达*HoxA9/10/11*基因

浆液性卵巢癌

高级别浆液性癌（high-grade serous carcinoma，HGSC）是最常见、最致命的上皮性卵巢癌组织类型。早在 19 世纪，病理学家就已经认识到这些肿瘤在组织学上与发生在靠近卵巢的输卵管伞端处的肿瘤相似[10, 11]。他们认为，输卵管伞端起源不能解释所有盆腔高级别浆液性癌的发生，因为不仅 HGSC 不常累及输卵管，而且良性浆液性肿瘤、浆液性囊腺瘤以及浆液性交界性肿瘤也很少累及输卵管[12]。他们的观点是，这些肿瘤在卵巢表面上皮细胞中发生、发展，这些卵巢表面上皮细胞在内陷到卵巢实质后，由于其微环境的改变而发生了化生，变成类似输卵管伞端上皮的细胞。虽然人们承认输卵管伞端是可能的起源，但按照惯例，除非符合严格的组织病理学标准，否则所有影响输卵管和卵巢的浆液性肿瘤均应归类为卵巢表面上皮起源[10]。卵巢内皮质囊肿（intraovarian cortical cysts，ICC）的普遍存在支持了这一观点，这些囊肿由类似于输卵管伞端上皮的细胞排列，其具有纤毛性质并表达 PAX8。PAX8 是一种配对盒转录因子，常被用作诊断高级别浆液性癌的生物标志物[13]。卵巢表面上皮中通常没有观察到这种特征。此外，有人提出了将卵巢表面上皮作为高级别浆液性癌来源的理由[1]，包括卵巢表面上皮和苗勒管上皮的共同胚胎起源，以及在没有任何输卵管受累的情况下检测到约 40% 的高级别浆液性卵巢癌[14-16]。

在实验动物和异种移植瘤中，卵巢表面上皮基因和诱导模型的研究进一步支持了卵巢表面上皮在肿瘤发展中的作用，这些模型的肿瘤在组织学上与高级别浆液性卵巢癌存在一致性。例如，Teixeira 实验室的一项研究表明，Amhr2 启动子诱导小鼠卵巢表面上皮中 Stk11 和 Pten 基因的条件缺失，驱动卵巢表面上皮中而不是苗勒管来源的上皮中 Cre 重组酶表达，最终导致在青春期和年轻成年小鼠中低度或交界性浆液性卵巢肿瘤，并随着时间的推移，可以在老年小鼠中发展为高级别浆液性癌[17]。而间接证据则是在小鼠[18, 19]和人类[20, 21]模型中，卵巢表面上皮的可塑性或干细胞特性表明了其可能是上皮性卵巢癌来源。

由于卵巢表面上皮没有癌前病灶，Dubeau[22]考虑了替代卵巢肿瘤起源于上皮化生灶的假设。有报道指出，在因 BRCA1/2 突变行预防性输卵管卵巢切除术的患者和未发生 BRCA1/2 突变的上皮性卵巢癌患者中[23-26]，于输卵管漏斗部上皮（fallopian tube epithelium，FTE）的分泌细胞中常可观察到显微镜下的浆液性输卵管上皮内癌（serous tubal intraepithelial carcinomas，STIC）[26-29]，这使得人们认识到，输卵管上皮是高级别浆液性癌的更常见的一个起源部位[27-29]。在基因修饰的小鼠模型中，条件性敲除肿瘤抑制基因后可发展为高级别浆液性癌[30, 31]，同时观察到输卵管漏斗部上皮中也存在卵巢表面上皮的干细胞特征[18, 20, 32]，这些也表明了输卵管漏斗部上皮作为癌症发生起源部位的可能性。

认识到输卵管是高级别浆液性癌的一个更重要的来源，需要结合早期病理学家的论点来讨论，即输卵管癌不能解释所有子宫外浆液性肿瘤的观察结果，这些观察结果在今天和 20 世纪初一样确凿有效。苗勒管的最近端不仅发展为输卵管的伞端，而且形成了由伞状上皮构成的显微结构，伞状上皮在输卵管周围、淋巴结和远离输卵管和卵巢的腹膜脂肪中大量存在。这些结构，称为输卵管内膜异位症，也容易解释上述卵巢内皮质囊肿。这使得 Dubeau 假设子宫外高级别浆液性癌可能起源于输卵管内膜异位症而非输卵管伞端上皮。上述发现可以解释以下事实：浆液性良性肿瘤，即浆液性囊腺瘤，经常出现在卵巢周围和输卵管周围组织中，并且已观察到浆液性交界性肿瘤起源于输卵管内膜异位症[33]。这一理论也很容易解释浆液性原发性腹膜癌[34-37]，因为它提示这些肿瘤不是起源于腹膜表面，而是来源于远离卵巢或输卵管的输卵管内膜异位病灶。

子宫内膜样卵巢癌

子宫内膜样卵巢癌是第二常见的上皮性卵巢癌类型。尽管低分化子宫内膜样肿瘤难以用组织病理学标准与低分化浆液性肿瘤相鉴别而被低估，但子宫内膜样肿瘤通常比浆液性肿瘤分化得更好，因此预后也更好。最初由 Sampson 结合他对子宫内膜异位症的开创性研究[38]指出，子宫内膜样组织学类型具有与人子宫内膜相似的特征性腺体形态，并且在形态学上与子宫内膜癌的子宫内膜样亚型无法区别。Sampson 在其最初的报道中[38]提出，经血逆行和随后子宫内膜样囊肿（子宫腺肌瘤）的发展可能是这种组织类型的起源。其后的几项研究确实证实了子宫内膜样组织学类型与子宫内膜异位症间的密切相关性。子宫内膜异位症的临床定义是育龄期妇女发生疼痛且子宫内膜组织异位的良性病变，并增加了子宫内膜样卵巢癌的发生风险[39,40]，但尚无支持该理论的直接证据。理论上输卵管结扎阻止经血逆行，与随后发生疾病的风险呈显著负相

关[41]，这支持了 Sampson 假说。然而，这种手术也可以预防浆液性癌[41-50]，这意味着该机制可能比单纯阻断经血逆行更为复杂。此外，认为所有子宫内膜样卵巢癌均由子宫内膜异位症引起的观点，并不能解释在同一肿瘤内偶尔同时存在浆液性和子宫内膜样分化的情况[51]。鉴于目前可用于帮助病理学家区分各种组织学亚型的生物标志物仍较少，现在认为这种混合分化肿瘤的发生率较低，但属于真正的实体瘤[52]。尽管如此，子宫内膜样卵巢癌和子宫内膜异位症之间的联系得到了流行病学、组织病理学和分子研究的有力支持[53-55]。比较与子宫内膜异位症相关的子宫内膜样卵巢癌，以及与子宫内膜异位症无关的子宫内膜样卵巢癌的基因表达谱的研究表明，两种癌症类型中都有一部分基因表达，但在子宫内膜异位症中没有表达[56]。然而，在同一研究中，子宫内膜异位症病变和子宫内膜样癌旁之间的另一个基因亚群表达一致，表明恶性和相邻形态学良性病变的分化谱系具有相似性。

子宫内膜样癌并非总是与子宫内膜异位症相关[57]。非子宫内膜异位症相关的子宫内膜样癌往往发生在老年妇女中[58]，有较高的组织学分化[58]，且具有在子宫内膜异位灶中未观察到的基因改变[59]。虽然这可能被认为是不同组织发生的证据，但另一种解释是，高级别子宫内膜样癌由于其生物学侵袭性强，常常浸润并取代邻近的子宫内膜异位症病灶，从而掩盖其起源部位。这种观点类似于起源于输卵管子宫内膜异位灶的浆液性肿瘤只能在低级别癌或交界性肿瘤中看到，因为这些病灶总是被更具侵袭性的高级别病变浸润。然而，一些子宫内膜样癌可能源于卵巢表面的上皮化生，这一观点得到了

包括 Teixeira 实验室在内的一些研究模型的支持，这些模型表明，卵巢表面上皮特定基因操作可导致与子宫内膜样分化一致的肿瘤特征[60-63]。

与浆液性卵巢癌不同，几乎没有证据表明子宫内膜样卵巢癌与输卵管漏斗部上皮有显著关系。然而，小鼠模型的研究发现，在输卵管细胞而不是卵巢表面上皮中，抗原呈递细胞（antigen-presenting cell，APC）的缺失会发生子宫内膜样卵巢癌[64]，这表明无论源于何种细胞，β-catenin 信号转导的破坏均可促进子宫内膜样癌分化。

子宫外的子宫内膜样癌的另一个特征是经常同时发生子宫的子宫内膜样癌，这在年轻女性中高达 25%[65]。长期以来病理学家一直在争论这些病变是否在单个原发灶中发生，随后发生转移，还是两个独立的原发灶。历史上，这种同步性病变被认为代表两个独立的原发性肿瘤，因为这些患者通常表现出比预期的转移性病变更好的临床病程。但最近的大规模平行测序分析表明，同步子宫内和子宫外子宫内膜样癌是克隆相关的[66]。这类同步肿瘤的存在支持了苗勒管衍生的不同组织类型可能源自子宫内或子宫外组织的观点[3]。实际上，高级别浆液性癌和透明细胞癌不仅常见于子宫外肿瘤，也常见于子宫内膜病变，而黏液癌可由宫颈内膜发展而来。这就提出了一个问题，即是否仅根据其分化谱系对苗勒管来源的癌症进行分类，并将其分组，例如，上生殖道肿瘤不具体说明它们是子宫内起源还是子宫外起源。我们并不赞成这种做法，因为尽管这些肿瘤有相似之处，但在临床评估和治疗子宫内肿瘤时使用的组织病理学参数，如浸润深度、血管内浸润等，对具有相同分化谱系的子宫外肿瘤并不适用。

黏液性卵巢癌

上皮性卵巢癌的组织类型中，最不常见和研究最少的是黏液型，传统认为这是由卵巢表面上皮的宫颈上皮化生发展而来。过去，由于难以将其与转移性结直肠癌区分开来，这些肿瘤的发生率可能被高估了。然而很明显，一些黏液性肿瘤原发于卵巢或卵巢周围肿瘤。其中常见的是黏液上皮细胞衬里的卵巢内囊肿[51]。良性、交界性和恶性病变可共存于同一病变中[51]。此外，良性黏液囊肿经常出现在卵巢周围和输卵管周围，以至于病理学家通常不做报道，除非它们足够大到具有临床意义。子宫颈内膜异位一词被用来指子宫外黏液性病灶，Dubeau 提出了黏液性卵巢癌来源于子宫颈子宫内膜异位症的观点，类似于浆液性卵巢癌可能起源于输卵管子宫内膜异位症，子宫内膜样卵巢癌可能起源于子宫内膜异位症的概念[22]。其他可能的潜在起源包括这些肿瘤源自 Brenner 瘤[67]，或者它们源自成熟的囊性畸胎瘤[68]。

透明细胞癌

传统上透明细胞癌被认为是子宫内膜样癌的一种变体，因为它们通常是子宫内膜样肿瘤的一个组成部分，无论是宫内起源还是宫外起源。这也与在子宫内膜样癌中发现的典型基因突变（如 PIK3CA 和 ARID1A）在透明细胞癌中也发生突变的事实相一致[69, 70]。然而，流行病学研究表明，透明细胞分化也可能与浆液性肿瘤有关[71]。研究人员通过探索它们的组织学起源以提供生物学线索，将有助于更好地对这些标准治疗反应较差的卵巢癌进行临床治疗。

最近，研究人员设计了一种转基因小鼠，该小鼠在卵巢表面上皮中敲除了 *Arid1a* 基因，同时表达了激活的 *Pik3ca* 等位基因。突变小鼠产生的卵巢肿瘤与人类卵巢透明细胞癌具有完全外显率和组织学相似性[72]，这表明卵巢表面上皮可能是这种所谓的非苗勒管组织类型的起源细胞。作为 SWI/SNF 染色质重塑复合体的组成部分，ARID1A 是很重要的，因为 *ARID1A* 突变与子宫内膜相关的子宫内膜样卵巢癌和透明细胞癌高度相关[69, 70]。另外一组 *Arid1a* 不同位点突变且 *Pten* 缺失的小鼠，则在组织学上与子宫内膜样组织类型有相似性[73]。与上一部分内容讨论的子宫内膜样癌组织学类型相比，卵巢透明细胞癌的起源更令人困惑。

除透明细胞癌外，传统上归类为卵巢癌的所有主要肿瘤亚型的分化谱系均与正常上生殖道的一部分相似。例如，浆液性、子宫内膜样和黏液性肿瘤的分化谱系分别与输卵管伞端、子宫内膜和宫颈内膜相似，它们均来源于苗勒管（图 1.1）。没有已知的上生殖道正常成分显示透明细胞分化，因此透明细胞癌的确切性质仍不清楚。为进一步了解透明细胞癌的生殖道和性腺以外来源，Dubeau 实验室[74] 将转基因载体导入报告小鼠，以确定在发育过程中，哪些成体组织在何时表达了苗勒管特异性 *Amhr2* 基因。如预期所料，目前已知所有源自苗勒管的组织都出现这种表达。令人意外的是，位于肾皮质和髓质交界处的肾小管的一段也在雌性小鼠中显示出这种表达的证据，但未在雄性小鼠中出现[74]。这强烈地暗示了女性发育过程中中肾管和苗勒管之间的联系。这些发现可以说明透明细胞亚型的卵巢癌与肾脏的透明细胞癌在形态学上相似，基因表达谱相似[75]，并在化疗的反应性上相似[76]。因此，在卵巢旁和输卵管旁丰富的中肾残留物可能是子宫外苗勒管上皮的组成部分，并在透明细胞癌的组织发生中发挥作用。

结　语

关于卵巢癌起源部位的传统体腔假说与苗勒管假说的主要差异如图 1.2 所示。体腔假设指出，这些肿瘤主要发生在卵巢体腔上皮，通过卵巢的激素环境触发包括苗勒管化生的一个中间步骤，才导致苗勒管样特征。苗勒管假说指出，这些肿瘤来自苗勒管的子宫外衍生物，包括输卵管伞、输卵管内膜异位症、子宫内膜异位症、子宫颈内膜异位症和中肾残留，每一种都是这些肿瘤的特定分化谱系。

这两种理论的差异不仅对我们理解卵巢癌不同组织学亚型的生物学意义深远，而且对高危人群行手术干预以降低个体风险的策略也有深远影响，例如生殖系 *BRCA1/2* 突变携带者或 Lynch 综合征患者。这些干预措施过去主要针对卵巢。随着认识到输卵管伞端在浆液性癌组织发生中的重要性，输卵管切除术成为这些手术的重要组成部分。除外输卵管伞端，输卵管内膜异位症也是浆液性癌的重要起源，而子宫内膜异位对于子宫内膜样癌的组织发生非常重要，这意味着降低复发 / 残留风险的外科干预手术应针对输卵管周围 / 卵巢软组织的阔韧带。我们的观点是，尽管大多数以前被归类为卵巢癌的肿瘤可能发生在卵巢外，但仍应继续将卵巢切除术包含在降低复发 / 残留风险的手术中，因为：① 卵巢内发现了输卵管内膜异位、子宫内膜异位和宫颈内膜异位。② 不管卵巢作为癌症起源的重要性如何，事实上卵巢仍是这些癌症的重要驱动力。卵巢激素在控制月

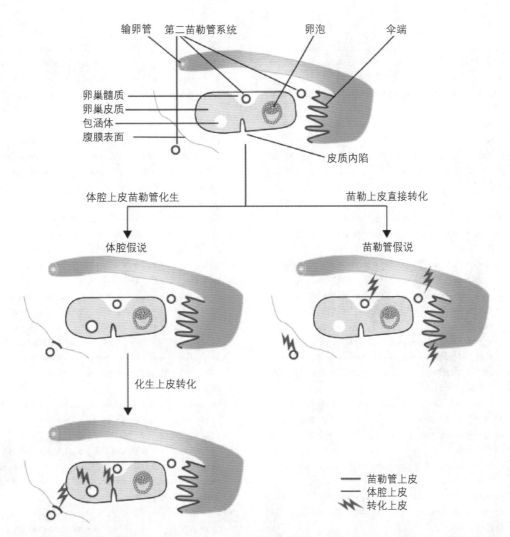

图 1.2　卵巢癌、输卵管癌和原发性腹膜癌起源的体腔假说与苗勒管假说。根据体腔假说，皮质内陷和皮质包涵体囊肿最初由体腔上皮（细黑线）覆盖经历化生并变为苗勒管样上皮（蓝色粗线），然后经历恶性转化。覆盖卵巢外腹膜表面的体腔上皮只有在经历化生以获得苗勒管上皮特征后才能引起原发性腹膜肿瘤。苗勒管假说不需要中间的化生步骤，苗勒管肿瘤直接仅由已经存在的苗勒管上皮产生，无论是在输卵管伞中还是在继发性苗勒管系统的组成成分中。摘自 Dubeau L. The cell of origin of ovarian epithelial tumours. Lancet Oncol 2008; 9: 1191-7

经周期中起着核心作用，也是除黏液性癌以外的所有宫外苗勒管肿瘤亚型的重要危险因素[77-79]。在小鼠模型和临床研究中观察到，*BRCA1* 突变会导致类固醇性激素的循环水平以及月经周期的动态变化，进一步说明了卵巢作为这些癌症驱动因素的重要性[80,81]。

历史上被归类为卵巢癌的肿瘤大多数起源于卵巢外，这表明需要一种新术语来更准确地反映其真正起源。现在已经提出了新的术语即子宫外苗勒管肿瘤，进一步细分为浆液性、子宫内膜样、黏液性和透明细胞亚型[3]。

参考文献

[1] Auersperg N. Ovarian surface epithelium as a source of ovarian cancers: unwarranted speculation or evidence-based hypothesis? Gynecol Oncol 2013; 130: 246−51.

[2] Scully RE. Recent progress in ovarian cancer. Hum Pathol 1970; 1: 73−98.

[3] Dubeau L. The cell of origin of ovarian epithelial tumours. Lancet Oncol 2008; 9: 1191−7.

[4] Guioli S, Sekido R, Lovell-Badge R. The origin of the Mullerian duct in chick and mouse. Dev Biol 2007; 302: 389−98.

[5] Jacob M, Konrad K, Jacob HJ. Early development of the Mullerian duct in avian embryos with reference to the human. An ultrastructural and immunohistochemical study. Cells Tissues Organs 1999; 164: 63−81.

[6] Orvis GD, Behringer RR. Cellular mechanisms of Mullerian duct formation in the mouse. Dev Biol 2007; 306: 493−504.

[7] Kobayashi A, Behringer RR. Developmental genetics of the female reproductive tract in mammals. Nat Rev Genet 2003; 4: 969−80.

[8] Cheng W, Liu J, Yoshida H, Rosen D, Naora H. Lineage infidelity of epithelial ovarian cancers is controlled by HOX genes that specify regional identity in the reproductive tract. Nat Med 2005; 11: 531−7.

[9] von Numers C. Observations on metaplastic changes in the germinal epithelium of the ovary and on the aetiology of ovarian endometriosis. Acta Obstet Gynecol Scand 1965; 44: 107−16.

[10] Finn WF, Javert CT. Primary and metastatic cancer of the fallopian tube. Cancer 1949; 2: 803−14.

[11] Orthmann EG. Ein primäres carcinoma papillare tubae dextrae, verbunden mit ovarialabscess. Centrabl f Gynäk 1886; 10: 816−18.

[12] Dubeau L, Drapkin R. Coming into focus: the non-ovarian origins of ovarian cancer. Ann Oncol 2013; 24: viii28−viii35.

[13] Banet N, Kurman RJ. Two types of ovarian cortical inclusion cysts: proposed origin and possible role in ovarian serous carcinogenesis. Int J Gynecol Pathol 2015; 34: 3−8.

[14] Carlson J, Roh MH, Chang MC, Crum CP. Recent advances in the understanding of the pathogenesis of serous carcinoma: the concept of low- and high-grade disease and the role of the fallopian tube. Diagn Histopathol 2008; 14: 352−65.

[15] Kindelberger DW, Lee Y, Miron A, Hirsch MS, Feltmate C, Medeiros F, et al. Intraepithelial carcinoma of the fimbria and pelvic serous carcinoma: evidence for a causal relationship. Am J Surg Pathol 2007; 31: 161−9.

[16] Przybycin CG, Kurman RJ, Ronnett BM, Shih Ie M, Vang R. Are all pelvic (nonuterine) serous carcinomas of tubal origin? Am J Surg Pathol 2010; 34: 1407−16.

[17] Tanwar PS, Mohapatra G, Chiang S, Engler DA, Zhang L, Kaneko-Tarui T, et al. Loss of LKB1 and PTEN tumor suppressor genes in the ovarian surface epithelium induces papillary serous ovarian cancer. Carcinogenesis 2014; 35: 546−53.

[18] Flesken-Nikitin A, Hwang CI, Cheng CY, Michurina TV, Enikolopov G, Nikitin AY. Ovarian surface epithelium at the junction area contains a cancer-prone stem cell niche. Nature 2013; 495: 241−5.

[19] Szotek PP, Chang HL, Brennand K, Fujino A, Pieretti-Vanmarcke R, Lo Celso C, et al. Normal ovarian surface epithelial label-retaining cells exhibit stem/progenitor cell characteristics. Proc Natl Acad Sci USA 2008; 105: 12469−73.

[20] Auersperg N. The stem-cell profile of ovarian surface epithelium is reproduced in the oviductal fimbriae, with increased stem-cell marker density in distal parts of the fimbriae. Int J Gynecol Pathol 2013; 32: 444−53.

[21] Viswanathan SR, Powers JT, Einhorn W, Hoshida Y, Ng TL, Toffanin S, et al. Lin28 promotes transformation and is associated with advanced human malignancies. Nat Genet 2009; 41: 843−8.

[22] Dubeau L. The cell of origin of ovarian epithelial tumors and the ovarian surface epithelium dogma: does the emperor have no clothes? Gynecol Oncol 1999; 72: 437−42.

[23] Colgan TJ, Murphy J, Cole DE, Narod S, Rosen B. Occult carcinoma in prophylactic oophorectomy specimens: prevalence and association with BRCA germline mutation status. Am J Surg Pathol 2001; 25: 1283−9.

[24] Lee Y, Miron A, Drapkin R, Nucci MR, Medeiros F, Saleemuddin A, et al. A candidate precursor to serous carcinoma that originates in the distal fallopian tube. J Pathol 2007; 211: 26−35.

[25] Medeiros F, Muto MG, Lee Y, Elvin JA, Callahan MJ, Feltmate C, et al. The tubal fimbria is a preferred site for early adenocarcinoma in women with familial ovarian cancer syndrome. Am J Surg Pathol 2006; 30: 230−6.

[26] Piek JM, van Diest PJ, Zweemer RP, Jansen JW, Poort-Keesom RJ, Menko FH, et al. Dysplastic changes in prophylactically removed fallopian tubes of women predisposed to developing ovarian cancer. J Pathol 2001; 195: 451−6.

[27] Crum CP, Drapkin R, Kindelberger D, Medeiros F, Miron A, Lee Y. Lessons from BRCA: the tubal fimbria emerges as an origin for pelvic serous cancer. Clin Med Res 2007; 5: 35−44.

[28] Karst AM, Drapkin R. Ovarian cancer pathogenesis: a model in evolution. J Oncol 2010; 2010: 932371.

［29］ Perets R, Drapkin R. It's totally tubular … riding the new wave of ovarian cancer research. Cancer Res 2016; 76: 10−17.

［30］ Kim J, Coffey DM, Creighton CJ, Yu Z, Hawkins SM, Matzuk MM. High-grade serous ovarian cancer arises from fallopian tube in a mouse model. Proc Natl Acad Sci USA 2012; 109: 3921−6.

［31］ Perets R, Wyant GA, Muto KW, Bijron JG, Poole BB, Chin KT, et al. Transformation of the fallopian tube secretory epithelium leads to high-grade serous ovarian cancer in Brca; Tp53; Pten models. Cancer Cell 2013; 24: 751−65.

［32］ Brenton JD, Stingl J. Anatomy of an ovarian cancer. Nature 2013; 495: 183−4.

［33］ Kadar N, Krumerman M. Possible metaplastic origin of lymph node "metastases" in serous ovarian tumor of low malignant potential (borderline serous tumor). Gynecol Oncol 1995; 59: 394−7.

［34］ Altaras MM, Aviram R, Cohen I, Cordoba M, Weiss E, Beyth Y. Primary peritoneal papillary serous adenocarcinoma: clinical and management aspects. Gynecol Oncol 1991; 40: 230−6.

［35］ August CZ, Murad TM, Newton M. Multiple focal extraovarian serous carcinoma. Int J Gynecol Pathol 1985; 4: 11−23.

［36］ Dalrymple JC, Bannatyne P, Russell P, Solomon HJ, Tattersall MHN, Atkinson K, et al. Extraovarian peritoneal serous papillary carcinoma. Cancer 1989; 64: 110−15.

［37］ Fromm G-L, Gershenson DM, Silva EG. Papillary serous carcinoma of the peritoneum. Obstet Gynecol 1990; 75: 89−95.

［38］ Sampson J. Endometrial carcinoma of the ovary, arising in endometrial tissue of that organ. Arch Surg 1925; 10: 1−75.

［39］ Heidemann LN, Hartwell D, Heidemann CH, Jochumsen KM. The relation between endometriosis and ovarian cancer — a review. Acta Obstet Gynecol Scand 2014; 93: 20−31.

［40］ Ness RB. Endometriosis and ovarian cancer: thoughts on shared pathophysiology. Am J Obstet Gynecol 2003; 189: 280−94.

［41］ Rosenblatt KA, Thomas DB. Reduced risk of ovarian cancer in women with a tubal ligation or hysterectomy. The World Health Organization Collaborative Study of Neoplasia and Steroid Contraceptives. Cancer Epidemiol Biomarkers Prev 1996; 5: 933−5.

［42］ Cornelison TL, Natarajan N, Piver MS, Mettlin CJ. Tubal ligation and the risk of ovarian carcinoma. Cancer Detect Prev 1997; 21: 1−6.

［43］ Cramer DW, Xu H. Epidemiologic evidence for uterine growth factors in the pathogenesis of ovarian cancer. Ann Epidemiol 1995; 5: 310−14.

［44］ Green AC, Purdie DM, Bain CJ, Siskind V, Russell P, Quinn M, et al. Tubal sterilization, hysterectomy and decreased risk of ovarian cancer. Survey of Women's Health Group.

Int J Cancer 1997; 71: 948−51.

［45］ Hankinson SE, Hunter DJ, Colditz GA, Willet WC, Stampfer MJ, Rosner B, et al. Tubal ligation, hysterectomy, and risk of ovarian cancer. A prospective study. JAMA 1993; 270: 2813−18.

［46］ Irwin KL, Weiss NS, Lee NC, Peterson HB. Tubal sterilization, hysteractomy, and the subsequent occurence of epithelial ovarian cancer. Am J Epidemiol 1991; 134: 362−9.

［47］ Kreiger N, Sloan M, Cotterchio M, Parsons P. Surgical procedures associated with risk of ovarian cancer. Int J Epidemiol 1997; 26: 710−15.

［48］ Loft A, Lidegaard O, Tabor A. Incidence of ovarian cancer after hysterectomy: a nationwide controlled follow up. Br J Obstet Gynaecol 1997; 104: 1296−301.

［49］ Miracle-McMahill HL, Calle EE, Kosinski AS, Rodriguez C, Wingo PA, Thun MJ, et al. Tubal ligation and fatal ovarian cancer in a large prospective cohort study. Am J Epidemiol 1997; 145: 349−57.

［50］ Weiss NS, Harlow BL. Why does hysterectomy without bilateral oophorectomy influence the subsequent incidence of ovarian cancer? Am J Epidemiol 1986; 124: 856−8.

［51］ Scully RE. Tumors of the ovary and maldeveloped gonads. Armed Forces Institute of Pathology 1978; Fascicle 16: 145.

［52］ Mackenzie R, Talhouk A, Eshragh S, Lau S, Cheung D, Chow C, et al. Morphologic and molecular characteristics of mixed epithelial ovarian cancers. Am J Surg Pathol 2015; 39: 1548−57.

［53］ Ali-Fehmi R, Khalifeh I, Bandyopadhyay S, Lawrence WD, Silva E, Liao D, et al. Patterns of loss of heterozygosity at 10q23. 3 and microsatellite instability in endometriosis, atypical endometriosis, and ovarian carcinoma arising in association with endometriosis. Int J Gynecol Pathol 2006; 25: 223−9.

［54］ Fuseya C, Horiuchi A, Hayashi A, Suzuki A, Miyamoto T, Hayashi T, et al. Involvement of pelvic inflammation-related mismatch repair abnormalities and microsatellite instability in the malignant transformation of ovarian endometriosis. Hum Pathol 2012; 43: 1964−72.

［55］ Wei JJ, William J, Bulun S. Endometriosis and ovarian cancer: a review of clinical, pathologic, and molecular aspects. Int J Gynecol Pathol 2011; 30: 553−68.

［56］ Banz C, Ungethuem U, Kuban RJ, Diedrich K, Lengyel E, Hornung D. The molecular signature of endometriosis-associated endometrioid ovarian cancer differs significantly from endometriosis-independent endometrioid ovarian cancer. Fertil Steril 2010; 94: 1212−17.

［57］ Mangili G, Bergamini A, Taccagni G, Gentile C, Panina P, Vigano P, et al. Unraveling the two entities of endometrioid ovarian cancer: a single center clinical experience. Gynecol Oncol 2012; 126: 403−7.

［58］ Erzen M, Rakar S, Klancnik B, Syrjanen K. Endometriosis-associated ovarian carcinoma (EAOC): an entity distinct from other ovarian carcinomas as suggested by a nested case-control study. Gynecol Oncol 2001; 83: 100−8.

[59] Vestergaard AL, Thorup K, Knudsen UB, Munk T, Rosbach H, Poulsen JB, et al. Oncogenic events associated with endometrial and ovarian cancers are rare in endometriosis. Mol Hum Reprod 2011; 17: 758−61.

[60] Dinulescu DM, Ince TA, Quade BJ, Shafer SA, Crowley D, Jacks T. Role of K-ras and Pten in the development of mouse models of endometriosis and endometrioid ovarian cancer. Nat Med 2005; 11: 63−70.

[61] Tanwar PS, Kaneko-Tarui T, Lee HJ, Zhang L, Teixeira JM. PTEN loss and HOXA10 expression are associated with ovarian endometrioid adenocarcinoma differentiation and progression. Carcinogenesis 2013; 34: 893−901.

[62] Tanwar PS, Zhang L, Kaneko-Tarui T, Curley MD, Taketo MM, Rani P, et al. Mammalian target of rapamycin is a therapeutic target for murine ovarian endometrioid adenocarcinomas with dysregulated Wnt/beta-catenin and PTEN. PLoS One 2011; 6: e20715.

[63] Wu R, Hendrix-Lucas N, Kuick R, Zhai Y, Schwartz DR, Akyol A, et al. Mouse model of human ovarian endometrioid adenocarcinoma based on somatic defects in the Wnt/betacatenin and PI3K/Pten signaling pathways. Cancer Cell 2007; 11: 321−33.

[64] van der Horst PH, van der Zee M, Heijmans-Antonissen C, Jia Y, DeMayo FJ, Lydon JP, et al. A mouse model for endometrioid ovarian cancer arising from the distal oviduct. Int J Cancer 2014; 135: 1028−37.

[65] Walsh C, Holschneider C, Hoang Y, Tieu K, Karlan B, Cass I. Coexisting ovarian malignancy in young women with endometrial cancer. Obstet Gynecol 2005; 106: 693−9.

[66] Schultheis AM, Ng CK, De Filippo MR, Piscuoglio S, Macedo GS, Gatius S, et al. Massively parallel sequencing-based clonality analysis of synchronous endometrioid endometrial and ovarian carcinomas. J Natl Cancer Inst 2016; 108.

[67] Seidman JD, Khedmati F. Exploring the histogenesis of ovarian mucinous and transitional cell (Brenner) neoplasms and their relationship with Walthard cell nests: a study of 120 tumors. Arch Pathol Lab Med 2008; 132: 1753−60.

[68] Vang R, Gown AM, Zhao C, Barry TS, Isacson C, Richardson MS, et al. Ovarian mucinous tumors associated with mature cystic teratomas: morphologic and immunohistochemical analysis identifies a subset of potential teratomatous origin that shares features of lower gastrointestinal tract mucinous tumors more commonly encountered as secondary tumors in the ovary. Am J Surg Pathol 2007; 31: 854−69.

[69] Jones S, Wang TL, Shih Ie M, Mao TL, Nakayama K, Roden R, et al. Frequent mutations of chromatin remodeling gene ARID1A in ovarian clear cell carcinoma. Science 2010; 330: 228−31.

[70] Wiegand KC, Shah SP, Al-Agha OM, Zhao Y, Tse K, Zeng T, et al. ARID1A mutations in endometriosis-associated ovarian carcinomas. N Engl J Med 2010; 363: 1532−43.

[71] Pearce CL, Templeman C, Rossing MA, Lee A, Near AM, Webb PM, et al. Association between endometriosis and risk of histological subtypes of ovarian cancer: a pooled analysis of case-control studies. Lancet Oncol 2012; 13: 385−94.

[72] Chandler RL, Damrauer JS, Raab JR, Schisler JC, Wilkerson MD, Didion JP, et al. Coexistent ARID1A-PIK3CA mutations promote ovarian clear-cell tumorigenesis through pro-tumorigenic inflammatory cytokine signalling. Nat Commun 2015; 6: 6118.

[73] Guan B, Rahmanto YS, Wu RC, Wang Y, Wang Z, Wang TL, et al. Roles of deletion of Arid1a, a tumor suppressor, in mouse ovarian tumorigenesis. J Natl Cancer Inst 2014; 106.

[74] Liu Y, Yen HY, Austria T, Pettersson J, Peti-Peterdi J, Maxson R, et al. A mouse model that reproduces the developmental pathways and site specificity of the cancers associated with the human BRCA1 mutation carrier state. EBioMedicine 2015; 2: 1318−30.

[75] Zorn KK, Bonome T, Gangi L, Chandramouli GV, Awtrey CS, Gardner GJ, et al. Gene expression profiles of serous, endometrioid, and clear cell subtypes of ovarian and endometrial cancer. Clin Cancer Res 2005; 11: 6422−30.

[76] Anglesio MS, George J, Kulbe H, Friedlander M, Rischin D, Lemech C, et al. IL6−STAT3−HIF signaling and therapeutic response to the angiogenesis inhibitor sunitinib in ovarian clear cell cancer. Clin Cancer Res 2011; 17: 2538−48.

[77] Brose MS, Rebbeck TR, Calzone KA, Stopfer JE, Nathanson KL, Weber BL. Cancer risk estimates for BRCA1 mutation carriers identified in a risk evaluation program. J Natl Cancer Inst 2002; 94: 1365−72.

[78] Pike MC, Pearce CL, Peters R, Cozen W, Wan P, Wu AH. Hormonal factors and the risk of invasive ovarian cancer: a population-based case-control study. Fertil Steril 2004; 82: 186−95.

[79] Whittemore AS, Harris R, Itnyre J. Characteristics relating to ovarian cancer risk: collaborative analysis of 12 US case-control studies. Ⅱ. Invasive epithelial ovarian cancers in white women. Collaborative Cancer Group. Am J Epidemiol 1992; 136: 1184−203.

[80] Hong H, Yen HY, Brockmeyer A, Liu Y, Chodankar R, Pike MC, et al. Changes in the mouse estrus cycle in response to BRCA1 inactivation suggest a potential link between risk factors for familial and sporadic ovarian cancer. Cancer Res 2010; 70: 221−8.

[81] Widschwendter M, Rosenthal AN, Philpott S, Rizzuto I, Fraser L, Hayward J, et al. The sex hormone system in carriers of BRCA1/2 mutations: a case-control study. Lancet Oncol 2013; 14: 1226−32.

第2章
卵巢癌基因组学

L. Ceppi[1] and M.J. Birrer[1,2]

[1] Massachusetts General Hospital, Boston, MA, United States

[2] Harvard Medical School, Boston, MA, United States

导　言

上皮性卵巢癌（EOC）是一种重要的临床疾病[1]。在美国，每年约有 22 000 名女性患病，约 15 000 人死亡，是最致命的妇科癌症之一[2]。上皮性卵巢癌的高死亡率主要是由于其在诊断时往往已进展至晚期并有腹腔广泛扩散。上皮性卵巢癌的标准治疗包括减瘤手术，以及随后的铂类/紫杉醇化疗[3]。业已证明，初始减瘤手术后的残留病灶对生存有着至关重要的影响[4]。然而，疾病总生存率低的主要原因是，随着化疗耐药的产生，肿瘤复发率增高[5]。

近年来，上皮性卵巢癌的定义发生了转变。上皮性卵巢癌不再被认为是一种单一的疾病，而是一种独特的癌症组合，以具有完全不同的基因组改变模式的不同前体病变为特征。

低级别浆液性卵巢癌

现有的临床和基因组数据显示[6]，低级别浆液性癌（low-grade serous carcinoma, LGSC）和高级别浆液性癌（high-grade serous carcinoma, HGSC）在病理特征、分子变化和临床结果方面存在很大差异[7,8]，并且交界性-低度潜在恶性（low malignant potential, LMP）肿瘤和低级别浆液性癌之间也存在显著相似性[9-11]。

低级别浆液性癌和高级别浆液性癌的表达谱显示，与高级别浆液性癌相反，低级别浆液性癌和交界性-低度潜在恶性肿瘤中与染色体不稳定和细胞增殖有关的基因表达没有增强[12,13]。对交界性-低度潜在恶性肿瘤的病理分析发现，25%～50% 存在 KRAS 或 BRAF 突变[14]。类似地，在低级别浆液性癌病例中约 1/3 存在 KRAS 和 BRAF 的突变[15]，然而，在最近的研究[16]和前瞻性研究中则报道了较低的突变率[17]。GOG-0239 观察到 BRAF 突变的发生率（6%）低于 KRAS 突变（41%），尽管这些低级别浆液性肿瘤中有一部分是原发性的（82%）。典型的高级别浆液性癌突变（如 TP53 和 BRCA1/2）在低级别浆液性癌中很少出现[18,19]。

靶向 MAPK 过度激活是针对常规铂类疗法反应不佳的低级别浆液性癌的合理治疗方法[20]。在 GOG-239 Ⅱ 期临床研究中，使用 MEK1/2 的小分子抑制剂司美替尼（AZD6244）治疗复发性低级别浆液性癌，表现出了显著活性和低毒性[17]。与传统的化疗相比，它的缓解率提高了 5 倍（15% 比 3.7%），并且超过 65% 的患者病情稳定，中位无进展生存期为 11 个月，而应答率或无进展生存期（PFS）与肿瘤突变之间没有明确的相关性。在最近一项对超级应答者的司美替尼研究中，发现了一种与 MAPK 途径激活相关的新突变[21]。总的来说，这些发现支持抑制 MAPK 是一种有效治疗低级别浆液性癌的方法，并且，在未来的研究中需进一步评估该方法的单药方案和利用不同治疗机制的组合疗法（如抗血管生成药物）在低级别浆液性癌中的疗效[22]。

透明细胞卵巢癌

大量研究表明，浆液性卵巢癌和卵巢透明细胞癌（clear cell ovarian cancer，CCOC）在突变和基因表达存在差异。卵巢透明细胞癌的特征是在 46%～57% 的病例中 ARID1A 突变和 BAF250 缺失[23, 24]。有趣的是，癌前病变如靠近卵巢透明细胞癌的子宫内膜异位结节也具有 ARID1A 突变。在 33% 的卵巢透明细胞癌病例中存在 PIK3CA 突变[25]，可能是该疾病的驱动突变。微阵列基因表达分析表明，无论卵巢癌和子宫内膜癌的起源器官如何，卵巢透明细胞癌都具有一致的表达模式。这与卵巢癌和子宫内膜癌的浆液性和子宫内膜样亚型表达谱的明显不同形成鲜明对比。有趣的是，来自不同器官的透明细胞癌之间的相似性延伸到了肾透明细胞癌（clear cell renal cell carcinoma，CCRCC），这表明以 mTOR 途径或血管生成（肾透明细胞癌中的靶标）为潜在治疗靶点可能是合理

的[26]。此外，卵巢透明细胞癌的独特分子特征包括 HIF-1α 和 HIF-2α 差异性过表达基因（与浆液亚型相比）[27, 28]。

实际上，比较浆液性卵巢癌和卵巢透明细胞癌细胞系的临床前研究表明，前者对缺氧条件的耐受力不如透明细胞亚型。这一点通过缺氧途径关键基因（ENO-1 和 HIF-1α）的敲减实验得到证实，卵巢透明细胞癌细胞系对缺氧和葡萄糖缺乏敏感[28]。因此，一项 II 期临床试验通过靶向缺氧反应途径或血管生成途径，应用血管内皮生长因子受体（vascular endothelial growth factor receptor，VEGFR）和血小板源性生长因子受体（platelet-derived growth factor receptor，PDGFR）抑制剂治疗复发性或持续性卵巢透明细胞癌（GOG 254，NCT00979992）[29]。此外，PIK3CA 突变及其下游效应分子（如 mTOR）也为检测 PI3K/PTEN/mTOR 通路抑制剂的作用提供了依据[25, 30, 31]。另一项进行中的 II 期临床试验有望对新诊断的卵巢透明细胞癌（GOG 268，NCT01196429）的治疗结果有所预期。

黏液性卵巢癌

黏液性卵巢癌（mucinous ovarian cancer，MOC）是一种独特的肿瘤。黏液性卵巢癌的大多数形态和基因组方面与其他上皮性卵巢癌组织类型不同，黏液性卵巢癌与结直肠癌的关系似乎更为密切。许多黏液性卵巢癌被诊断为转移性结直肠癌，引发了有关黏液性卵巢癌起源的问题。据报道，只有一个小的黏液性卵巢癌亚组（3%）应该被归类为苗勒管起源[32]，一个完善的病理诊断流程对排除黏液性卵巢癌的转移来源至关重要[33]。

众所周知，黏液性卵巢癌与结直肠癌具有相似的基因组特征，无论分期和分级，在半数以上的病例中存在 *KRAS* 基因显著突变[34]。Kurman 和 Shih 总结了黏液性癌的病因，认为良性黏液性囊腺瘤、低度潜在恶性黏液性肿瘤和黏液性卵巢癌之间存在变异关系[14]，这表明 *KRAS* 是这一级联反应的早期事件。其他分子事件包括 *HER2* 过表达，在 6.2% 的低度潜在恶性黏液性肿瘤和 18.8% 的黏液性卵巢癌中发生[35]。最近的一项研究[36] 分析了突变状态[35]。靶向外显子组测序描述了已知重要癌基因的突变模式：*RAS* 在良性病变中的突变率为 54%，在低度潜在恶性肿瘤中的突变率为 62%，在黏液性卵巢癌中的突变率为 45%；*BRAF* 在低度潜在恶性肿瘤和黏液性卵巢癌中的突变率分别为 10.3% 和 22.6%。有趣的是，*TP53* 突变也存在于 8% 的良性肿瘤、13% 的低度潜在恶性肿瘤和 51% 的黏液性卵巢癌中，且其突变频率的增加与肿瘤恶性程度的增加有关。另外，低频率 *RRAS2* 突变和细胞周期调节因子 *CDKN2A* 纯合子缺失也有报道。

最近有研究报道了通过外显子组测序观察黏液性卵巢癌中的突变[37]，证实了 *KRAS*、*TP53* 和 *CDKN2A* 的突变负荷。在黏液性卵巢癌样本中还发现了其他突变基因：*PIK3CA* 突变占 13.5%，*PTEN* 突变占 2.7%，*CTNNB1* 突变占 5.4%[37]。在这种少见的疾病中，这些改变可能是其可作用的靶点。

晚期浆液性卵巢癌

癌症基因组图谱（The Cancer Genome Atlas，TCGA）项目为晚期高级别浆液性卵巢癌（advanced stage high-grade serous ovarian cancer，ASOC）基因组数据提供了有益的启示。研究人员为进一步的数据分析、验证和开发提供一个完整的公开数据集（https://tcga-data.nci.nih.gov/tcga/），囊括了对 489 个具有完整临床资料的上皮性卵巢癌样本所进行的 DNA 拷贝数变异分析、全基因组测序、mRNA 和 microRNA 表达以及 DNA 甲基化分析数据。

DNA 拷贝数分析

DNA 分析显示在多个染色体区域存在广泛的基因拷贝数改变，这是上皮性卵巢癌基因组改变的特征之一。在高达 50% 的肿瘤中，发现 8 个拷贝数增加的基因组区域和 22 个拷贝数丢失的基因组区域，另外 63 个区域具有局灶性扩增。在这些改变的区域中，大约有 30 个促生长基因扩增（如 *CCNE1*、*MYC* 和 *MECOM*），它们在高达 20% 的病例中存在改变，并且已知这些基因的表达具有预后意义[38]。其他基因则位于局灶扩增区，包括 *ZMYND8*、*IRF2BP2*、*ID4*、*PAX8* 和 *TERT*。在缺失的区域中，已知的调节因子（如 *PTEN*、*RB1* 和 *NF1*）在 6%~8% 的病例中受累，伴随突变事件而发生基因改变的累加。

突变状态

TP53 基因突变是浆液性卵巢癌中最常见的事件，在 TCGA 数据库的 96% 肿瘤中均有发生。由于它是在原位浆液性输卵管癌病变中发现的，可能是高级别浆液性卵巢癌的前体形式，因此 *TP53* 基因突变被认为是上皮性卵巢癌的首要致癌驱动事件之一[39]。如前所述，*TP53* 是基因组稳定性的关键调节因子，其功能的早期丢失导致了前文讨

论过的多位点基因组改变。最近，一个病理学专家小组对 TCGA 中 *TP53* 野生型样本进行了修订，质疑了它们对高级别浆液性肿瘤的描述[40]：13/14 可以重新分类为不同的组织型或一些可能由低级别疾病发展而来的罕见高级别浆液性癌症。其他基因在上皮性卵巢癌中也有高频突变。在 32% 的上皮性卵巢癌病例中，*BRCA1* 和 *BRCA2* 基因发生了改变：种系突变（14.8%）和体细胞突变（6.1%）占了 20.9%。除了 2 个病例外，所有的 *BRCA* 种系和散发性突变都是互斥的，按照 Knudson 的两次打击假说，81% 的 *BRCA1* 突变和 72.4% *BRCA2* 均伴有杂合性缺失。7.9% 的病例出现 *EMSY* 改变，通过特异性结合使 *BRCA2* 失活。*PTEN* 是一种重要的肿瘤抑制基因，在多种癌症中起着关键的调控作用，6.7% 的病例由于纯合性缺失或突变而缺失。*RAD51*、*ATM*、*PALB2*、Fanconi Anemia（*FA*）基因核心组的其他低频突变（< 5%）呈现了一组有趣的变化。这些突变类似于同源重组缺陷肿瘤的临床表现，具有这些突变的患者被描述为携带 "BRCAness 表型"[41]。该亚组患者对一线和二线铂类化疗的反应率更高，无瘤生存期更长，总生存期显著提高[42]。与同源重组功能正常的患者相比，它们还具有特定的临床特征[43]。总之，*BRCA* 基因和同源重组通路其他成员的改变占到晚期浆液性卵巢癌病例的一半（表 2.1）。

利用卵巢癌基因组不稳定性和同源重组缺陷所取得的成果，是通过在基因组中的发现应用于临床的重要实例[44]。然而，许多分子靶标尚待探索，了解它们的生物学特性可为更多的患者开发新的治疗方法。

低频率（< 6%）的体细胞突变存在于 6 种基因中：*RB*、*NF1*、*FAT3*、*CSMD3*、

表 2.1　高级别浆液性卵巢癌的常见突变

项　目	种　系	体细胞	总　计
BRCA1 突变	8.5%	3.2%	11.7%
BRCA2 突变	6.3%	2.9%	9.2%
BRCA1 遗传学沉默	—	—	10.8%
EMSY 改变（扩增–突变）	—	—	7.9%
PTEN	—	—	6.7%
RAD51	—	—	0.3%
ATM	—	—	1.3%
ATR	—	—	0.6%
PALB2	—	—	1.3%
FANCA	—	—	1.0%
FANCC	—	—	0.6%
FANCI	—	—	0.6%
FANCL	—	—	0.6%
FANCD2	—	—	0.3%
FANCE	—	—	0.3%
FANCG	—	—	0.3%
FANCM	—	—	0.3%
FANCF 启动子超甲基化	—	—	0.0%

注：摘自 TCGA Bell D, et al. Integrated genomic analyses of ovarian carcinoma. Nature 2011; 474: 609–15[48]。

GABRA6 和 *CDK12*。*RB* 和 *NF1* 是肿瘤抑制基因，*CDK12* 参与 RNA 剪接调控，其他癌基因如 *KRAS*、*NRAS*、*PIK3CA*、*BRAF* 的突变率均低于 1%。

基因表达

有大量的芯片数据包含了上皮性卵巢癌

的转录组数据。基因过度表达或下调可能是由基因扩增、激活突变或表观遗传激活等过程引起的。上皮性卵巢癌的表达谱已被证实与其发生、发展有关[45]，并可区分组织学亚型[46]，具有预后价值[47]。TCGA 报道的基因表达谱[48]，鉴定了 4 种不同的基因表达亚型，并以特定的激活途径为特征。这些亚型分为间充质亚型、免疫反应亚型、分化亚型和增殖亚型。然而，这些亚型与临床结局无关。有研究利用 TCGA 基因表达谱进行了一项验证工作[49]，进一步确定更好的基因特征以预测患者的生存情况，但仍缺乏明确的临床证据。

甲基化分析

TCGA 分析还提供了甲基化模式。168 个表观遗传沉默基因参与了基因表达调控。基于表观遗传学特征的亚组具有不同预后。然而，观察到的生存差异很小，没有临床相关性（图 2.1）。

卵巢癌临床相关基因表达特征

上皮性卵巢癌不包含常见的突变癌基因，因此与其他上皮癌相比，具有独特性。相反，它存在少量的反复突变、基因拷贝数的较大改变和癌基因启动子的甲基化。因此，上皮性卵巢癌具有内在的突变可塑性，包含多种突变和异质性突变，驱动事件和"过客"事件同时在肿瘤内发生。在这种情况下，显然很难对后续事件中的起始变化进行分类，因此很难确定上皮性卵巢癌中独立的基因表达亚组。

上皮性卵巢癌的高通量基因表达数据聚类分析能够识别具有不同表达谱的亚组，这些亚组可能强调差异表达的肿瘤驱动激活通路。这种方法本身能够产生一定的特征[50]，但是，大多数患者的肿瘤可能表达出重叠特征，因而无法分离出患者独特的基因型。这一缺陷削弱了这个特征的临床预后意义[51]。在我们看来，仍需努力建立和验证基因表达特征以预测生存率和其他有意义的临床指标。为了阐述上皮性卵巢癌基因表达的复合数据，我们研究小组创建了一个集中管理的数据库[52]，该数据库包含了高级别浆液性卵巢癌患者接受手术和化疗后的 Affymetrix 基因表达谱数据集。该数据库依赖完整的生存信息，且样本量 ≥ 40 例。我们确定了 13 个公开可用的数据集，对应 1 525 个样本的微阵列[48, 53-63]。

与现有的预后因素和基因特征相比，通过荟萃分析我们获得了一种优于所有先前建立的模型的特征，能将患者总体生存率分为低风险组和高风险组。同时，该特征仍需前瞻性研究验证（图 2.2A）。

应用同样的荟萃分析方法，我们通过建立基因表达特征，以预测患者在初始减瘤手术后的临床结局。我们的假说是假设存在影响手术结果的内在侵袭性生物学激活通路标志[4]。有趣的是，该表达谱显示了 94% 的准确率来预测减瘤状态。我们发现的减瘤标志物包括 POSTN、CXCL14、FAP、NUAK1、PTCH1 和 TGFBR2 等基因，并证实了这些基因是减灭手术的独立预测因子（图 2.2B）。这些结果也表明 TGF-β 信号激活与肿瘤扩散有关（图 2.2C）。该特征可用于初次或二次减瘤手术的患者分层及靶向治疗。上述荟萃分析是利用基因组数据、多重统计分析和外部验证建立有意义的预测模型的一个例子[64]。

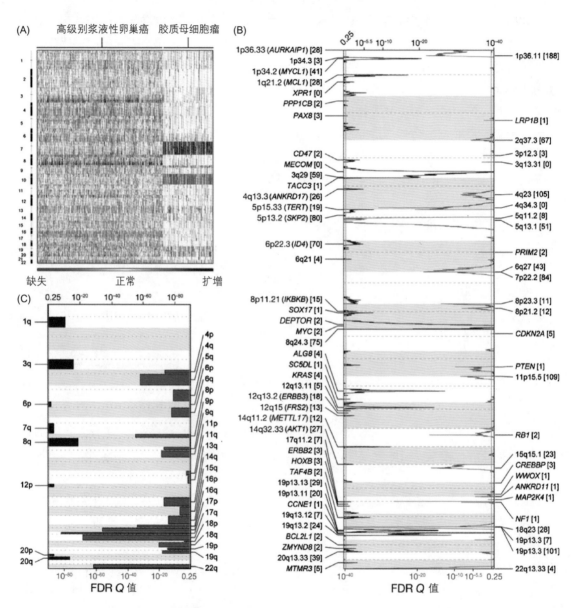

图 2.1　基因组拷贝数异常。（A）489 个高级别浆液性卵巢癌的拷贝数谱，并与 197 个多形性胶质母细胞瘤（GBM）的拷贝数谱相比较[47]。拷贝数的增加（红色）和减少（蓝色）以沿正常基因组（纵轴，染色体）的距离为参照。（B）沿基因组绘制重要的、局部扩增（红色）和缺失（蓝色）区域。注释了包括 20 个最重要的扩增和缺失区域、具有 8 个或更少基因的良好定位区域，以及具有已知癌基因或通过全基因组功能缺失筛查确定的基因区域。括号中给出了每个区域包含的基因数量（FDR，错误发现率）。（C）显著扩增（红色）和缺失（蓝色）的染色体臂。摘自 Cancer Genome Atlas Research Network. Integrated genomic analyses of ovarian carcinoma. Nature. 2011; 474(7353): 609–15[48]

卵巢癌药物敏感性的基因表达特征

最近的研究集中在通过基因表达特征来预测上皮性卵巢癌的化疗敏感性。Gourley研究了基于微阵列平台的来自苏格兰独立数据集的数据[65]。分层聚类分析确定了3个主要的亚组，其中2个具有不同的血管生成通路的亚组、1个血管生成抑制和免疫特征通路的亚组。与2个血管生成亚组相比，免疫亚组的总生存期预后更好［HR=0.66（0.46～0.94）］。对于已发现的基因表达特征进行独立验证，并在ICON7数据集中观察各组之间对一线治疗附加贝伐单抗治疗的不同反应率（Ⅲ期临床试验，比较了3种一线化疗方案：一线紫杉醇/卡铂 ± 联合治疗 ± 维持贝伐单抗治疗12个月）；与单纯化疗相比，添加贝伐单抗在无进展生存期［HR=1.73（95% CI：1.12～2.68）］和总生存期［HR=2.00（95% CI：1.11～3.61）］显示出更差的疗效。在促血管生成组中，添加贝伐单抗对无进展生存期或总生存期无明显改善。

但是，这些发现仍需要在独立的数据集中进行验证。在暴露人群中寻找预测药物反应是基因组研究中一个有趣的方向。

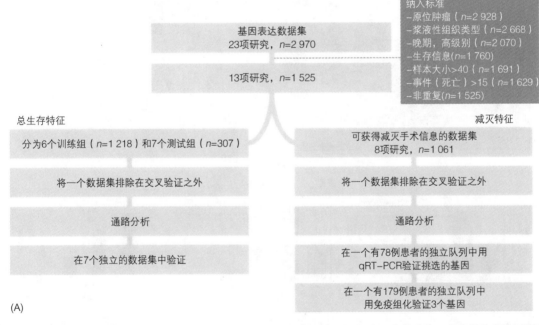

(A)

图2.2　对1 525例晚期卵巢癌样本进行meta分析。（A）该研究流程图概述了荟萃分析研究中提出和验证预后模型的步骤。（B）Bonome等在独立队列研究中通过免疫组织化学验证了 POSTN、pSmad2/3 和 CXCL14，并通过定量逆转录聚合酶链反应（qRT-PCR）验证与减瘤状态相关的特定基因。（C）减瘤特征的通路分析。使用Pathway Studio 7.1（Ariadne Genomics）软件和非最佳减瘤手术的200个减瘤术相关的基因。当基因在行非最佳减瘤手术肿瘤中过表达时被标记为红色。相反，基因在行最佳减瘤手术肿瘤中过表达时被标记为蓝色。根据荟萃分析，对预后不良有预测力的基因以粉红色边框标记。红色虚线箭头表示直接激活修饰。绿色箭头表示基于EGR-1的转录调控。橙色箭头表示基于 TGF-β/Smad 的转录调控。蓝色实心箭头表示其他直接调控。蓝色虚线箭头表示其他间接的调控。紫色直线表示结合。改编自 Riester M, et al. Risk prediction for late-stage ovarian cancer by meta-analysis of 1 525 patient samples. J Natl Cancer Inst. 2014; 106[64]

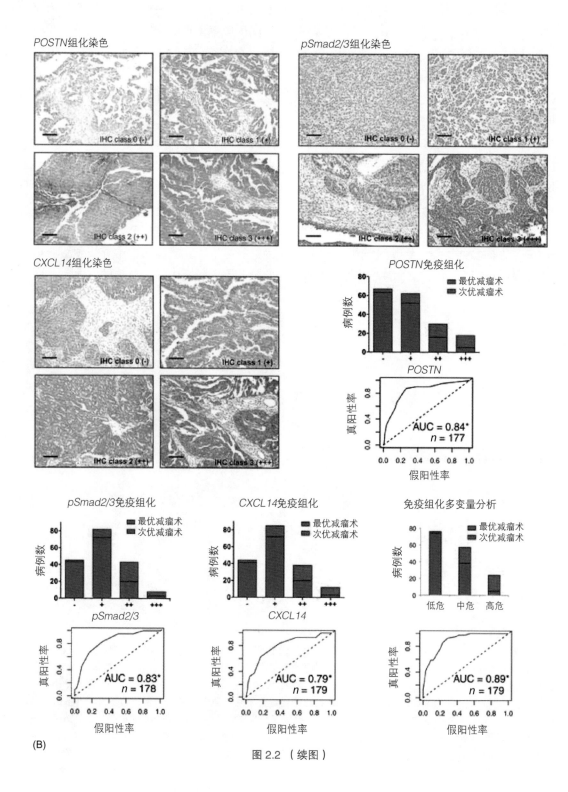

图2.2 （续图）

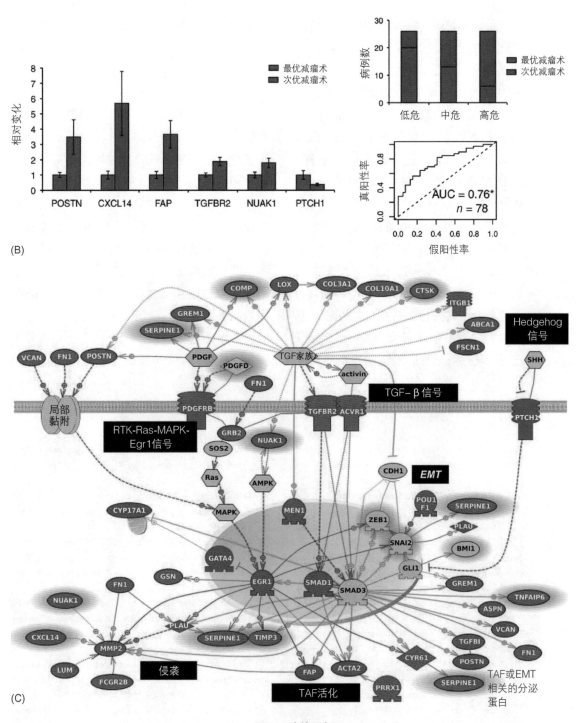

图 2.2 （续图）

复发性卵巢癌

对原发性和对应的复发性卵巢癌全基因组测序数据进行分析，有助于深入了解化疗耐药的机制[66]。在原发性肿瘤中，高发生率的基因组改变包括 *TP53*、*BRCA1/2* 和同源重组（HR）相关基因的突变失活。低频失活还包括 *NF1* 和 *RB1* 的突变。与 *BRCA* 携带者相比，作为一个显著的致癌事件，*CCNE1* 的扩增存在于 19% 的原发病例中，是不良预后的预测指标。

另一方面，复发性卵巢癌样本（15 个配对样品）中的突变状态显示了一些有趣的耐药机制：① 根据先前的研究，观察到 *BRCA1/2* 缺陷基因表达逆转[67]。② 在 8% 的复发癌样本中观察到突变的多药耐药基因 1（*MDR1*）。③ 在死于该疾病的患者尸检中发现，化疗难治性肿瘤结节在炎症反应后出现促结缔组织增生反应。对于科学界来说，迫切需要在化疗前和化疗后进行更大的数据集和配对的活检，以观察肿瘤异质性。

结　　语

上皮性卵巢癌亚型基因组图谱的绘制使我们对这些肿瘤的理解发生了一场革命，显示了它们独有的特征，并发现了可靶向的途径。通过开展特征性的临床试验，试图为这些卵巢癌亚型开发特异性疗法。未来的研究将集中于进一步鉴定、识别和细化激活途径，以及开展相关临床试验。了解反馈通路和耐药机制对这项工作极为重要。另外，还需要明确肿瘤异质性及其在上述过程中的作用。在未来几年这些努力无疑将建立更为有效、毒性更小的上皮性卵巢癌疗法。这些分子的发现将有助于上皮性卵巢癌的个体化治疗。

参考文献

[1] Blagden SP. Harnessing pandemonium: the clinical implications of tumor heterogeneity in ovarian cancer. Front Oncol 2015; 5.

[2] Siegel RL, Miller KD, Jemal A. Cancer statistics, 2015. CA Cancer J Clin 2015; 65: 5–29.

[3] Jayson GC, Kohn EC, Kitchener HC, Ledermann JA. Ovarian cancer. The Lancet 2014; 384: 1376–88.

[4] Chang S-J, Bristow RE, Ryu H-S. Impact of complete cytoreduction leaving no gross residual disease associated with radical cytoreductive surgical procedures on survival in advanced ovarian cancer. Ann Surg Oncol 2012; 19: 4059–67.

[5] Chornokur G, Amankwah EK, Schildkraut JM, Phelan CM. Global ovarian cancer health disparities. Gynecol Oncol 2013; 129: 258–64.

[6] Bodurka DC, et al. Reclassification of serous ovarian carcinoma by a 2-tier system: a Gynecologic Oncology Group study. Cancer 2012; 118: 3087–94.

[7] Diaz-Padilla I, et al. Ovarian low-grade serous carcinoma: a comprehensive update. Gynecol Oncol 2012; 126: 279–85.

[8] Gourley C, et al. Gynecologic Cancer InterGroup (GCIG) consensus review for ovarian and primary peritoneal low-grade serous carcinomas. Int J Gynecol Cancer 2014; 24: S9–S13.

[9] Gershenson DM, et al. Clinical behavior of stage Ⅱ–Ⅳ low-grade serous carcinoma of the ovary. Obstet Gynecol 2006; 108: 361–8.

[10] Anglesio MS, et al. Mutation of ERBB2 provides a novel alternative mechanism for the ubiquitous activation of RAS-MAPK in ovarian serous low malignant potential tumors. Mol Cancer Res 2008; 6: 1678–90.

[11] Meinhold-Heerlein I, et al. Molecular and prognostic distinction between serous ovarian carcinomas of varying grade and malignant potential. Oncogene 2005; 24: 1053–65.

[12] Bonome T, et al. Expression profiling of serous low malignant potential, low-grade, and high-grade tumors of the ovary. Cancer Res 2005; 65: 10602–12.

[13] May T, et al. Low-grade and high-grade serous Mullerian carcinoma: review and analysis of publicly available gene expression profiles. Gynecol Oncol 2013; 128: 488–92.

[14] Mok SC, et al. Mutation of K-ras protooncogene in human

ovarian epithelial tumors of borderline malignancy. Cancer Res 1993; 53: 1489−92.

[15] Singer G, et al. Mutations in BRAF and KRAS characterize the development of low-grade ovarian serous carcinoma. JNCI J Natl Cancer Inst 2003; 95: 484−6.

[16] Wong K-K, et al. BRAF mutation is rare in advanced-stage low-grade ovarian serous carcinomas. Am J Pathol 2010; 177: 1611−17.

[17] Farley J, et al. Selumetinib in women with recurrent low-grade serous carcinoma of the ovary or peritoneum: an open-label, single-arm, phase 2 study. Lancet Oncol 2013; 14: 134−40.

[18] Singer G, et al. Patterns of p53 mutations separate ovarian serous borderline tumors and low-and high-grade carcinomas and provide support for a new model of ovarian carcinogenesis: a mutational analysis with immunohistochemical correlation. Am J Surg Pathol 2005; 29: 218−24.

[19] Risch HA, et al. Prevalence and penetrance of germline BRCA1 and BRCA2 mutations in a population series of 649 women with ovarian cancer. Am J Hum Genet 2001; 68: 700−10.

[20] Gershenson DM, et al. Recurrent low-grade serous ovarian carcinoma is relatively chemoresistant. Gynecol Oncol 2009; 114: 48−52.

[21] Grisham RN, et al. Extreme outlier analysis identifies occult mitogen-activated protein kinase pathway mutations in patients with low-grade serous ovarian cancer. J Clin Oncol 2015. http://dx.doi.org/10.1200/JCO.2015.62.4726.

[22] Grisham RN, et al. Bevacizumab shows activity in patients with low-grade serous ovarian and primary peritoneal cancer. Int J Gynecol Cancer 2014; 24: 1010−14.

[23] Wiegand KC, et al. ARID1A mutations in endometriosis-associated ovarian carcinomas. N Engl J Med 2010; 363: 1532−43.

[24] Jones S, et al. Frequent mutations of chromatin remodeling gene ARID1A in ovarian clear cell carcinoma. Science 2010; 330: 228−31.

[25] Kuo K-T, et al. Frequent activating mutations of PIK3CA in ovarian clear cell carcinoma. Am J Pathol 2009; 174: 1597−601.

[26] Zorn KK, et al. Gene expression profiles of serous, endometrioid, and clear cell subtypes of ovarian and endometrial cancer. Clin Cancer Res Off J Am Assoc Cancer Res 2005; 11: 6422−30.

[27] Anglesio MS, et al. Clear cell carcinoma of the ovary: a report from the first Ovarian Clear Cell Symposium, June 24th, 2010. Gynecol Oncol 2011; 121: 407−15.

[28] Stany MP, et al. Identification of novel therapeutic targets in microdissected clear cell ovarian cancers. PLoS ONE 2011; 6: e21121.

[29] Jackson AL, Eisenhauer EL, Herzog TJ. Emerging

therapies: angiogenesis inhibitors for ovarian cancer. Expert Opin Emerg Drugs 2015; 20: 331−46.

[30] Campbell IG, et al. Mutation of the PIK3CA gene in ovarian and breast cancer. Cancer Res 2004; 64: 7678−81.

[31] Takano M, et al. Weekly administration of temsirolimus for heavily pretreated patients with clear cell carcinoma of the ovary: a report of six cases. Int J Clin Oncol 2011; 16: 605−9.

[32] Köbel M, et al. Differences in tumor type in low-stage versus high-stage ovarian carcinomas. Int J Gynecol Pathol Off J Int Soc Gynecol Pathol 2010; 29: 203−11.

[33] Seidman JD, Kurman RJ, Ronnett BM. Primary and metastatic mucinous adenocarcinomas in the ovaries: incidence in routine practice with a new approach to improve intraoperative diagnosis. Am J Surg Pathol 2003; 27: 985−93.

[34] Auner V, et al. KRAS mutation analysis in ovarian samples using a high sensitivity biochip assay. BMC Cancer 2009; 9: 111.

[35] Lee KR, Young RH. The distinction between primary and metastatic mucinous carcinomas of the ovary: gross and histologic findings in 50 cases. Am J Surg Pathol 2003; 27: 281−92.

[36] Ryland GL, et al. Mutational landscape of mucinous ovarian carcinoma and its neoplastic precursors. Genome Med 2015; 7.

[37] Mackenzie R, et al. Targeted deep sequencing of mucinous ovarian tumors reveals multiple overlapping RAS-pathway activating mutations in borderline and cancerous neoplasms. BMC Cancer 2015; 15.

[38] Farley J, et al. Cyclin E expression is a significant predictor of survival in advanced, suboptimally debulked ovarian epithelial cancers: a Gynecologic Oncology Group study. Cancer Res 2003; 63: 1235−41.

[39] Mehra K, et al. STICS, SCOUTs and p53 signatures; a new language for pelvic serous carcinogenesis. Front Biosci Elite Ed 2011; 3: 625−34.

[40] Vang R, et al. Molecular alterations of TP53 are a defining feature of ovarian high-grade serous carcinoma: a review of cases lacking TP53 mutations in The Cancer Genome Atlas Ovarian Study. Int J Gynecol Pathol 2015; 1.

[41] Turner N, Tutt A, Ashworth A. Opinion: hallmarks of "BRCAness" in sporadic cancers. Nat Rev Cancer 2004; 4: 814−19.

[42] Tan DSP, et al. "BRCAness" syndrome in ovarian cancer: a case-control study describing the clinical features and outcome of patients with epithelial ovarian cancer associated with BRCA1 and BRCA2 mutations. J Clin Oncol Off J Am Soc Clin Oncol 2008; 26: 5530−6.

[43] Gourley C, et al. Increased incidence of visceral metastases in Scottish patients with BRCA1/2-defective ovarian cancer: an extension of the ovarian BRCAness phenotype. J

Clin Oncol 2010; 28: 2505−11.

[44] Ledermann J, et al. Olaparib maintenance therapy in platinum-sensitive relapsed ovarian cancer. N Engl J Med 2012; 366: 1382−92.

[45] Welsh JB, et al. Analysis of gene expression profiles in normal and neoplastic ovarian tissue samples identifies candidate molecular markers of epithelial ovarian cancer. Proc Natl Acad Sci USA 2001; 98: 1176−81.

[46] Schwartz DR, et al. Gene expression in ovarian cancer reflects both morphology and biological behavior, distinguishing clear cell from other poor-prognosis ovarian carcinomas. Cancer Res 2002; 62: 4722−9.

[47] Berchuck A, et al. Microarray analysis of early stage serous ovarian cancers shows profiles predictive of favorable outcome. Clin Cancer Res Off J Am Assoc Cancer Res 2009; 15: 2448−55.

[48] Bell D, et al. Integrated genomic analyses of ovarian carcinoma. Nature 2011; 474: 609−15.

[49] Verhaak RGW, et al. Prognostically relevant gene signatures of high-grade serous ovarian carcinoma. J Clin Invest 2012. http://dx.doi.org/10.1172/JCI65833.

[50] McShane LM, et al. Methods for assessing reproducibility of clustering patterns observed in analyses of microarray data. Bioinforma Oxf Engl 2002; 18: 1462−9.

[51] Waldron L, Riester M, Birrer M. Molecular subtypes of high-grade serous ovarian cancer: the holy grail? J Natl Cancer Inst 2014; 106 dju297.

[52] Ganzfried BF, et al. Curated Ovarian Data: clinically annotated data for the ovarian cancer transcriptome. Database J Biol Database Curation 2013; 2013 bat013.

[53] Mok SC, et al. A gene signature predictive for outcome in advanced ovarian cancer identifies a survival factor: microfibril-associated glycoprotein 2. Cancer Cell 2009; 16: 521−32.

[54] Bentink S, et al. Angiogenic mRNA and microRNA gene expression signature predicts a novel subtype of serous ovarian cancer. PLoS ONE 2012; 7: e30269.

[55] Partheen K, Levan K, Osterberg L, Horvath G. Expression analysis of stage Ⅲ serous ovarian adenocarcinoma distinguishes a sub-group of survivors. Eur J Cancer Oxf

Engl 1990 2006; 42: 2846−54.

[56] Crijns APG, et al. Survival-related profile, pathways, and transcription factors in ovarian cancer. PLoS Med 2009; 6: e24.

[57] Yoshihara K, et al. Gene expression profile for predicting survival in advanced-stage serous ovarian cancer across two independent datasets. PLoS ONE 2010; 5: e9615.

[58] Konstantinopoulos PA, et al. Gene expression profile of BRCAness that correlates with responsiveness to chemotherapy and with outcome in patients with epithelial ovarian cancer. J Clin Oncol 2010; 28: 3555−61.

[59] Bonome T, et al. A gene signature predicting for survival in suboptimally debulked patients with ovarian cancer. Cancer Res 2008; 68: 5478−86.

[60] Gillet J-P, et al. Multidrug resistance-linked gene signature predicts overall survival of patients with primary ovarian serous carcinoma. Clin Cancer Res 2012; 18: 3197−206.

[61] Yoshihara K, et al. High-risk ovarian cancer based on 126 −gene expression signature is uniquely characterized by downregulation of antigen presentation pathway. Clin Cancer Res 2012; 18: 1374−85.

[62] Tothill RW, et al. Novel molecular subtypes of serous and endometrioid ovarian cancer linked to clinical outcome. Clin Cancer Res Off J Am Assoc Cancer Res 2008; 14: 5198−208.

[63] Dressman HK, et al. An integrated genomic-based approach to individualized treatment of patients with advanced-stage ovarian cancer. J Clin Oncol 2007; 25: 517−25.

[64] Riester M, et al. Risk prediction for late-stage ovarian cancer by meta-analysis of 1525 patient samples. J Natl Cancer Inst 2014; 106.

[65] Gourley C. Molecular subgroup of high-grade serous ovarian cancer (HGSOC) as a predictor of outcome following bevacizumab. J Clin Oncol 2014.

[66] Patch A-M, et al. Whole-genome characterization of chemoresistant ovarian cancer. Nature 2015; 521: 489−94.

[67] Norquist B, et al. Secondary somatic mutations restoring BRCA1/2 predict chemotherapy resistance in hereditary ovarian carcinomas. J Clin Oncol Off J Soc Clin Oncol 2011; 29: 3008−15.

第3章
表观遗传学

J. T. Pepin[1], H. Cardenas[2], K. P. Nephew[3, 4] and D. Matei[2, 5]

[1] Indiana University School of Medicine, Indianapolis, IN, United States
[2] Northwestern University Feinberg School of Medicine, Chicago, IL, United States
[3] Indiana University Simon Cancer Center, Indianapolis, IN, United States
[4] Indiana University, Bloomington, IN, United States
[5] Robert H. Lurie Comprehensive Cancer Center, Chicago, IL, United States

导　言

上皮性卵巢癌的致死率超过其他女性生殖道癌症[1]。大多数患者在确诊时已为晚期，尽管手术和化疗方法有所进展，但患者的5年生存率仍低于25%[2]。在过去的10年中，基因组学研究技术的进步已经确定了基因和表观遗传学的改变伴随着卵巢癌的发生和发展。已完成的肿瘤基因组图谱（TCGA）描绘了包含突变和染色体改变的上皮性卵巢癌特征性的基因组变化[3]。然而，表观遗传修饰与基因组改变一样，已成为卵巢肿瘤的特征。

表观遗传学是指不涉及DNA序列改变的基因表达的可遗传变化，包括DNA甲基化、组蛋白修饰、核小体重定位和microRNA（miRNA）介导的转录后基因调控等变化[4-7]。表观基因组的改变在癌症中有广泛的研究，包括上皮性卵巢癌[8, 9]，并且在功能上与肿瘤的发生，化疗耐药，肿瘤干细胞（cancer stem cell，CSC）的存活、转移及进展有关。在胞嘧啶−鸟嘌呤二核苷酸（CpG）位点，甲基转移到胞嘧啶的5号碳原子上，这是目前研究最多的表观遗传标记，也是哺乳动物细胞中唯一已知的DNA共价修饰。DNA相关组蛋白会经历广泛的翻译后修饰（甲基化、乙酰化），这些修饰严格调控转录、促进或抑制（即开放或封闭）染色质的组装，现已认识到DNA甲基化与组蛋白修饰紧密相关[4]。MicroRNA是一种16～24个核苷酸的单链调控RNA，可通过抑制翻译或促进靶mRNA的降解来调控靶基因表达。miRNA与人类癌症有关，它们或被作为致癌因子[通过抑制抑癌基因（tumor suppressor genes，TSG）]，或被作为抑癌因子发挥作用[10, 11]。在本章中，我们将概述上皮性卵巢癌的表观遗传学改变、它们的功能，以及通过改变表观基因组和恢复正常细胞功能的治疗策略。

卵巢癌的表观遗传学改变

DNA甲基化改变

通常发生在CpG岛的胞嘧啶[5-甲基胞

嘧啶（5mC）］碳-5处的DNA甲基化在调控基因转录中发挥重要作用。超甲基化和低甲基化与癌症的发生和发展密切相关[12]。在上皮性卵巢癌中，已发现非编码DNA序列中的甲基化降低会引起DNA甲基化的整体缺失[13]。此外，许多基因的启动子表现出超甲基化[14]。CpG岛的甲基化受DNA甲基转移酶（DNMT）调控，包括介导维持（单链）甲基化的DNMT1和催化从头甲基化的DNMT3A和DNMT3B[12,15]。最近鉴定了一些通过羟化或糖基化去除胞嘧啶甲基的去甲基化酶[16,17]。10/11易位家族蛋白（TET）催化5mC向5-羟甲基胞嘧啶（5hmC）的转化，并参与胚胎干细胞的存活和生长[18]，但TET在上皮性卵巢癌中的作用尚待阐明。

在包括上皮性卵巢癌的多种肿瘤中，CpG富集区常常甲基化水平增加，通常与基因启动子相关[19-21]。上皮性卵巢癌中CpG岛的异常甲基化与调控细胞周期、凋亡和药物敏感性的基因，以及抑癌基因沉默有关[22]。已知因启动子超甲基化致表达缺失的基因包括：经典的BRCA1[23,24]、p16[25]和MLH1[24,26]，肿瘤抑制因子RASSF1A、OPCML、SPARC、ANGPTL2和CTGF[27-31]，印迹基因ARH1和PEG3[32]，以及其他在细胞凋亡中发挥作用的基因LOT1、DAPK、TMS1/ASC和PAR-4[33-35]，细胞黏附基因ICAM-1和CDH1[36]，细胞信号传导基因HSulf-1[37,38]，基因组稳定性基因PALB2[39]，对紫杉烷类药物的反应性基因TUBB3[40]，胚胎发育和分化基因HOXA10和HOXA11[41]。

BRCA1是研究最深入的上皮性卵巢癌相关基因之一，具有明确的超甲基化启动子CpG位点。启动子的甲基化使BRCA1沉默约占散发性上皮性卵巢癌病例的10%~

15%[42]，并与临床结局相关[43]。上皮性卵巢癌患者血清循环DNA中BRCA1的超甲基化可被作为诊断性生物标志物[44]。有趣的是，BRCA1甲基化在功能缺失的BRCA突变相关家族性上皮性卵巢癌患者中并不常见[45]。由启动子甲基化导致的BRCA1沉默的功能意义仍然存在争议，正如TCGA数据集分析所表明的，与功能缺失突变相比，表观遗传抑制BRCA1对铂诱导的DNA损伤修复反应和临床结局影响较小[3]。事实上，BRCA1甲基化肿瘤患者的总体生存率介于BRCA1突变患者（最佳结局）和野生型患者（最差结局）之间[3]。其他错配修复基因（MMR），特别是MLH1的甲基化与上皮性卵巢癌中的微卫星不稳定性（microsatellite instability，MSI）和对化疗的反应性有关[46]。高达25%的复发性卵巢肿瘤患者血清中能检测到MLH1甲基化，支持了甲基化调控的DNA修复机制参与了对铂类药物的反应[47]。

在上皮性卵巢癌中，也有研究报道了异染色质和特定CpG位点的整体低甲基化[48]。具体而言，已发现1号染色体随体2和LINE-1重复元件存在低甲基化[49,50]。据报道，启动子CpG岛低甲基化与基因过表达相关，如与化疗耐药相关的基因，如MCJ[51]、SNCG[25]、BORIS[52]和其他转录本，包括印迹基因IGF2[12]，以及与上皮性卵巢癌细胞之间紧密连接形成相关的claudin-4基因[53]。

过去几年，测序技术的进步使得能够在单个碱基对的分辨率下更为深入地研究甲基化。最突出的全基因组甲基化研究方法包括全基因组亚硫酸氢盐测序（whole-genome bisulfite sequencing，WGBS）、甲基化结合域捕获技术（methyl-binding domain capture，

MBD-CAP）、亚硫酸氢盐修饰后测序法（reduced-representation bisulfite sequencing，RRBS）和 Infinium BeadChips 芯片（27K，450K 和 Epic Illumina）[54]。对上皮性卵巢癌细胞系和人类肿瘤的 DNA 甲基化研究表明，异常甲基化的程度（即甲基化基因总数）与卵巢肿瘤的进展和复发直接相关，并且相关的特异性甲基化位点与不良的无进展生存（PFS）相关[55-60]。例如，我们研究开发了一种模型来检测上皮性卵巢癌中 DNA 甲基化变化与耐药发生的相关性[60]。通过应用生物信息学方法整合 DNA 甲基化和基因表达谱，我们确定了与铂耐药和临床结局相关的特异性 DNA 甲基化特征[61, 62]。在另一项大样本卵巢肿瘤的研究中，通过基因表达和甲基化阵列分析，确定了间质相关基因的超甲基化与预后不良的高级别浆液性卵巢癌（HGSOC）间质转录组之间的关系[63]。因此，"甲基化标记"而不是单基因启动子的甲基化可能更适用于疾病分类、监测对治疗的反应[64]，以及识别与化疗耐药相关的途径。

组蛋白修饰

业已证明 DNA 甲基化与翻译后组蛋白改变有关，后者紧密调节特定 DNA 序列内染色质致密程度和转录因子。组蛋白乙酰化、甲基化和赖氨酸残基单泛素化的协同系统在核心核小体组蛋白八聚体产生的 N-末端"尾部"内以动态方式维持染色质致密程度。这些功能由组蛋白甲基转移酶、乙酰基转移酶、脱乙酰基酶、泛素连接酶和去泛素化酶调节，它们的作用可以通过使用新开发的酶抑制剂来研究和控制[65]。

标记为"开放"染色质的转录活化与组蛋白 H3 赖氨酸 4 的二甲基化和三甲基化（H3Kme2 和 H3K4me3）、组蛋白 H3 赖氨酸 79 的甲基化（H3K79me）、组蛋白 H3 赖氨酸 36 的甲基化（H3K36me）、组蛋白 H3 赖氨酸 9 的乙酰化（H3K9ac）、组蛋白 H3 赖氨酸 14 的乙酰化（H3K14ac）和组蛋白 H2B 赖氨酸 120 的单泛素化（H2Bub1）相关。而标记为"关闭"染色质的转录抑制则与组蛋白 H3 赖氨酸 9 的甲基化（H3K9me）、组蛋白 H3 赖氨酸 27 的甲基化（H3K27me）和组蛋白 H3 赖氨酸 20 的甲基化（H3K20me）相关[66]。

在上皮性卵巢癌中，组蛋白改变与化疗耐药性和肿瘤干细胞表型有关。例如，过表达显性失活突变 H3-K27R 导致 H3K27 三甲基化的抑制，使 RASSF1 肿瘤抑制因子重新表达，该因子通过逆转启动子位点的致密染色质从而使上皮性卵巢癌细胞对顺铂敏感[67]。在全基因组上抑制性三甲基化-H3K27me3 的缺失与整体 DNA 甲基化的降低有关，从而使化疗耐药的上皮性卵巢癌细胞对铂重新敏感[67]，而 H3K27 三甲基化的缺失与上皮性卵巢癌和其他恶性肿瘤的不良预后相关[36]。此外，也有研究报道了在不存在 DNA 甲基化的情况下，通过组蛋白修饰使 GATA4 和 GATA6[68]、cyclinB1[69] 和 p21WAF1/CIP1[70] 等基因沉默。同样，TGF-β1 非依赖性上皮性卵巢癌细胞在没有 CpG 岛甲基化的情况下，抑制性组蛋白修饰（三甲基-H3K27 和二甲基-H3K9）能起到下调 ADAM19 的作用[71]，表明异常的 TGF-β1 信号传导可导致抑制性染色质环境的形成而不发生 DNA 甲基化。

激活性组蛋白标记 H3K4me3 和抑制性组蛋白标记 H3K27me3 同时存在，意味着"平衡"或二价染色质通常与胚胎干细胞的细胞分化相关基因有关。在高级别浆液性卵巢癌中发现，二价标记与PI3K和TGF-β信号通路富集的一个抑制的基因集相关[72]。有趣的是，这个以H3K27me3和二价修饰为标志的基因集在化疗耐药细胞中的表达水平低于化疗敏感的上皮性卵巢癌细胞，表明表观遗传抑制基因在化疗反应中发挥作用。此外，化疗耐药的干细胞群具有二价组蛋白标记[73]。甲基转移酶Zeste同源物增强子2（EZH2）是多梳抑制复合物2（PRC2）和三甲基化H3K27的催化单位，也与上皮性卵巢癌的化疗耐药有关[33]，进一步支持了在该过程中组蛋白改变的作用。在上皮性卵巢癌中，各种环境因素促进EZH2调控下的具有干细胞表型的恶性相关间质细胞增殖[33, 72]。

组蛋白泛素化是由泛素连接酶（如RING指蛋白RNF20和RNF40）和去泛素化酶控制的"激活"标记[74]。与上皮性卵巢癌相关的BRCA1基因的功能之一是维持整体异染色质完整性，它通过卫星重复序列中组蛋白H2A的泛素化来发挥抑癌功能。异位表达H2A与泛素的融合蛋白逆转了BRCA1缺陷小鼠模型中BRCA1缺失所造成的影响[75]。总之，组蛋白修饰通过协同调控基因的表达以影响干细胞分化、转录、复制和DNA修复，从而与上皮性卵巢癌的发展和侵袭密切相关[76]。

表观基因修饰酶在卵巢癌中的表达与功能

DNA甲基转移酶（DNMT）

DNA的从头甲基化及甲基化模式由DNA甲基转移酶（DNMT）1/-3A/3-B维持（表3.1），推测甲基化改变可能与DNMT的表达和（或）酶活性的改变有关。然而，在上皮性卵巢癌中，甲基化改变和DNMT的表达水平之间没有明确的联系。在一项60例卵巢肿瘤的研究中发现了DNA的超甲基化和低甲基化，但不管是卫星DNA还是全局DNA低甲基化都与DNMT的mRNA水平无关，55个基因中只有2个基因的超甲基化与DNMT1表达相关[26]。与良性卵巢肿瘤或卵巢表面上皮（OSE）细胞相比，上皮性卵巢癌中DNMT的mRNA和蛋白质表达水平存在差异，然而，研究报道这种差异并不一致。Bai等的研究观察到与良性肿瘤相比，高级别浆液性卵巢癌中DNMT3A水平升高，DNMT3B水平没有差异，而DNMT1在恶性组织中表达略有升高。另一项研究显示，与正常卵巢组织相比，恶性肿瘤中DNMT1和DNMT3B的mRNA和蛋白质水平升高，但DNMT3A的水平无差异[28]。在比较上皮性卵巢癌细胞和卵巢表面上皮细胞之间DNMT的mRNA表达水平后发现，只有在HeyA8和HeyC2中DNMT1的mRNA水平升高，在SKOV3和PA-1细胞中DNMT3B升高；与卵巢表面上皮细胞相比，上皮性卵巢癌细胞系中DNMT3A的mRNA水平无差异[28, 77]。尽管存在这种变异，但也有学者提出DNMT1和DNMT-3B的蛋白水平与上皮性卵巢癌进展和患者的总生存率相关[27]。总的来说，上皮性卵巢癌细胞中DNA甲基化与DNMT的mRNA水平改变之间似乎存在一种不太直接的关系[26, 77]。然而，靶向下调DNMT可使CpG岛去甲基化，并抑制上皮性卵巢癌细胞生长[78]，证实了启动子甲基化在卵巢癌中的作用。此外，在获得性顺铂耐药中观察到了DNMT的显著上调[62]，进一步将DNA甲基化与化疗反应性联系起来。最近有文献报道DNMT3B表达水平与DNA甲

表 3.1 DNA 甲基化和组蛋白 H3/H4 甲基化 / 乙酰化的酶

DNA 甲基化		
酶	活性和功能	参考文献
DNA 甲基转移酶 1	维持甲基化，转录抑制	[29]
DNA 甲基转移酶 3A	从头甲基化，转录抑制	[29, 159]
DNA 甲基转移酶 3B	从头甲基化，转录抑制	[29, 159]

组蛋白甲基化和去甲基化				
组蛋白	位 点	酶	活性和功能	参考文献
H3	K4	SET1	单甲基化，二甲基化，三甲基化，转录激活	[79, 81]
		Set7/9	单甲基化，转录激活	[19, 160]
		LSD1，LSD2	H3K4me2/m1 去甲基化	[22, 150]
		JHDM1B	H3K4me3 去甲基化	[48]
		JARID1A，JARID1B，JARID1C，JARID1D，NO66	H3K4me3/m2 去甲基化，转录抑制	[161]
	K9	G9a	单甲基化，二甲基化，转录抑制	[162]
		SUV39H1	三甲基化，转录抑制	[163]
		JMJD1A，JHDM1D，JHDM1F	H3K9me2/1 去甲基化	[20, 79]
		JHDM1E	H3K9me2 去甲基化	[49]
		JMJD2A，JMJD2B，JMJD2C，JMJD2D	H3K9me3/2 去甲基化	[79]
	K27	EZH2	三甲基化，转录抑制	[20]
		G9a	单甲基化，二甲基化，转录抑制	[162]
		JMJD3，UTX	H3K27me3/2 去甲基化	[20]
		JHDM1D	H3K27me2/1 去甲基化	[20]
	K36	Set2	转录激活	[20]
		JHDM1A，JHDM1B	H3K36me2/1 去甲基化	[20]
		JMJD2A，JMJD2B，JMJD2C，JMJD2D，NO66	H3K36me3/2 去甲基化	[20]
	K79	Dot1	转录激活	[20]
H4	K20	PR-Set7 (SET8)	单甲基化，转录抑制	[23, 50]
		SUV4-20h1，SUV4-20h2	三甲基化，转录抑制	[24]

组蛋白乙酰化和去乙酰化				
组蛋白	位　点	酶	活性和功能	参考文献
H3	K9	Gcn5	乙酰化，转录激活	[79]
	K14	Gcn5，PCAF，p300/CBP	乙酰化，转录激活	[79]
	K18，K23，K27	Gcn5，p300/CBP	乙酰化，转录激活	[79]
	K9，K14，K18，K23，K27	HDAC，主要为 I 型	去乙酰化，转录抑制	[25]
H4	K5，K12	p300	乙酰化，转录激活	[79]
	K8	Gcn5，PCAF	乙酰化，转录激活	[79]
	K16	Gcn5	乙酰化，转录激活	[79]
	K5，K12，K8，K16	HDAC，主要为 I 型	去乙酰化，转录抑制	[25]

基化和转录组特征之间存在关联，这些特征可用于鉴别预后不良的高级别卵巢癌[63]。

染色质修饰酶

核小体组蛋白通过酶添加不同的化学基团进行翻译后修饰，可发生甲基化、乙酰化、磷酸化、泛素化、SUMO 化、ADP-核糖基化、去亚胺化或脯氨酸异构化[79]。组蛋白的修饰改变染色质构象和转录因子的可及性，并在基因表达调控中发挥重要作用，影响包括肿瘤发生在内的生理和病理过程。大多数组蛋白修饰可通过酶催化反应去除[79]。组蛋白甲基化和乙酰化比其他修饰更为常见，主要发生在组蛋白 H3 和 H4 的赖氨酸残基上。表 3.1 列出了组蛋白 H3 和 H4 甲基化和乙酰化的酶以及逆转这些修饰的酶。迄今，在上皮性卵巢癌中仅研究了表 3.1 中所列出的少量酶。

卵巢癌中的组蛋白甲基转移酶和去甲基化酶

如前所述，EZH2 是一种抑制性的染色质修饰酶，与卵巢表面上皮细胞相比，上皮性卵巢癌细胞系中 EZH2 的 mRNA 和蛋白表达水平升高[29, 30, 32, 33]。与上皮性卵巢癌患者腹腔积液中的非干细胞样细胞相比，在干细胞样群中检测到更高水平的 EZH2 mRNA[31]。据报道，EZH2 蛋白水平与上皮性卵巢癌组织学类型和分级相关[31, 33]。在一些研究中，EZH2 表达水平与临床结局相关[34]，而另一些研究则未发现相关性[33]。尽管在上皮性卵巢癌中一直有报道 EZH2 存在过表达，但尚未描述过 H3K27me3 水平的升高[36]，这说明其他因素（如组蛋白去甲基化酶）在调节该表观遗传标记的丰度和分布方面的重要性。此外，EZH2 蛋白的功能与调控其靶基因（包括 ALDH1A1、SSTR1 和 DACT3）的复杂转录机制有关，这些靶基因调控着上皮性卵巢癌细胞的增殖和转移[29, 33]。

组蛋白甲基转移酶 G9a 属于 Su（var）3-9 蛋白家族，含有保守的 SET 催化结构域，催化组蛋白 H3 第 9 位赖氨酸的单甲基化和二甲基化[80]。在 208 例卵巢肿瘤中，免疫组织化学（immunohistochemistry，IHC）显示 G9a 的表达率为 71.6%，其染色强度与上皮性卵巢癌的分期、分级和浆液型卵巢癌显著相关。此外，与原发性肿瘤相比，转移瘤中的 G9a 水平升高，提示 G9a 可能通过调控基因表达以控制上皮性卵巢癌的播散[35]。

在上皮性卵巢癌中，赖氨酸去甲基酶的研究很少。赖氨酸特异性去甲基酶 1（LSD1）可靶向激活 H3K4me2 和 H3K4me1[79, 81]。与正常卵巢上皮相比，LSD1 在卵巢肿瘤中的表达水平升高（72%~94%），其表达水平与 FIGO 分期和患者生存率相关[37, 38]。另一种 H3K4 去甲基化酶 JARID1B 在上皮性卵巢癌中过表达，也与不良预后相关[39]。这些去甲基化酶在卵巢癌中的具体功能目前仍然知之甚少。

组蛋白乙酰化酶和去乙酰化酶

组蛋白乙酰化和去乙酰化对基因转录发挥重要的调控作用。乙酰化消除了组蛋白尾部的正电荷，使其保持中性，从而使染色质结构更加松弛，起始转录。组蛋白尾部的几个赖氨酸残基被组蛋白乙酰转移酶（HAT）Gcn5、P300、CBP 和 PCAF 乙酰化（表 3.1），乙酰化可被组蛋白去乙酰基酶（HDAC）逆转，导致封闭的非活性性染色质。根据其结构相似性，哺乳动物 HDAC 被分为四类：Ⅰ类包括 HDAC1、2、3 和 8，它们是主要的去乙酰化酶；Ⅱ类包括 HDAC4、5、7、9（Ⅱa 亚组），6 和 10（Ⅱb 亚组）；Ⅲ类包括 Sirtuin 家族；Ⅳ类仅包括 HDAC11[25, 40]。HDAC 常常在癌症中表达失调，包括在上皮性卵巢癌中[25]，而且相对于正常卵巢组织，HDAC1、HDAC2 和 HDAC3 在上皮性卵巢癌中过表达[28, 41]，与分期和获得性化疗耐药相关[28, 51]。同样，HDAC4 在铂耐药上皮性卵巢癌细胞中过表达，并通过调控 STAT1 信号参与耐药细胞的存活[52]。在多种恶性肿瘤中发现了介导 DNA 甲基化、组蛋白修饰或核小体定位的基因存在突变，这为表观遗传修饰有助于肿瘤发生的理论提供了支持[82, 83]。

表观遗传改变在卵巢癌中的作用

现已清楚，包括上皮性卵巢癌在内的许多肿瘤的特征是表观遗传学改变导致关键抑癌基因或调控化疗反应的基因转录沉默[9, 84]。多项研究表明，抑癌基因的异常启动子甲基化在上皮性卵巢癌起始和（或）进展过程中起着失活"打击"的作用[4]。已知在卵巢癌中表观遗传沉默的抑癌基因包括 BRCA1[44, 85]、p16[86]、PALB2（BRCA2 的伴侣和定位子）[87]、MLH1[46, 47, 88]、RASSF1A 和 OPCML[85, 89] 等。然而，需要进行更多功能研究来阐明特异性抑癌基因的表观遗传沉默对上皮性卵巢癌发生的意义。

上皮性卵巢癌的表观基因修饰也与化疗耐药的发生密切相关，尤其是铂耐药。我们和其他研究小组进行的研究表明，与铂敏感细胞相比，铂耐药上皮性卵巢癌细胞的等位基因 CpG 位点甲基化增加[62, 90, 91]。铂耐药中的 DNA 甲基化所驱动因素包括：肿瘤抑制因子 ARMCX2 和 MLH1，细胞外基质蛋白 COL1A1，以及与发育相关的基因 MDK 和 MEST[90]。这些基因在铂耐药上皮性卵巢癌细胞中存在超甲基化，在复发性铂耐药的肿瘤中亦被证实存在甲基化和沉默，并且，在肿瘤侧群中也发生了甲基化，表明甲基化在铂耐药的产生过程中有重要的功能。超甲基化介导的细胞黏附和紧密连接通路的抑制也与铂耐药的出现有关[62]。应用高密度微阵列对上皮性卵巢癌中的DNA甲基化和组蛋白修饰进行的综合分析发现了与获得性耐药性相关的"表观基因组"特征[61,92]。

上皮间质转化（epithelial to mesenchymal transition，EMT）是肿瘤转移扩散的关键过程，已有研究报道表观遗传学改变参与了上皮间充质转化的过程。例如，PRC2复合物抑制E-钙黏蛋白（CDH1）的表达[60,93]，而去甲基化酶LSD1则与其相互作用，且为Snail-1诱导CDH1的抑制所必需[94]。在ZEB1启动子处同时具有抑制性H3K27me3和活性H3K4me3标记的二价染色质构型，当转换为缺乏H3K27me3标记的活性构型时，会导致EMT诱导因子Zeb1转录增加，从而促进非肿瘤干细胞向肿瘤干细胞的转化[95]。我们最近对上皮性卵巢癌细胞的研究表明，TGF-β增加了超甲基化CpG位点的数量从而影响了EMT相关基因的转录，包括关键的上皮标记CDH1[96]。在Twist诱导的乳腺细胞EMT模型中，还观察到局部启动子超甲基化和基因组组蛋白标记的重分布[97]。这些在卵巢癌和其他肿瘤模型中的数据支持EMT过程中的表观遗传改变。

肿瘤干细胞是化疗后肿瘤复发的关键调控因子，具有独特的表观基因组脆性。肿瘤干细胞的特征在于特异性细胞表面标志物的表达，当向NOD/SCID小鼠中少量注射时（如50～1 000个细胞），表现出了自我更新、分化和产生肿瘤的能力[98,99]。在培养过程中，肿瘤干细胞呈球形生长，能够分化为具有不同表型的细胞亚型，并与肿瘤异质性、肿瘤休眠和化疗后复发有关[100-102]。一些表面标志物被用于上皮性卵巢癌中肿瘤干细胞的鉴定，包括：CD133/ALDH+、ALDH+、CD44+/CD117+、CD44+/MyoD 和 CD133+[103-107]。利用Aldefluor荧光检测系统测定ALDH1A1活性，已被多个研究团队验证并被认为是一种可靠的肿瘤干细胞标志物[104,108]。ALDH1A1+细胞具有肿瘤启动能力，对铂耐药，并能上调干细胞转录因子（Sox2，nanog，Oct4）的表达[104,108,109]，均符合肿瘤干细胞的标准。我们研究团队证实，与卵巢表面上皮相比，ALDH+上皮性卵巢癌细胞过表达DNMT1、DNMT3A和DNMT3B，表明异常甲基化模式可能与卵巢肿瘤干细胞中DNMT活性改变有关[109]，并且，表观遗传学靶向治疗可诱导DNMT和干性基因的下调，从而抑制了卵巢肿瘤干细胞的干细胞样特性。另有研究报道了在上皮性卵巢癌细胞中发现EZH2与ALDH1A1的表达直接相关[110]，再次表观遗传调控机制有助于维持干细胞特性，支持使用靶向表观基因组的策略来根除肿瘤干细胞的观点。

卵巢癌表观基因组的靶向治疗

与肿瘤相关的表观基因组改变为靶向治疗提供了独特机会。与肿瘤相关基因突变、扩增和缺失不同，DNA甲基化和其他表观遗传修饰具有潜在可逆性。DNA甲基转移酶（DNMTI）和染色质修饰酶的抑制剂正在研究中，其可作为诱导抑癌基因重新表达和逆转恶性表型的一种手段[111]。

DNMT抑制剂

DNMT抑制剂是脱氧胞嘧啶类似物，在其5号碳原子上具有不同的取代基。因此，当甲基被磷酸化并结合到DNA上，DNMT

抑制剂便不可逆地"捕获"处于过渡态复合物中的甲基转移酶，随后将其从细胞中清除，从而有效阻止了甲基转移[111]。最初的研究集中在血液系统恶性肿瘤和骨髓增生异常综合征（myelodyspastic syndrome，MDS）[112]，5-氮杂胞苷（5-aza-C）及其脱氧核糖类似物 5-氮杂-2′-脱氧胞苷（5-aza-dC，地西他滨）获得临床成功，这两种药物已被 FDA 批准用于骨髓增生异常综合征的治疗[113-119]。这些去甲基化药物的作用与诱导细胞分化和逆转表观遗传改变直接相关[119-122]。由于早期研究遵循了传统模型，在最大耐受剂量（maximal tolerated dose，MTD）或接近其最大耐受剂量情况下研究药物，使用了大剂量 DNMT 抑制剂，因此最初在实体肿瘤中对 DNMT 抑制剂活性的探索受到毒性的限制[123, 124]。然而，临床前模型显示，低剂量的地西他滨也会诱导 DNA 去甲基化，这促使了临床试验的重新设计，使用针对"生物有效"剂量的试验方案，而不是最大耐受剂量。随后的体外研究结果表明，低至最大耐受剂量 1/10 的剂量仍可保持临床有效性，同时还提高了耐受性[125-127]。这为单独使用较

低剂量的 DNMT 抑制剂或与化疗联合使用提供了理论依据。迄今，已经报道了多项试验（表 3.2）。英国癌症研究团队的一项 II 期随机试验比较了在使用铂类药物一线治疗后 6～12 个月内复发的上皮性卵巢癌患者中，应用单药卡铂与联合应用地西他滨和卡铂的疗效[128]。联合方案与显著的骨髓毒性相关，导致以单药方式给药的地西他滨的剂量减少。在铂敏感的上皮性卵巢癌患者中，可能是亚治疗剂量和治疗的长时间延迟，联合用药比单药卡铂的活性更低。印第安纳大学西蒙癌症中心（IUSCC）的一项 I～II 期试验研究了地西他滨和卡铂联合治疗铂耐药上皮性卵巢癌患者的疗效。为了使毒性最小化并增强地西他滨的去甲基化作用，该试验的研究方案是在卡铂使用前 5 天每天服用低剂量的地西他滨。研究证明了该方案的临床耐受性（I 期）[129]，在可耐受剂量下实现预期的生物学效应（DNA），外周血单个核细胞（PBMC）和肿瘤活检中的基因特异性的去甲基化（I 和 II 期）[129]，以及令人瞩目的临床活性（II 期）[130]。在该试验的 II 期阶段中，有 17 位经过预处理和铂耐药的上皮性卵巢癌患者，客观缓解率（RR）

表 3.2　卵巢癌中的 DNMT 抑制剂

临床试验类型	病例数	反　应	毒　性
II 期[128]	15	RR 20%	G3/4 中性粒细胞减少 60%
		PFS 1.9 个月	G2/3 卡铂超敏反应 47%
I～II 期[129, 130]	17	RR 35%	G3/4 中性粒细胞减少
		PFS 10.2 个月	G3/4 血小板减少
I b～II a 期[164]	30	RR 13.8%	G4/4 中性粒细胞减少
		PFS 3.7 个月	G4/4 血小板减少

注：RR，反应率；PFS，无进展生存期；G，级别。

为 35%，无进展生存期（PFS）为 10.2 个月，其中 9 例（53%）在 6 个月时无疾病进展。另一项在 M.D. 安德森癌症中心所进行的 II 期试验中，检测了连续 5 天每天服用阿扎胞苷和卡铂的联合用药[131]。在这个队列中，接受治疗的 30 例患者中有 4 例获得了客观缓解（RR 为 14%），其中 1 例获得了完全缓解（CR）。与之前的试验一样，这项研究支持了用地西他滨去甲基化可能使铂耐药的卵巢肿瘤对铂重新敏感。一项正在进行的随机化 II 期试验（NCT01696032）研究瓜德西他滨（一种结合了地西他滨和脱氧鸟嘌呤的双核苷酸药物）与卡铂联合用于铂耐药上皮性卵巢癌患者的疗法。瓜德西他滨对胞苷脱氨酶修饰具有耐受性，可延长半衰期，从而确保延长暴露于活性化合物的时间[132]。

HDAC 抑制剂

在多种恶性肿瘤中，正在研究催化组蛋白修饰的酶抑制剂作为抗癌药物。HDAC 抑制剂通过使组蛋白和相关复合蛋白乙酰化来改变基因表达[133]。除了抑制 HDAC，这些药物还影响非组蛋白的乙酰化，从而进一步影响其抗肿瘤活性[134]。最近的研究报道了基因表达谱的显著变化，有高达 7%～10% 的基因在 HDAC 抑制剂的作用下被上调或下调[133]。HDAC 抑制剂通过下调抗凋亡基因、致癌激酶、DNA 合成和修复酶、转录因子（E2F-1）、蛋白酶体的亚基、泛素结合酶、生长因子及其受体[136]，从而诱导铂耐药上皮性卵巢癌细胞凋亡[135]。细胞周期蛋白依赖性激酶抑制因子 p21 是 HDAC 抑制剂治疗后持续上调的基因之一，其表达受 H3K4 乙酰化调节[137]。HDAC 抑制剂诱导 p21 表达使细胞周期停滞在 G1/S 期，这亦

是 HDAC 抑制剂抗肿瘤活性的部分功能。

HDAC 抑制剂家族由多种结构类型组成，包括有机异羟肟酸、环四肽、短链脂肪酸、磺酰胺和苯甲酰胺。伏立诺他（辛二酰苯胺异羟肟酸，SAHA）是 I 类和 II 类 HDAC 的异羟肟酸酯泛抑制剂，具有良好生物利用度，是首个 FDA 批准的用于皮肤 T 细胞淋巴瘤（CTCL）的 HDAC 抑制剂[138]。伏立诺他能促进上皮性卵巢癌细胞的细胞周期阻滞和凋亡[139]，支持其在这方面的临床应用。美国妇科肿瘤学组（GOG）进行了一项 II 期临床试验，评估伏立诺他作为单一药物治疗复发性卵巢癌，即在铂类药物治疗后 12 个月内复发的患者[140]。在参与研究的 27 例患者中，只有 2 例在 6 个月内没有进展，1 例表现出部分缓解（PR），因此可以认为该药物作为单一药物效果不佳，无法在这种情况下进一步应用。相关的 3～4 级毒性包括白细胞减少和中性粒细胞减少（2 例）、疲劳（3 例）和胃肠道事件（3 例）。

用另一种异羟肟酸酯 HDAC 抑制剂贝利司他（PDX-101）进行预处理，可使对铂耐药的上皮性卵巢癌异种移植瘤对铂重新敏感[141]。在一项针对实体瘤 I 期试验中，单药贝利司他对肉瘤、肾癌、胸腺瘤和黑素瘤有效，并具有剂量限制性毒性，包括 3 级疲劳、腹泻和心律不齐[142]。在一项铂耐药性上皮性卵巢癌（n=21）患者的 II 期试验中，单药贝利司他治疗使 10 例患者病情稳定和 1 例部分缓解[143]。

HDAC 抑制剂在与其他抗肿瘤方法联合使用时（包括放射疗法[65]、化疗[144]、其他表观遗传药物[145]和生物靶向药物[146]）表现出了协同或累加活性。例如，伏立诺他能使肿瘤细胞对放疗敏感，显著降低了存

活细胞的比例[65, 147]。应用 HDAC 抑制剂预处理可以下调 Ku70、Ku80、Rad50 和 DNA 连接酶Ⅳ等参与 DNA 损伤反应相关的基因 / 蛋白，从而与放疗产生协同效应[147]。

与单独使用任何一种药物相比，伏立诺他与多聚 ADP 核糖聚合酶（PARP）抑制剂奥拉帕尼联合使用可诱导 *BRCA1* 野生型和突变型细胞的凋亡增加[148]。联合使用表观遗传学药物可在上皮性卵巢癌细胞中协同上调促凋亡基因 *TMS1/ASC*[149, 150]。地西他滨和贝利司他的联合使用比单独使用贝利司他更能有效地使上皮性卵巢癌细胞对铂重新敏感[151]。

紫杉醇和伏立诺他联合应用比单一伏立诺他能更为显著地抑制上皮性卵巢癌细胞增殖，诱导 G1/G2 细胞周期阻滞，使 *CDK1* 下调[152]。一些使用体外和体内上皮性卵巢癌模型的研究表明，HDAC 抑制剂与顺铂联合使用可增加铂诱导的癌细胞凋亡[153-155]。基于这些数据，GOG 在Ⅱ期临床试验中评估了卡铂和贝利司他的联合作用[156]。在 27 例患者中，只有 1 例 CR 和 1 例 PR，因此认为该联合用药效果不佳，无法进一步应用（表 3.2）[156]。在一项联合使用卡铂、吉西他滨和伏立诺他治疗铂耐药上皮性卵巢癌的Ⅰ期研究中，试验所用的所有 4 种剂量均可导致血液剂量限制性毒性[157]。纳入的 15 例患者中有 7 例符合实体瘤的疗效评价标准（RECIST）的缓解标准，其中 6 例表现为 PR，表明其具有良好

的临床效果[157]。但是，由于未确定可耐受的剂量，因此暂停了该联合用药的进一步开发。同样，一项评估伏立诺他与卡铂和紫杉醇联合应用的Ⅰ/Ⅱ期临床试验因 3 例患者出现胃肠穿孔而提前终止[158]。在 18 例参与该试验的患者中，7 例达到 CR，2 例达到 PR。3 级中性粒细胞减少是最常见的毒性反应（18 例中有 9 例），其次是 3 级血小板减少症（2 例）、3 级贫血（1 例）和 2 级神经病变（1 例）[158]。表 3.3 列出了在上皮性卵巢癌中研究 HDAC 抑制剂的临床试验，这些抑制剂既可单药也可联合使用。根据迄今的临床经验，单药 HDAC 抑制剂在上皮性卵巢癌中作用一般。虽然联合用药方案似乎更有效，但它们也与更大的毒性风险相关。评估 HDAC 抑制剂与其他表观遗传修饰剂和其他途径抑制剂（如 PARP 抑制剂）的合理联合应用将是重要的临床研究方向。

结　语

复杂的表观遗传修饰是上皮性卵巢癌的特征之一，这些修饰受染色质修饰酶和 DNA 甲基转移酶调控。功能上，这些变化与肿瘤进展、化疗耐药和肿瘤干细胞的存活有关。随着调控表观遗传变化的机制不断被发现，上皮性卵巢癌表观基因组将成为一个重要的新靶点，有望被开发用于治疗。

表 3.3　HDAC 抑制剂在卵巢癌和实体瘤中的临床试验

主要研究者	临床试验类型	部位	病例数	HDAC 抑制剂	联合用药	反应率	级别	毒性	研究状态
Mackay et al.[143]	II 期	卵巢	27	Vorinostat 400 mg	无	2 PR 6 个月 PFS	4 3	中性粒细胞减少 白细胞减少症 便秘、代谢的异常、 血小板增多症	完成
Mackay et al.[143]	II 期	卵巢	18 EOC 14 LMP	Belinostat 1 000 mg/m²	无	1 PR (LMP) 10 SD (9 EOC)	3	血栓形成 超敏反应	完成
Dizon et al.[156]	II 期	卵巢	27	Belinostat 1 000 mg/m²	卡铂（AUC 5）	1 CR 1 PR 12 SD 8 PD 3 CR	3	中性粒细胞减少、 血小板减少、呕吐	终止
Dizon et al.[165]	II 期	卵巢	35	Belinostat 1 000 mg/m²	卡铂（AUC 5） 紫杉醇（175 mg/m²）	12 PR	—	恶心（74%） 疲劳（74%） 呕吐（63%） 脱发（57%） 腹泻（37%）	完成
Matulonis et al.[157]	I 期	卵巢	7	Vorinostat DL 1～4	卡铂（AUC 5） 吉西他滨（1 000 mg/m²）	6 PR	4	血液系统	终止
Mendivil et al.[158]	I 期	卵巢	18	Vorinostat 200 mg	卡铂（AUC 5） 紫杉醇（80 mg/m²）	7 CR 2 PR	3	中性粒细胞减少、 血小板减少、贫血、 神经系统疾病	终止
Steele et al.[142]	I 期	实体瘤	46	Belinostat 1 000 mg/m²	无	SD 18 (39%) MTD 组 SD (50%)	3 2	疲劳、腹泻和心房 颤动、恶心、呕吐	完成
Kummar et al.[166]	I 期	实体瘤和淋巴 系统恶性肿瘤	19	Entinostat 6 mg/m² (MTD)	无	—	3	低磷血症、低钠血 症、低蛋白血症	完成

注：PR，部分反应；CR，完全反应；PD，疾病进展；SD，疾病稳定；PFS，无进展生存期；EOC，上皮性卵巢癌；LMP，低级别恶性潜能；MTD，最大耐受剂量。

参考文献

[1] Bukowski RM, Ozols RF, Markman M. The management of recurrent ovarian cancer. Seminars Oncol 2007; 34: S1−15.

[2] Vaughan S, Coward JI, Bast Jr. RC, et al. Rethinking ovarian cancer: recommendations for improving outcomes. Nat Rev Cancer 2011; 11: 719−25.

[3] Integrated genomic analyses of ovarian carcinoma. Nature 2011; 474: 609−15.

[4] Jones PA, Baylin SB. The epigenomics of cancer. Cell 2007; 128: 683−92.

[5] Esteller M. Epigenetics in cancer. N Engl J Med 2008; 358: 1148−59.

[6] Schickel R, Boyerinas B, Park SM, Peter ME. MicroRNAs: key players in the immune system, differentiation, tumorigenesis and cell death. Oncogene 2008; 27: 5959−74.

[7] Iorio MV, Visone R, Di Leva G, et al. MicroRNA signatures in human ovarian cancer. Cancer Res 2007; 67: 8699−707.

[8] Balch C, Huang TH, Brown R, Nephew KP. The epigenetics of ovarian cancer drug resistance and resensitization. Am J Obstet Gynecol 2004; 191: 1552−72.

[9] Barton CA, Hacker NF, Clark SJ, O'Brien PM. DNA methylation changes in ovarian cancer: implications for early diagnosis, prognosis and treatment. Gynecol Oncol 2008; 109: 129−39.

[10] Calin GA, Croce CM. MicroRNA signatures in human cancers. Nat Rev Cancer 2006; 6: 857−66.

[11] Foekens JA, Sieuwerts AM, Smid M, et al. Four miRNAs associated with aggressiveness of lymph node-negative, estrogen receptor-positive human breast cancer. Proc Natl Acad Sci USA 2008; 105: 13021−6.

[12] Das PM, Singal R. DNA methylation and cancer. J Clin Oncol 2004; 22: 4632−42.

[13] Gama-Sosa MA, Slagel VA, Trewyn RW, et al. The 5−methylcytosine content of DNA from human tumors. Nucleic Acids Res 1983; 11: 6883−94.

[14] Matei DE, Nephew KP. Epigenetic therapies for chemoresensitization of epithelial ovarian cancer. Gynecol Oncol 2010; 116: 195−201.

[15] Jones PA, Baylin SB. The fundamental role of epigenetic events in cancer. Nat Rev Genet 2002; 3: 415−28.

[16] Patra SK, Patra A, Rizzi F, Ghosh TC, Bettuzzi S. Demethylation of (Cytosine-5-C-methyl) DNA and regulation of transcription in the epigenetic pathways of cancer development. Cancer Metastasis Rev 2008; 27: 315−34.

[17] Zhu JK. Active DNA demethylation mediated by DNA glycosylases. Ann Rev Genet 2009; 43: 143−66.

[18] Ito S, D'Alessio AC, Taranova OV, Hong K, Sowers LC, Zhang Y. Role of Tet proteins in 5mC to 5hmC conversion, ES-cell self-renewal and inner cell mass specification. Nature 2010; 466: 1129−33.

[19] Wang H, Cao R, Xia L, et al. Purification and functional characterization of a histone H3-lysine 4-specific methyltransferase. Mol Cell 2001; 8: 1207−17.

[20] Greer EL, Shi Y. Histone methylation: a dynamic mark in health, disease and inheritance. Nat Rev Genet 2012; 13: 343−57.

[21] Tsukada Y, Ishitani T, Nakayama KI. KDM7 is a dual demethylase for histone H3 Lys 9 and Lys 27 and functions in brain development. Genes Develop 2010; 24: 432−7.

[22] Fang R, Barbera AJ, Xu Y, et al. Human LSD2/KDM1b/AOF1 regulates gene transcription by modulating intragenic H3K4me2 methylation. Mol Cell 2010; 39: 222−33.

[23] Fang J, Feng Q, Ketel CS, et al. Purification and functional characterization of SET8, a nucleosomal histone H4-lysine 20-specific methyltransferase. Curr Biol 2002; 12: 1086−99.

[24] Schotta G, Lachner M, Sarma K, et al. A silencing pathway to induce H3-K9 and H4-K20 trimethylation at constitutive heterochromatin. Genes Develop 2004; 18: 1251−62.

[25] Barneda-Zahonero B, Parra M. Histone deacetylases and cancer. Mol Oncol 2012; 6: 579−89.

[26] Ehrlich M, Woods CB, Yu MC, et al. Quantitative analysis of associations between DNA hypermethylation, hypomethylation, and DNMT RNA levels in ovarian tumors. Oncogene 2006; 25: 2636−45.

[27] Bai X, Song Z, Fu Y, et al. Clinicopathological significance and prognostic value of DNA methyltransferase 1, 3a, and 3b expressions in sporadic epithelial ovarian cancer. PLoS ONE 2012; 7: e40024.

[28] Gu Y, Yang P, Shao Q, et al. Investigation of the expression patterns and correlation of DNA methyltransferases and class I histone deacetylases in ovarian cancer tissues. Oncol Lett 2013; 5: 452−8.

[29] Li H, Bitler BG, Vathipadiekal V, et al. ALDH1A1 is a novel EZH2 target gene in epithelial ovarian cancer identified by genome-wide approaches. Cancer Prev Res (Philadelphia, PA) 2012; 5: 484−91.

[30] Emmanuel C, Gava N, Kennedy C, et al. Comparison of expression profiles in ovarian epithelium in vivo and ovarian cancer identifies novel candidate genes involved in disease pathogenesis. PLoS ONE 2011; 6: e17617.

[31] Rizzo S, Hersey JM, Mellor P, et al. Ovarian cancer stem cell-like side populations are enriched following chemotherapy and overexpress EZH2. Mol Cancer Ther 2011; 10: 325−35.

[32] Guo J, Cai J, Yu L, Tang H, Chen C, Wang Z. EZH2 regulates expression of p57 and contributes to progression

of ovarian cancer in vitro and in vivo. Cancer Sci 2011; 102: 530-9.

[33] Li H, Cai Q, Godwin AK, Zhang R. Enhancer of zeste homolog 2 promotes the proliferation and invasion of epithelial ovarian cancer cells. Mol Cancer Res 2010; 8: 1610-18.

[34] Rao ZY, Cai MY, Yang GF, et al. EZH2 supports ovarian carcinoma cell invasion and/or metastasis via regulation of TGF-beta1 and is a predictor of outcome in ovarian carcinoma patients. Carcinogenesis 2010; 31: 1576-83.

[35] Hua KT, Wang MY, Chen MW, et al. The H3K9 methyltransferase G9a is a marker of aggressive ovarian cancer that promotes peritoneal metastasis. Mol Cancer 2014; 13: 189.

[36] Wei Y, Xia W, Zhang Z, et al. Loss of trimethylation at lysine 27 of histone H3 is a predictor of poor outcome in breast, ovarian, and pancreatic cancers. Mol Carcinogen 2008; 47: 701-6.

[37] Chen C, Ge J, Lu Q, Ping G, Yang C, Fang X. Expression of Lysine-specific demethylase 1 in human epithelial ovarian cancer. J Ovarian Res 2015; 8: 28.

[38] Konovalov S, Garcia-Bassets I. Analysis of the levels of lysine-specific demethylase 1 (LSD1) mRNA in human ovarian tumors and the effects of chemical LSD1 inhibitors in ovarian cancer cell lines. J Ovarian Res 2013; 6: 75.

[39] Wang L, Mao Y, Du G, He C, Han S. Overexpression of JARID1B is associated with poor prognosis and chemotherapy resistance in epithelial ovarian cancer. Tumour Biol J Int Soc Oncodevelop Biol Med 2015; 36: 2465-72.

[40] Li Z, Zhu WG. Targeting histone deacetylases for cancer therapy: from molecular mechanisms to clinical implications. Int J Biol Sci 2014; 10: 757-70.

[41] Jin KL, Pak JH, Park JY, et al. Expression profile of histone deacetylases 1, 2 and 3 in ovarian cancer tissues. J Gynecol Oncol 2008; 19: 185-90.

[42] Lynch MA, Nakashima R, Song H, et al. Mutational analysis of the transforming growth factor beta receptor type II gene in human ovarian carcinoma. Cancer Res 1998; 58: 4227-32.

[43] Chen T, Triplett J, Dehner B, et al. Transforming growth factor-beta receptor type I gene is frequently mutated in ovarian carcinomas. Cancer Res 2001; 61: 4679-82.

[44] Ibanez de Caceres I, Battagli C, Esteller M, et al. Tumor cell-specific BRCA1 and RASSF1A hypermethylation in serum, plasma, and peritoneal fluid from ovarian cancer patients. Cancer Res 2004; 64: 6476-81.

[45] Dworkin A, Spearman A, Tseng S, Sweet K, Toland A. Methylation not a frequent "second hit" in tumors with germline BRCA mutations. Familial Cancer 2009; 8: 339-46.

[46] Geisler JP, Goodheart MJ, Sood AK, Holmes RJ, Hatterman-Zogg MA, Buller RE. Mismatch repair gene expression defects contribute to microsatellite instability in ovarian carcinoma. Cancer 2003; 98: 2199-206.

[47] Gifford G, Paul J, Vasey PA, Kaye SB, Brown R. The acquisition of hMLH1 methylation in plasma DNA after chemotherapy predicts poor survival for ovarian cancer patients. Clin Cancer Res 2004; 10: 4420-6.

[48] Frescas D, Guardavaccaro D, Bassermann F, Koyama-Nasu R, Pagano M. JHDM1B/FBXL10 is a nucleolar protein that represses transcription of ribosomal RNA genes. Nature 2007; 450: 309-13.

[49] Tsukada Y, Fang J, Erdjument-Bromage H, et al. Histone demethylation by a family of JmjC domain-containing proteins. Nature 2006; 439: 811-16.

[50] Nishioka K, Rice JC, Sarma K, et al. PR-Set7 is a nucleosome-specific methyltransferase that modifies lysine 20 of histone H4 and is associated with silent chromatin. Mol Cell 2002; 9: 1201-13.

[51] Kim MG, Pak JH, Choi WH, Park JY, Nam JH, Kim JH. The relationship between cisplatin resistance and histone deacetylase isoform overexpression in epithelial ovarian cancer cell lines. J Gynecol Oncol 2012; 23: 182-9.

[52] Stronach EA, Alfraidi A, Rama N, et al. HDAC4-regulated STAT1 activation mediates platinum resistance in ovarian cancer. Cancer Res 2011; 71: 4412-22.

[53] Thiery JP. Epithelial-mesenchymal transitions in tumour progression. Nat Rev Cancer 2002; 2: 442-54.

[54] Tang J, Fang F, Miller DF, et al. Global DNA methylation profiling technologies and the ovarian cancer methylome. Methods Mol Biol 2015; 1238: 653-75.

[55] Baldwin RL, Tran H, Karlan BY. Loss of c-myc repression coincides with ovarian cancer resistance to transforming growth factor beta growth arrest independent of transforming growth factor beta/Smad signaling. Cancer Res 2003; 63: 1413-19.

[56] Dowdy SC, Mariani A, Janknecht R. HER2/Neu- and TAK1-mediated up-regulation of the transforming growth factor beta inhibitor Smad7 via the ETS protein ER81. J Biol Chem 2003; 278: 44377-84.

[57] Cardillo MR, Yap E, Castagna G. Molecular genetic analysis of TGF-beta1 in ovarian neoplasia. J Exp Clin Cancer Res 1997; 16: 49-56.

[58] Rodriguez GC, Haisley C, Hurteau J, et al. Regulation of invasion of epithelial ovarian cancer by transforming growth factor-beta. Gynecol Oncol 2001; 80: 245-53.

[59] Wakahara K, Kobayashi H, Yagyu T, et al. Transforming growth factor-beta1-dependent activation of Smad2/3 and up-regulation of PAI-1 expression is negatively regulated by Src in SKOV-3 human ovarian cancer cells. J Cell Biochem 2004; 93: 437-53.

[60] Cao Q, Yu J, Dhanasekaran SM, et al. Repression of E-cadherin by the polycomb group protein EZH2 in cancer.

Oncogene 2008; 27: 7274−84.

［61］Wei SH, Balch C, Paik HH, et al. Prognostic DNA methylation biomarkers in ovarian cancer. Clin Cancer Res 2006; 12: 2788−94.

［62］Li M, Balch C, Montgomery JS, et al. Integrated analysis of DNA methylation and gene expression reveals specific signaling pathways associated with platinum resistance in ovarian cancer. BMC Med Genomics 2009; 2: 34.

［63］Chen P, Huhtinen K, Kaipio K, et al. Identification of prognostic groups in high-grade serous ovarian cancer treated with platinum-taxane chemotherapy. Cancer Res 2015; 75: 2987−98.

［64］Abendstein B, Stadlmann S, Knabbe C, et al. Regulation of transforming growth factorbeta secretion by human peritoneal mesothelial and ovarian carcinoma cells. Cytokine 2000; 12: 1115−19.

［65］Bolden JE, Peart MJ, Johnstone RW. Anticancer activities of histone deacetylase inhibitors. Nature Rev Drug Discov 2006; 5: 769−84.

［66］Mikkelsen TS, Ku M, Jaffe DB, et al. Genome-wide maps of chromatin state in pluripotent and lineage-committed cells. Nature 2007; 448: 553−60.

［67］Abbosh PH, Montgomery JS, Starkey JA, et al. Dominant-negative histone H3 lysine 27 mutant derepresses silenced tumor suppressor genes and reverses the drug-resistant phenotype in cancer cells. Cancer Res 2006; 66: 5582−91.

［68］Caslini C, Capo-chichi CD, Roland IH, Nicolas E, Yeung AT, Xu XX. Histone modifications silence the GATA transcription factor genes in ovarian cancer. Oncogene 2006; 25: 5446−61.

［69］Valls E, Sanchez-Molina S, Martinez-Balbas MA. Role of histone modifications in marking and activating genes through mitosis. J Biol Chem 2005; 280: 42592−600.

［70］Richon VM, Sandhoff TW, Rifkind RA, Marks PA. Histone deacetylase inhibitor selectively induces p21WAF1 expression and gene-associated histone acetylation. Proc Natl Acad Sci USA 2000; 97: 10014−19.

［71］Chan MW, Huang YW, Hartman-Frey C, et al. Aberrant transforming growth factor beta1 signaling and SMAD4 nuclear translocation confer epigenetic repression of ADAM19 in ovarian cancer. Neoplasia (New York, NY) 2008; 10: 908−19.

［72］Chapman-Rothe N, Curry E, Zeller C, et al. Chromatin H3K27me3/H3K4me3 histone marks define gene sets in high-grade serous ovarian cancer that distinguish malignant, tumour-sustaining and chemo-resistant ovarian tumour cells. Oncogene 2013; 32: 4586−92.

［73］Ohm JE, McGarvey KM, Yu X, et al. A stem cell-like chromatin pattern may predispose tumor suppressor genes to DNA hypermethylation and heritable silencing. Nat Genet 2007; 39: 237−42.

［74］Fuchs G, Oren M. Writing and reading H2B monoubiquitylation.

Biochim Biophys Acta 2014; 1839: 694−701.

［75］Zhu Q, Pao GM, Huynh AM, et al. BRCA1 tumour suppression occurs via heterochromatinmediated silencing. Nature 2011; 477: 179−84.

［76］Wood A, Schneider J, Shilatifard A. Cross-talking histones: implications for the regulation of gene expression and DNA repair. Biochem Cell Biology 2005; 83: 460−7.

［77］Ahluwalia A, Hurteau JA, Bigsby RM, Nephew KP. DNA methylation in ovarian cancer. Ⅱ. Expression of DNA methyltransferases in ovarian cancer cell lines and normal ovarian epithelial cells. Gynecol Oncol 2001; 82: 299−304.

［78］Leu YW, Rahmatpanah F, Shi H, et al. Double RNA interference of DNMT3b and DNMT1 enhances DNA demethylation and gene reactivation. Cancer Res 2003; 63: 6110−15.

［79］Kouzarides T. Chromatin modifications and their function. Cell 2007; 128: 693−705.

［80］Krajewski WA, Nakamura T, Mazo A, Canaani E. A motif within SET-domain proteins binds single-stranded nucleic acids and transcribed and supercoiled DNAs and can interfere with assembly of nucleosomes. Mol Cell Biol 2005; 25: 1891−9.

［81］Vermeulen M, Timmers HT. Grasping trimethylation of histone H3 at lysine 4. Epigenomics 2010; 2: 395−406.

［82］Naoe T, Kubo K, Kiyoi H, et al. Involvement of the MLL/ALL-1 gene associated with multiple point mutations of the N-ras gene in acute myeloid leukemia with t(11; 17) (q23; q25). Blood 1993; 82: 2260−1.

［83］Parsons DW, Jones S, Zhang X, et al. An integrated genomic analysis of human glioblastoma multiforme. Science 2008; 321: 1807−12.

［84］Watts GS, Futscher BW, Holtan N, Degeest K, Domann FE, Rose SL. DNA methylation changes in ovarian cancer are cumulative with disease progression and identify tumor stage. BMC Med Genomics 2008; 1: 47.

［85］Swisher EM, Gonzalez RM, Taniguchi T, et al. Methylation and protein expression of DNA repair genes: association with chemotherapy exposure and survival in sporadic ovarian and peritoneal carcinomas. Mol Cancer 2009; 8: 48.

［86］Makarla PB, Saboorian MH, Ashfaq R, et al. Promoter hypermethylation profile of ovarian epithelial neoplasms. Clin Cancer Res 2005; 11: 5365−9.

［87］Potapova A, Hoffman AM, Godwin AK, Al-Saleem T, Cairns P. Promoter hypermethylation of the PALB2 susceptibility gene in inherited and sporadic breast and ovarian cancer. Cancer Res 2008; 68: 998−1002.

［88］Helleman J, van Staveren IL, Dinjens WN, et al. Mismatch repair and treatment resistance in ovarian cancer. BMC Cancer 2006; 6: 201.

［89］Teodoridis JM, Hall J, Marsh S, et al. CpG island methylation of DNA damage response genes in advanced ovarian cancer. Cancer Res 2005; 65: 8961−7.

［90］Zeller C, Dai W, Steele NL, et al. Candidate DNA methylation drivers of acquired cisplatin resistance in ovarian cancer identified by methylome and expression profiling. Oncogene 2012; 31: 4567−76.

［91］Yu W, Jin C, Lou X, et al. Global analysis of DNA methylation by methyl-capture sequencing reveals epigenetic control of cisplatin resistance in ovarian cancer cell. PLoS ONE 2011; 6: e29450.

［92］Wei SH, Chen CM, Strathdee G, et al. Methylation microarray analysis of late-stage ovarian carcinomas distinguishes progression-free survival in patients and identifies candidate epigenetic markers. Clin Cancer Res 2002; 8: 2246−52.

［93］Herranz N, Pasini D, Diaz VM, et al. Polycomb complex 2 is required for E-cadherin repression by the Snail1 transcription factor. Mol Cell Biol 2008; 28: 4772−81.

［94］Lin T, Ponn A, Hu X, Law BK, Lu J. Requirement of the histone demethylase LSD1 in Snail1-mediated transcriptional repression during epithelial−mesenchymal transition. Oncogene 2010; 29: 4896−904.

［95］Chaffer CL, Marjanovic ND, Lee T, et al. Poised chromatin at the ZEB1 promoter enables breast cancer cell plasticity and enhances tumorigenicity. Cell 2013; 154: 61−74.

［96］Cardenas H, Vieth E, Lee J, Liu Y, Nephew KP, Matei D. TGF-Beta induces global changes in DNA methylation during the epithelial-to-mesechymal transition in ovarian cancer cells. Epigenetics 2014; 9: 1461−72.

［97］Malouf GG, Taube JH, Lu Y, et al. Architecture of epigenetic reprogramming following Twist1-mediated epithelial-mesenchymal transition. Genome Biol 2013; 14: R144.

［98］Kirk R. Tumour evolution: evidence points to the existence of cancer stem cells. Nat Rev Clin Oncol 2012; 9: 552.

［99］Nguyen LV, Vanner R, Dirks P, Eaves CJ. Cancer stem cells: an evolving concept. Nat Rev Cancer 2012; 12: 133−43.

［100］Pattabiraman DR, Weinberg RA. Tackling the cancer stem cells—what challenges do they pose? Nat Rev Drug Discov 2014; 13: 497−512.

［101］Dean M, Fojo T, Bates S. Tumour stem cells and drug resistance. Nat Rev Cancer 2005; 5: 275−84.

［102］Bertolini G, Roz L, Perego P, et al. Highly tumorigenic lung cancer CD133+ cells display stem-like features and are spared by cisplatin treatment. Proc Natl Acad Sci USA 2009; 106: 16281−6.

［103］Zhang S, Balch C, Chan MW, et al. Identification and characterization of ovarian cancerinitiating cells from primary human tumors. Cancer Res 2008; 68: 4311−20.

［104］Silva IA, Bai S, McLean K, et al. Aldehyde dehydrogenase in combination with CD133 defines angiogenic ovarian cancer stem cells that portend poor patient survival. Cancer Res 2011; 71: 3991−4001.

［105］Condello S, Morgan CA, Nagdas S, et al. beta-Catenin-regulated ALDH1A1 is a target in ovarian cancer spheroids. Oncogene 2014.

［106］Ayub TH, Keyver-Paik MD, Debald M, et al. Accumulation of ALDH1-positive cells after neoadjuvant chemotherapy predicts treatment resistance and prognosticates poor outcome in ovarian cancer. Oncotarget 2015.

［107］Shank JJ, Yang K, Ghannam J, et al. Metformin targets ovarian cancer stem cells in vitro and in vivo. Gynecol Oncol 2012; 127: 390−7.

［108］Yasuda K, Torigoe T, Morita R, et al. Ovarian cancer stem cells are enriched in side population and aldehyde dehydrogenase bright overlapping population. PLoS ONE 2013; 8: e68187.

［109］Wang Y, Cardenas H, Fang F, et al. Epigenetic targeting of ovarian cancer stem cells. Cancer Res 2014; 74: 4922−36.

［110］Condello S, Morgan CA, Nagdas S, et al. beta-Catenin-regulated ALDH1A1 is a target in ovarian cancer spheroids. Oncogene 2015; 34: 2297−308.

［111］Lyko F, Brown R. DNA methyltransferase inhibitors and the development of epigenetic cancer therapies. J Natl Cancer Inst 2005; 97: 1498−506.

［112］Issa JP, Gharibyan V, Cortes J, et al. Phase Ⅱ study of low-dose decitabine in patients with chronic myelogenous leukemia resistant to imatinib mesylate. J Clin Oncol 2005; 23: 3948−56.

［113］Kantarjian HM. Treatment of myelodysplastic syndrome: questions raised by the azacitidine experience. J Clin Oncol 2002; 20: 2415−16.

［114］Kornblith AB, Herndon 2nd JE, Silverman LR, et al. Impact of azacytidine on the quality of life of patients with myelodysplastic syndrome treated in a randomized phase Ⅲ trial: a Cancer and Leukemia Group B study. J Clin Oncol 2002; 20: 2441−52.

［115］Silverman LR, Demakos EP, Peterson BL, et al. Randomized controlled trial of azacitidine in patients with the myelodysplastic syndrome: a study of the Cancer and Leukemia Group B. J Clin Oncol 2002; 20: 2429−40.

［116］Silverman LR, McKenzie DR, Peterson BL, et al. Further analysis of trials with azacitidine in patients with myelodysplastic syndrome: studies 8421, 8921, and 9221 by the Cancer and Leukemia Group B. J Clin Oncol 2006; 24: 3895−903.

［117］Kuykendall JR. 5-Azacytidine and decitabine monotherapies of myelodysplastic disorders. Ann Pharmacother 2005; 39: 1700−9.

［118］de Vos D, van Overveld W. Decitabine: a historical review of the development of an epigenetic drug. Ann Hematol 2005; 84(Suppl. 13): 3−8.

［119］Kantarjian H, Issa JP, Rosenfeld CS, et al. Decitabine improves patient outcomes in myelodysplastic syndromes: results of a phase Ⅲ randomized study. Cancer 2006; 106: 1794−803.

［120］ Attadia V. Effects of 5-aza-2′-deoxycytidine on differentiation and oncogene expression in the human monoblastic leukemia cell line U-937. Leukemia 1993; 7(Suppl. 1): 9-16.

［121］ Pinto A, Attadia V, Fusco A, Ferrara F, Spada OA, Di Fiore PP. 5-Aza-2′-deoxycytidine induces terminal differentiation of leukemic blasts from patients with acute myeloid leukemias. Blood 1984; 64: 922-9.

［122］ Jones PA, Taylor SM. Cellular differentiation, cytidine analogs and DNA methylation. Cell 1980; 20: 85-93.

［123］ Willemze R, Archimbaud E, Muus P. Preliminary results with 5-aza-2′-deoxycytidine (DAC)-containing chemotherapy in patients with relapsed or refractory acute leukemia. The EORTC Leukemia Cooperative Group. Leukemia 1993; 7(Suppl. 1): 49-50.

［124］ Kantarjian HM, Issa JP. Decitabine dosing schedules. Semin Hematol 2005; 42: S17-22.

［125］ O'Brien SM R-KF, Giles S, et al. Decitabine low dose schedule in myelodysplastic syndrome, comparison of three different dose schedules. J Clin Oncol 2005(Suppl. l): 16.

［126］ Wijermans P, Lubbert M, Verhoef G, et al. Low-dose 5-aza-2′-deoxycytidine, a DNA hypomethylating agent, for the treatment of high-risk myelodysplastic syndrome: a multicenter phase Ⅱ study in elderly patients. J Clin Oncol 2000; 18: 956-62.

［127］ Samlowski WE, Leachman SA, Wade M, et al. Evaluation of a 7-day continuous intravenous infusion of decitabine: inhibition of promoter-specific and global genomic DNA methylation. J Clin Oncol 2005; 23: 3897-905.

［128］ Glasspool RM, Brown R, Gore ME, et al. A randomised, phase Ⅱ trial of the DNA hypomethylating agent 5-aza-2′-deoxycytidine (decitabine) in combination with carboplatin vs carboplatin alone in patients with recurrent, partially platinum-sensitive ovarian cancer. Br J Cancer 2014; 110: 1923-9.

［129］ Fang F, Balch C, Schilder J, et al. A phase 1 and pharmacodynamic study of decitabine in combination with carboplatin in patients with recurrent, platinum-resistant, epithelial ovarian cancer. Cancer 2010; 116: 4043-53.

［130］ Matei D, Fang F, Shen C, et al. Epigenetic resensitization to platinum in ovarian cancer. Cancer Res 2012; 72: 2197-205.

［131］ Bast RC, Iyer RB, Hu W, et al. A phase Ⅱa study of a sequential regimen using azacitidine to reverse platinum resistance to carboplatin in patients with platinum resistant or refractory epithelial ovarian cancer. J Clin Oncol 2008; 26 (May 20 suppl; abstr 3500) 2008.

［132］ Yoo CB, Jeong S, Egger G, et al. Delivery of 5-aza-2′-deoxycytidine to cells using oligodeoxynucleotides. Cancer Res 2007; 67: 6400-8.

［133］ Gray SG, Qian CN, Furge K, Guo X, Teh BT. Microarray profiling of the effects of histone deacetylase inhibitors on gene expression in cancer cell lines. Int J Oncol 2004; 24: 773-95.

［134］ Minucci S, Pelicci PG. Histone deacetylase inhibitors and the promise of epigenetic (and more) treatments for cancer. Nat Rev Cancer 2006; 6: 38-51.

［135］ Qiu L, Burgess A, Fairlie DP, Leonard H, Parsons PG, Gabrielli BG. Histone deacetylase inhibitors trigger a G2 checkpoint in normal cells that is defective in tumor cells. Mol Biol Cell 2000; 11: 2069-83.

［136］ Mitsiades CS, Mitsiades NS, McMullan CJ, et al. Transcriptional signature of histone deacetylase inhibition in multiple myeloma: biological and clinical implications. Proc Natl Acad Sci USA 2004; 101: 540-5.

［137］ Gui CY, Ngo L, Xu WS, Richon VM, Marks PA. Histone deacetylase (HDAC) inhibitor activation of p21WAF1 involves changes in promoter-associated proteins, including HDAC1. Proc Natl Acad Sci USA 2004; 101: 1241-6.

［138］ Duvic M, Talpur R, Ni X, et al. Phase 2 trial of oral vorinostat (suberoylanilide hydroxamic acid, SAHA) for refractory cutaneous T-cell lymphoma (CTCL). Blood 2007; 109: 31-9.

［139］ Takai N, Kawamata N, Gui D, Said JW, Miyakawa I, Koeffler HP. Human ovarian carcinoma cells: histone deacetylase inhibitors exhibit antiproliferative activity and potently induce apoptosis. Cancer 2004; 101: 2760-70.

［140］ Modesitt SC, Sill M, Hoffman JS, Bender DP. A phase Ⅱ study of vorinostat in the treatment of persistent or recurrent epithelial ovarian or primary peritoneal carcinoma: a Gynecologic Oncology Group study. Gynecol Oncol 2008; 109: 182-6.

［141］ Qian X, LaRochelle WJ, Ara G, et al. Activity of PXD101, a histone deacetylase inhibitor, in preclinical ovarian cancer studies. Mol Cancer Ther 2006; 5: 2086-95.

［142］ Steele NL, Plumb JA, Vidal L, et al. A phase 1 pharmacokinetic and pharmacodynamic study of the histone deacetylase inhibitor belinostat in patients with advanced solid tumors. Clin Cancer Res 2008; 14: 804-10.

［143］ Mackay HJ, Hirte H, Colgan T, et al. Phase Ⅱ trial of the histone deacetylase inhibitor belinostat in women with platinum resistant epithelial ovarian cancer and micropapillary (LMP) ovarian tumours. Eur J Cancer 2010; 46: 1573-9.

［144］ Dalgard CL, Van Quill KR, O'Brien JM. Evaluation of the in vitro and in vivo antitumor activity of histone deacetylase inhibitors for the therapy of retinoblastoma. Clin Cancer Res 2008; 14: 3113-23.

［145］ Venturelli S, Armeanu S, Pathil A, et al. Epigenetic combination therapy as a tumor-selective treatment approach for hepatocellular carcinoma. Cancer 2007; 109:

2132−41.

[146] Dasmahapatra G, Yerram N, Dai Y, Dent P, Grant S. Synergistic interactions between vorinostat and sorafenib in chronic myelogenous leukemia cells involve Mcl-1 and p21CIP1 down-regulation. Clin Cancer Res 2007; 13: 4280−90.

[147] Munshi A, Tanaka T, Hobbs ML, Tucker SL, Richon VM, Meyn RE. Vorinostat, a histone deacetylase inhibitor, enhances the response of human tumor cells to ionizing radiation through prolongation of gamma-H2AX foci. Mol Cancer Ther 2006; 5: 1967−74.

[148] Konstantinopoulos PA, Wilson AJ, Saskowski J, Wass E, Khabele D. Suberoylanilide hydroxamic acid (SAHA) enhances olaparib activity by targeting homologous recombination DNA repair in ovarian cancer. Gynecol Oncol 2014; 133: 599−606.

[149] Terasawa K, Sagae S, Toyota M, et al. Epigenetic inactivation of TMS1/ASC in ovarian cancer. Clin Cancer Res Off J Am Assoc Cancer Res 2004; 10: 2000−6.

[150] Shi H, Wei SH, Leu YW, et al. Triple analysis of the cancer epigenome: an integrated microarray system for assessing gene expression, DNA methylation, and histone acetylation. Cancer Res 2003; 63: 2164−71.

[151] Steele N, Finn P, Brown R, Plumb JA. Combined inhibition of DNA methylation and histone acetylation enhances gene re-expression and drug sensitivity in vivo. Br J Cancer 2009; 100: 758−63.

[152] Dietrich 3rd CS, Greenberg VL, DeSimone CP, et al. Suberoylanilide hydroxamic acid (SAHA) potentiates paclitaxel-induced apoptosis in ovarian cancer cell lines. Gynecol Oncol 2010; 116: 126−30.

[153] Ong PS, Wang XQ, Lin HS, Chan SY, Ho PC. Synergistic effects of suberoylanilide hydroxamic acid combined with cisplatin causing cell cycle arrest independent apoptosis in platinum-resistant ovarian cancer cells. Int J Oncol 2012; 40: 1705−13.

[154] Lin CT, Lai HC, Lee HY, et al. Valproic acid resensitizes cisplatin-resistant ovarian cancer cells. Cancer Sci 2008; 99: 1218−26.

[155] Wilson AJ, Lalani AS, Wass E, Saskowski J, Khabele D. Romidepsin (FK228) combined with cisplatin stimulates DNA damage-induced cell death in ovarian cancer. Gynecol Oncol 2012; 127: 579−86.

[156] Dizon DS, Blessing JA, Penson RT, et al. A phase II evaluation of belinostat and carboplatin in the treatment of recurrent or persistent platinum-resistant ovarian, fallopian tube, or primary peritoneal carcinoma: a Gynecologic Oncology Group study. Gynecol Oncol 2012; 125: 367−71.

[157] Matulonis U, Berlin S, Lee H, et al. Phase I study of combination of vorinostat, carboplatin, and gemcitabine in women with recurrent, platinum-sensitive epithelial ovarian, fallopian tube, or peritoneal cancer. Cancer Chemother Pharmacol 2015; 76: 417−23.

[158] Mendivil AA, Micha JP, Brown 3rd JV, et al. Increased incidence of severe gastrointestinal events with first-line paclitaxel, carboplatin, and vorinostat chemotherapy for advanced stage epithelial ovarian, primary peritoneal, and fallopian tube cancer. Int J Gynecol Cancer 2013; 23: 533−9.

[159] Okano M, Bell DW, Haber DA, Li E. DNA methyltransferases Dnmt3a and Dnmt3b are essential for de novo methylation and mammalian development. Cell 1999; 99: 247−57.

[160] Keating ST, El-Osta A. Transcriptional regulation by the Set7 lysine methyltransferase. Epigenetics 2013; 8: 361−72.

[161] Takeuchi T, Watanabe Y, Takano-Shimizu T, Kondo S. Roles of jumonji and jumonji family genes in chromatin regulation and development. Develop Dyn Off Publ Am Assoc Anat 2006; 235: 2449−59.

[162] Shankar SR, Bahirvani AG, Rao VK, Bharathy N, Ow JR, Taneja R. G9a, a multipotent regulator of gene expression. Epigenetics 2013; 8: 16−22.

[163] Wang T, Xu C, Liu Y, et al. Crystal structure of the human SUV39H1 chromodomain and its recognition of histone H3K9me2/3. PLoS ONE 2012; 7: e52977.

[164] Fu S, Hu W, Iyer R, et al. Phase 1b−2a study to reverse platinum resistance through use of a hypomethylating agent, azacitidine, in patients with platinum-resistant or platinumrefractory epithelial ovarian cancer. Cancer 2011; 117: 1661−9.

[165] Dizon DS, Damstrup L, Finkler NJ, et al. Phase II activity of belinostat (PXD-101), carboplatin, and paclitaxel in women with previously treated ovarian cancer. Int J Gynecol Cancer Off J Int Gynecol Cancer Soc 2012; 22: 979−86.

[166] Kummar S, Gutierrez M, Gardner ER, et al. Phase I trial of MS-275, a histone deacetylase inhibitor, administered weekly in refractory solid tumors and lymphoid malignancies. Clin Cancer Res Off J Am Assoc Cancer Res 2007; 13: 5411−17.

第4章
晚期上皮性卵巢癌细胞减灭术时机的探讨

C. M. St. Clair[1], F. Khoury-Collado[1] and D. S. Chi[2]

[1] Maimonides Medical Center, Brooklyn, NY, United States
[2] Memorial Sloan Kettering Cancer Center, New York, NY, United States

导　言

据估计，2015 年有 14 180 人死于卵巢癌，是美国妇科癌症死亡的主要原因[1]。目前仍缺乏有临床意义的筛查策略。因此，患者往往在诊断时已为晚期，难以治疗。卵巢癌的标准治疗方法是细胞减灭手术和减瘤术，然后进行细胞毒性化疗[2-4]。选择手术时机以改善肿瘤患者预后一直是活跃的研究领域。在本章中，我们将重点讨论初始减瘤术（PDS）和中间型减瘤术（IDS），新辅助化疗（neoadjuvant chemotherapy，NACT）和初始减瘤术之间的争论，以及最近的转化研究进展。

卵巢癌手术的历史：
定义 "理想"

在大多数实体瘤中，播散性肿瘤是手术切除的禁忌证。然而，在卵巢癌中，文献可追溯到 1975 年，研究支持最大限度细胞减灭术的临床意义。Griffiths 等的研究发现，存活率与术后肿瘤残留负荷成反比[5]。他们对 102 例患有 Ⅱ 和 Ⅲ 期卵巢癌的患者进行

了研究，结果表明，无残留病灶的患者预后最好，而那些病灶 > 1.5 cm 的患者预后较差，不能从手术切除中获益。

然而，多年来 "理想" 细胞减灭术的定义一直在变化。Griffiths 提出 1.5 cm 的残留截点，但 Hoskins 等 1994 年发表的一篇论文表明，手术后 < 2 cm 病灶的患者有生存优势[6]。在美国妇科肿瘤学组（GOG）97 的研究中，297 例行亚理想减灭术的 Ⅲ 期患者进行二次分析显示，相较于细胞减灭术后肿瘤 < 2 cm 的患者而言，术后肿瘤 > 2 cm 的相对死亡风险为 1.90（$P < 0.01$）。他们得出的结论是：在技术上可行的情况下，初次手术时应将肿瘤负荷切除至 < 2 cm。

自从 1989 年 Omura 等发表了 GOG 52 的结果，GOG 将理想减瘤术定义为残留病灶 ≤ 1 cm[2]。此后，许多研究都证实了 1 cm 的残留截点，包括 Chi 等的研究。2001 年，研究人员对晚期上皮性卵巢癌患者接受早期细胞减灭术的预后因素进行了研究[7]。在分析了 282 例 1987—1994 年接受初次手术的 Ⅲ / Ⅳ 期卵巢癌患者后，他们发现只有患者年龄、是否有腹腔积液、肿瘤残余负荷大小对预后有统计学意义。值得注意的是，除

非最大残留肿瘤直径小于 1 cm，否则手术的生存率不会提高。

寻求理想细胞减灭术的努力还在继续，通过积累的数据可以明显看出，残留的病灶越少，结局越好[8]。不同的研究小组发表的研究数据显示，在完全切除（complete gross resection，CGR）的情况下有明显的生存益处。2002 年 Bristow 等发表在《临床肿瘤学杂志》上的荟萃分析纳入了接受手术和化疗的 81 项研究近 7 000 例患者，他们的模型发现最大细胞减灭率每增加 10%，中位生存时间随之增加 5.5%[9]。2006 年，梅奥医学中心的 Aletti 及同事对 194 例 FIGO Ⅲ C 期的上皮性卵巢癌患者进行了回顾性研究，其中 144 例患有腹膜癌。在该研究中，131 名患者（67.5%）获得了理想的细胞减灭术，即术后残留病灶≤ 1 cm。如他们发表的生存曲线所示[10]，残留病灶是总生存率（OS）的唯一独立预后因子：完全切除，> 84 个月；< 1 cm，34 个月；1～2 cm，25 个月；> 2 cm，16 个月。同年，纪念斯隆-凯特琳癌症中心的 Chi 等发表了类似的研究数据，他们对 465 例Ⅲ C 期患者进行了分析研究，但不包括那些仅因淋巴结受累而被认为患有Ⅲ期疾病的患者[11]。OS 中位数如下：完全切除，106 个月；残留病灶≤ 0.5 cm，66 个月；0.6～1.0 cm，48 个月；1～2 cm，33 个月；> 2 cm，34 个月。基于这些发现，作者认为完全切除应该是晚期卵巢癌初始减瘤术的目标，当完全切除不可实施时，其目标应该是将肿瘤负荷减至最小直径，以改善临床结局。

寻求完全切除：一种彻底的方法

尽管不断累积的数据显示理想的细胞

减灭术（包括完全切除）具有明显的生存优势，但在 2000 年，只有 30%～60% 的晚期卵巢癌患者获得了理想减灭术[12]。为了提高理想减瘤率并切除先前认为不能切除的病灶，增加了胸部、上腹部和骨盆的根治性手术。脾切除术、远端胰腺切除术、胆囊切除术、肝楔形切除术、肝门切除术和膈肌剥离 / 切除术的联合应用，使理想的初始减瘤术比例从 46% 提高到 80%，完全切除的比例从 11% 提高到 27%[13]。这意味着在过去被认为不可切除或不满意细胞减灭术的患者的无进展生存期（PFS）和 OS 获得显著改善[14]。

在影像学上诊断为胸腔积液或纵隔淋巴结肿大的晚期上皮性卵巢癌患者，一旦活检证实恶性即为Ⅳ期疾病。在许多机构中，可视胸腔镜手术（video-assisted thoracoscopic surgery，VATS）被用来评估有中到大量积液的患者并作为最初检查的一部分。大体上，2/3 的患者在胸腔镜检查时会有肉眼可见的病变；在这些病例中，高达 73% 病例的病变大于 1 cm[15, 16]。与Ⅲ C 期患者相比，即使在理想细胞减灭术的情况下，恶性胸腔积液本身也预示着更差的预后[17, 18]。

可视胸腔镜手术可用于诊断，并且联合胸膜粘连术可用于症状处理。然而，可视胸腔镜手术最关键的作用可能在于对患者进行初始减瘤术和新辅助化疗的分类。当胸部病灶 > 1 cm 时，被认为是不可切除的，可以转为新辅助化疗。在胸部病灶超过 1 cm 的情况下，对患者进行长时间的腹部减瘤手术是不谨慎的，会导致不满意减瘤术。如果在病灶小于 1 cm 的情况下，评估可通过可视胸腔镜手术切除，则能根据患者的情况，在同一天或单独的一天进行腹部手术。

最后，鉴于典型的上皮性卵巢癌的腹

膜扩散，肿瘤累及小肠和（或）大肠并不少见。浆膜上或肠系膜内的小体积病灶可以毫不费力地切除。肿瘤一旦浸润肠系膜或穿透肠壁，如果要进行理想的细胞减灭术，就必须切除肠管。卵巢癌的肠道手术一度被认为是根治性的，在达到了理想减灭术患者中，有 50% 进行了肠切除术[19]。改良后的切除术需要切除直肠、乙状结肠连同子宫、附件和腹膜，可能还需要切除封闭后盆腔的巨大肿块。为了切除侵犯局部肠道组织的右卵巢肿块，需要行包括或不包括扩大右半结肠切除术的回盲切除术。如果在全网膜切除术中不能形成一个平面，则可以切除横结肠。最后，小肠可能被一个或多个主要肿块所累及，或者在腹膜癌的情况下被粟粒性病灶覆盖，在这种情况下，可能需要一段或多段小肠切除。现有数据表明，由经验丰富的外科医师进行肠道手术（作为卵巢癌减灭术的一部分），较为安全且并发症较少[20-25]。据报道，根据肠段不同，吻合口瘘的发生率为 0.8%～6.8%，这可能是致命的并发症。然而，只有在高风险的病例中才推荐使用末端回肠造口术，例如，涉及极低吻合口、高失血量、既往放射治疗或多段（大）肠切除的病例[26]。

进行更复杂的外科手术以实现卵巢癌的完全或理想细胞减灭术与并发症发病率的增加相关；然而，与仅完成不满意减灭术的患者相比，这种权衡是一种生存优势，降低复发率和死亡率。

化疗：什么时候做，怎么做

为了最终解决手术时机的问题，并比较初始减瘤术与预先新辅助化疗，我们必须考虑目前使用的化疗方案。基于铂类和紫杉烷为基础的联合方案是卵巢癌化疗的标准治疗。Omura 等在 1986 年和 1991 年发表的两项研究，证实了顺铂对晚期上皮性卵巢癌的疗效[27, 28]。在第一项研究中（GOG 47），440 例Ⅲ期或Ⅳ期行不理想肿瘤减灭术的患者以及广泛复发的患者被随机分为环磷酰胺和阿霉素加或不加顺铂组。环磷酰胺和阿霉素组的完全缓解率为 26%；而加顺铂的完全缓解率为 51%，完全缓解加部分缓解率达到 76%。5 年后发表的长期随访研究再次表明，基于顺铂的治疗是一个有利的预后因素[28]。虽然结果没有转化为总生存率优势，但人们认为这是由于进展期患者交叉进入顺铂组所致。

GOG 进行了两项随机Ⅲ期临床试验，将紫杉烷类药物纳入晚期上皮性卵巢癌的一线治疗。McGuire 等在 1996 年发表于《新英格兰医学杂志》的 GOG 111 研究中，患者被随机分为顺铂联合环磷酰胺组和顺铂联合紫杉醇组[29]。研究人群还包括Ⅲ期或Ⅳ期不满意肿瘤减灭术，"不理想"定义为残留病 > 1 cm。该试验的部分和完全有效率为 77%，与非紫杉醇组相比，含紫杉醇组的进展风险降低了 28%，死亡风险降低了 34%。在获得这些结果之前，GOG 已经着手实施 GOG 132 研究，评估了同一人群中的 648 名患者，随机分为单独使用顺铂、单独使用紫杉醇或采用 GOG 111 的联合治疗方案[30]。与单用紫杉醇相比，单用顺铂的有效率显著提高（67% vs. 42%）。值得注意的是，在毒性方面联合方案比单药具有更好的优势。最终，随着 Ozols 等发表的 GOG 158 研究结果，证明了卡铂 / 紫杉醇相对于顺铂 / 紫杉醇的非劣效性，卡铂 / 紫杉醇联合治疗成为晚期上皮性卵巢癌初始治疗的标准化疗方案[3]。

虽然静脉化疗正发展成为卡铂和紫杉醇联合治疗的标准方式，评估腹腔内化疗作用的平行试验也在同一时间进行。考虑到晚期上皮性卵巢癌的典型扩散模式，对于播散性Ⅲ期癌患者，直接、集中地将药物输送到腹膜表面是合理的，这也是优化该疾病管理的合理步骤。GOG 104 研究首次通过随机Ⅲ期试验对比了静脉注射顺铂和环磷酰胺与腹腔注射顺铂和静脉注射环磷酰胺[31]。腹腔化疗组的中位生存期为 49 个月，比静脉注射组的 41 个月有显著改善，降低了 24% 的死亡风险。然而，研究结果发表于 1996 年，与此同时发表的 GOG 111 结果证明了紫杉醇的益处；由于缺乏紫杉醇成分，GOG 104 的联合治疗是被认为过时的。此外，这项研究还包括了残留病灶 > 2 cm 的患者。由于腹腔化疗的穿透性只有几毫米，这也是设计上的一个潜在弱点。

鉴于 Alberts 的结果，GOG 114 比较了静脉注射顺铂和紫杉醇组与静脉注射卡铂（AUC 为 9）2 个周期然后进行腹腔内顺铂注射和静脉注射紫杉醇组[32]。纳入研究中的患者也有Ⅲ期疾病，但残留病灶 ≤ 1 cm 被认为是最理想的。结果显示总体生存率的差异非常大：63 个月对 52 个月，结论支持腹腔化疗组。然而，随着骨髓抑制的增加和大量患者无法完成治疗疗程，作者得出结论：该方案不能被视为新的标准方案。此外，许多人质疑是否因为腹腔注射顺铂或初始静脉注射卡铂的 AUC 为 9 才导致研究组的生存优势。

最后，Armstrong 等于 2006 年发表了 GOG 172 的研究结果，比较了静脉注射紫杉醇和静脉注射顺铂组与静脉注射紫杉醇后腹腔注射顺铂和腹腔注射紫杉醇组[4]。腹腔化疗组的总生存期中位数为 66.9 个月，而仅静脉注射组为 49.5 个月，相对死亡风险为 0.71。这是第 3 个连续的Ⅲ期试验，证明了在已行理想减灭术的晚期卵巢癌中，腹腔给药方式具有更优的治疗效果。然而，虽然存活率数据显示腹腔治疗效果显著，但关于腹腔治疗的耐受性仍存在疑问。3 级和 4 级毒性在腹腔组中更为常见，只有不到一半的患者能够完成 6 个周期的腹腔化疗。尽管设计是回顾性的，但 Barlin 等 2012 年对 GOG 172 方案进行了修改，在改善原治疗方案的副作用和给药方案的同时，可以维持生存结局[33]。102 例患者中，56 例（55%）能够完成计划的 6 个周期中的 4 个周期，总生存期依然保持在 67 个月。

尽管在铂难治性复发性卵巢癌的治疗中使用了多种药物，但自 2003 年 GOG 158 发表以来，前期治疗方案一直保持不变[3]。目前的试验主要集中在给药剂量和给药方式（标准卡铂 / 紫杉醇 vs. 剂量密集型紫杉醇 vs. 腹腔化疗）和创新性的治疗方法，如免疫疗法、生物制剂（包括抗血管生成药）、小分子拮抗剂和聚 ADP 核糖聚合酶（PARP）抑制剂。虽然这些靶向治疗的作用在卵巢癌治疗的优化中继续发挥作用，但外科方面的激烈争论仍在继续：初始减瘤术的历史标准是否仍然是标准，还是新辅助化疗是一个具有类似临床结局的合理替代方案？个性化医疗的概念如何适应这场争论？

初始与中间型减瘤术：理论基础

一项又一项的研究表明，积极的外科手术达到完全切除，或者尽可能接近完全切除，可以显著改善卵巢癌患者的预后[7-14]。

初始减瘤术具有直观的优点。大块坏死的缺氧性肿瘤病灶，因为血液供应不足，可能不容易对给药方式不理想的化疗起反应。在小的、灌注良好的肿瘤中，癌细胞可能分裂得更快，使它们对细胞毒性药物更敏感。此外，较小的肿瘤可能需要较少的药物使用总周期，降低了化疗耐药的可能性[34-36]。然而，并不是所有的患者都能在诊断时进行细胞减灭术，即那些由于合并症而在医学上不能手术的患者，以及那些在术前评估中发现肿瘤负荷太大而不太可能达到理想细胞减灭术的患者。后者由主治医师自行决定，且都是根据体格检查、CA-125 水平和影像学来确定。另一组患者则由那些经历了不同程度的初次手术尝试并留有明显（不理想）肿瘤负荷的患者组成。新辅助化疗被认为是一种提高（30%～60%）理想减瘤率的方法[12]。

中间型减瘤手术：第二次机会

Van der Burg 等在欧洲癌症研究与治疗组织（EORTC）的支持下，研究了晚期上皮性卵巢癌患者在 3 个周期的化疗后接受中间型减瘤手术的疗效[36]，研究结果于 1995 年在《新英格兰医学杂志》上发表。该研究纳入了 Ⅱ B～Ⅳ期卵巢癌患者，这些患者接受了初次手术，并且留下了 > 1 cm 的病灶。他们都接受了 3 个周期的顺铂和环磷酰胺治疗，并根据 CA-125 和影像学有临床反应和（或）稳定疾病的患者被随机分为中间型减瘤手术组和单纯化疗组。所有随机分组的患者接受了至少 6 个周期的顺铂和环磷酰胺。结果表明，接受中间型减瘤手术的患者与未接受手术的患者相比在无进展生存期和总生存期中有生存优势：无进展生存期分别

为 18 个月和 13 个月，总生存期分别为 26 个月和 20 个月。

2004 年，GOG 在《新英格兰医学杂志》上发表了一项相似研究的数据，在以铂和紫杉烷为基础的化疗时代提出了同样的问题[37]。他们评估了初次手术不太理想的患者，接着接受了 3 个周期的卡铂和紫杉醇化疗，然后随机分为 2 组：第二次尝试手术减瘤术组，不做进一步手术组。随机分组后，两组均完成 6 个化疗周期。在接受中间型减瘤手术和单独接受化疗的患者之间，无进展生存期和总生存期的差异无统计学意义；无进展生存期分别为 10.5 个月和 10.7 个月，总生存期分别为 33.9 个月和 33.7 个月。

由于在美国和欧洲这两个大型随机试验中得出了不同的结论，化疗后第二次手术的作用仍不确定[36, 37]。值得注意的是，GOG 方案中加入了紫杉醇，在 EORTC 研究时还没有被采用。此外，GOG 的研究表明，初次手术尝试构成了"最大的手术努力"；手术是由一名训练有素的妇科肿瘤学家通过剖腹手术进行的，大多数病例的肿瘤残留负荷 < 5 cm[37]。肿瘤结局的差异可能反映了在初次减瘤术中所付出的努力不同。Rose 等的研究结论是，如果最初的手术是由一名合格的外科医师来完成的，那么在 3 个周期的化疗后再次手术是不可能提高生存率的。然而，如果最初的手术是由一名没有能力进行初始减瘤术的外科医师施行的，那么可以根据欧洲的数据，进行化疗，然后进行中间型减瘤术。

新 辅 助 化 疗

在大的肿瘤负荷 Ⅲ C 或 Ⅳ期的背景下，前期化疗是否有必要开展仍是一个问题。上

述研究着眼于那些已经尝试最佳初始减瘤术失败的患者。但是许多理论认为，新辅助化疗有助于减轻肿瘤负荷，而且，施行手术切除时，不理想的细胞减灭术的可能性也会降低，最终提高生存率。Bristow 等在 2006 年发表的一项荟萃分析中验证了这一理论。在这项荟萃分析中，他们评估了 22 个队列，总计超过 800 名患者，她们接受了前期化疗，随后接受了中间型减瘤手术治疗[38]。作者发现，所有队列的中位总生存期为 24.5 个月，并且随着化疗周期的增加，中位生存率下降。他们的结论是，与初始减瘤术相比，新辅助化疗的生存率较低，当新辅助化疗开始时，应尽早完成明确的手术减灭术。最近的研究证实了这样一个结论，即新辅助化疗周期的增加与病灶大的晚期疾病的不良预后相关[39]，这可能是由于产生了早期铂耐受[40,41]。

然而，2010 年 Vergote 等发表在《新英格兰医学杂志》上的一篇里程碑式的 EORTC 研究反驳了这些结论，并加剧了围绕新辅助化疗与初始减瘤术作用的争议[42]。在这项研究中，670 名经活检证实的晚期卵巢癌患者被随机分为两组：一组是初始减瘤术组，然后加上 6 个周期的铂类化疗；另一组是 3 个周期的新辅助化疗，然后进行减灭术（NACT-IDS），以及至少 3 个额外辅助化疗周期。两组的无进展生存期中位数均为12 个月。初始减瘤术组的总生存期为 29 个月，新辅助化疗联合中间型减瘤术组为 30 个月，无统计学意义的差异。不同的治疗方案，总生存期的分析方法是相同的。作者的结论是，在治疗晚期ⅢC 或Ⅳ期卵巢癌方面，新辅助化疗联合中间型减瘤术并不比初始减瘤术差。尽管他们认为与包括Ⅱ期、ⅢA 和ⅢB 期的其他研究相比，由晚期患者组成的研究人群的不良生存结局可能是次要的，但初始减瘤术组 29 个月的不良中位总生存期在初始减瘤术与新辅助化疗的持续讨论中，仍存争议。有人认为，EORTC 研究是一个阴性试验，因为手术组的结果低于其他已发表的试验，而不是因为新辅助化疗组确实不低于初始减瘤术组。

在 EORTC 研究之后，Dewdney 等调查了美国妇科肿瘤学会（Society of Gynecologic Oncology，SGO）的会员，以评估晚期卵巢癌患者的医疗模式，特别是他们与新辅助化疗相关的临床实践[43]。在 339 名受访者（30% 的受访成员）中，60% 的人报告在其晚期病例中使用了新辅助化疗。大多数人（82%）认为现有证据不足以证明新辅助化疗联合中间型减瘤术的合理性。62% 的人认为术前不可能预测理想减瘤术，86% 的人认为生物学因素和手术技巧对手术的可切除性和患者的预后都有影响。因此，美国妇科肿瘤学会的报道认为，新辅助化疗联合中间型减瘤术的证据不足以支持临床实践中的改变。

Chi 等接着发表了他们与 EORTC 研究的比较结果，该研究观察了在同一时间段接受治疗但使用初始减瘤术的相同患者群体[44]。他们的研究发表于 2012 年，评估了316 名患者，其中 285 名（90%）接受了初始减瘤术，31 名（10%）接受了新辅助化疗。大多数为高级别浆液性肿瘤，203 例患者（71%）获得了理想的细胞减灭术。中位无进展生存期为 17 个月，而中位总生存期为 50 个月。作者的结论是，即使对于巨大的晚期卵巢癌、输卵管癌或腹膜癌患者，初始减瘤术也能提高患者的生存率，应该继续作为首选的治疗方法。

自从 Vergote 的研究比较了新辅助化疗

联合中间型减瘤术与初始减瘤术[45,46]，其他一些回顾性分析也已经陆续发表。大多数研究显示，当使用新辅助化疗时，中间型减瘤术的理想细胞减灭率提高，但无进展生存期或总生存期没有差异。Bian 等发表的一项研究显示，在 339 例晚期卵巢癌患者中，接受初始减瘤术治疗的患者与接受新辅助化疗联合中间型减瘤术治疗的患者生存率相似，中位无进展生存期分别为 10 个月和 11 个月，两组总生存期均为 25 个月，令人失望[47]。值得注意的是，初始减瘤术组切除病变至 1 cm 以下的小残留病灶有生存优势，而在新辅助化疗联合中间型减瘤术组则没有。他们的结论是，新辅助化疗后中间型减瘤术的目标应该是完全切除术。这些结论围绕着目前晚期卵巢癌的治疗中什么是"理想减瘤术"的讨论展开。虽然数据支持完全切除的目标，但大多数人认为可见的毫米级的病灶是可以接受的，是理想的，并有利于生存。

《柳叶刀》发表了一篇关于化疗或前期手术（CHORUS）研究的文章，这是一项随机、对照、非劣效性试验，对新诊断的晚期卵巢癌进行初始化疗与初始级手术的比较，试图重新强调新辅助化疗作为初始减瘤术的合理替代方案[48]。550 名患者被纳入该研究并随机分组，276 名接受了初始手术，274 名接受了初始化疗，两组均进行了意向性治疗和分析。初始手术组的中位总生存期为 22.6 个月，而初始化疗组 24.1 个月。研究报道了初始手术组术后 3 级和 4 级不良事件明显多于初始化疗组，以及大量 3 级和 4 级化疗相关毒性反应。研究的结论是，在治疗新诊断的晚期卵巢癌时，初始化疗的疗效不比初始手术切除的患者差，新辅助化疗是这一群体患者可接受的治疗标准。

这些结论与之前报道的两种策略具有可比性的数据一致，同样，总生存期为 22～24 个月，与其他研究中的不理想减瘤术的结局不相上下。

在 CHORUS 研究之前，Vergote 和 du Bois 及他们研究机构的同事们合作发表了一篇题为《晚期卵巢癌的新辅助化疗：我们同意和不同意什么》的综述[49]，讨论了适合选择初始减瘤术或新辅助化疗进行前期治疗的标准（表 4.1）。他们认为，适合初始减瘤术的患者是：局限于骨盆或扩散到骨盆外 < 2 cm（ⅢB 期或更小）的患者；仅基于淋巴结状态的 ⅢC 期患者；最大直径为 5 cm 的腹部肿瘤患者。此外，患者必须由经验丰富的妇科肿瘤外科医师进行评估，并且必须有很高的可能性实现完全切除或尽可能少地留下病灶（< 1 cm）。作者一致认为，外科专业技能和治疗方案的便利性问题不应影响初始减瘤术与新辅助化疗联合中间型减瘤术的决定。

然而，作者无法就 15%～20% 患者的最佳治疗方法达成一致，主要是晚期卵巢癌和盆腔外肿瘤 > 5 cm 的患者。Leuven 研究小组支持纳入腹腔镜诊断的策略，承认根据腹腔镜检查结果，给予一些不能行理想减灭术的患者新辅助化疗。Essen 研究小组则赞成给这些患者实施手术的益处，因为他们知道，有一定比例的患者在接受剖腹手术后会因疾病程度而放弃。为了限制这种情况的发生，他们开发了一种标准化的探查方法，首先对上腹部和小肠进行两点评估。如果患者被认为在这两个部分中的任何一个都不能手术，手术将在 60～90 分钟内终止，并将伤害降到最低。表 4.1 列出了这两个机构选择更适合新辅助化疗的标准。

表 4.1　FIGO Ⅲ C 期和Ⅳ期卵巢癌初始化疗和中间型减瘤术的标准

标　准	Essen 标准	Leuven 标准
诊断	活检组织学证实Ⅲ C 期和Ⅳ期卵巢癌或输卵管癌或腹膜癌（FIGO 分期）	如果在具有可疑盆腔肿块的患者中 CA-125（KU/L）/CEA（ng/mL）值＞ 25，则细针穿刺活检证实存在癌细胞。如果血清 CA-125/CEA 值＜ 25，必须行影像学检查或内镜检查排除原发性胃癌、结肠癌或乳腺癌
腹部转移	肠系膜上动脉受累 小肠肠系膜的弥漫性深浸润 胃和（或）小肠的弥漫性和融合性癌，涉及如此大的部分，切除会导致短肠综合征或全胃切除术	
	多发性肝实质转移灶肝内转移两叶 累及胰腺大部分（不仅仅是胰尾）和（或）十二指肠浸润 肿瘤浸润肝十二指肠韧带或腹腔干血管	肝内转移 十二指肠和（或）胰腺和（或）肝十二指肠韧带，腹腔干或肝门大血管的浸润
腹腔外转移	不能完全切除的转移，例如： ■ 多发性肺实质转移灶（最好有组织学证实） ■ 不可切除的淋巴结转移 ■ 脑转移	不包括： ■ 可切除的腹股沟淋巴结 ■ 可单独切除的心后或心旁淋巴结 ■ 胸腔液中包括细胞学恶性肿瘤，但无胸膜肿瘤存在的证据
患者特征 /其他	受损的体能状态和合并症不允许"最大的手术努力"来实现完全切除 患者不接受输血或临时造口等潜在的支持措施	
中间型减瘤术的标准	■ 在没有专业外科技术 / 基础设施的机构中进行前期手术 ■ 初次手术的阻碍已经消失（例如，医疗条件改善） ■ 初始化疗的原因如果不是一位经验丰富的妇科肿瘤学家于理想情况下在开放手术中诊断出的肿瘤生长模式（如 GOG 152 研究）	■ 疾病无进展 ■ 如果诊断时为腹腔外疾病，腹腔外疾病应完全缓解或可切除 ■ 机体状态和合并症允许完成最大限度的手术尝试，无残留疾病

注：摘自 Elsevier: Vergote I, du Bois A, Amant F, et al. Neoadjuvant chemotherapy in advanced ovarian cancer: on what do we agree and disagree? Gynecol Oncol 2013; 128(1): 6–11。

预测手术成功率：转化医学的进展

前瞻性和回顾性的研究数据都将继续建立在这样的一个标准之上，即一旦进行了手术细胞减灭，无论是在初始手术还是在中间型手术中，理想的减灭目标都是尽可能减瘤至最少病灶残留。预测哪些患者在完成减瘤手术时是理想的还是不理想的细胞减灭已经成为一个活跃的研究领域，因为不理想的细胞减灭术可能会行新辅助化疗或临床试验。研究人员研究了 CA-125 水平、计算机断层扫描、MRI 和 PET 扫描，以及患者因素、肿瘤标志物和影像学检查结果的组合，试图在术前预测达到理想或不理想肿瘤减灭术的可能性。最近的一项多中心前瞻性研究确定了 9 个因素，是 3 个临床因素和 6 个放射学因素，综合起来预测准确率为 0.758[50]。总分 ≥ 9 的患者有 74% 的次理想减瘤术，而得分为 0 的患者的次理想减瘤术率只有 5%（表 4.2 和表 4.3）。

虽然这样的临床模型为外科医师提供了一种术前评估的方法，但其实用性仍然有限。在繁忙的临床实践中，预测的准确

表 4.2　临床和放射学标准预测亚理想细胞减灭术的多变量模型

标　　准	OR	95% *CI*	*P*	预测值评分
年龄 ≥ 60 岁	1.32	1.06～1.63	0.01	1
CA-125 ≥ 500 U/mL	1.47	1.28～1.69	＜ 0.001	1
ASA 3～4	3.23	1.76～5.91	＜ 0.001	3
肾门以上的腹膜后淋巴结（包括膈上）＞ 1 cm	1.59	1.58～1.6	＜ 0.001	1
弥漫性小肠粘连 / 增厚	1.87	1.86～1.87	＜ 0.001	1
脾周病变＞ 1 cm	2.27	1.7～3.03	＜ 0.001	2
小肠系膜病变＞ 1 cm	2.28	1.08～4.8	0.03	2
肠系膜上动脉病变根部＞ 1 cm	2.4	1.34～4.32	0.003	2
囊性病变＞ 1 cm	4.61	4.39～4.84	＜ 0.001	4

注：摘自 Elsevier: Suidan RS, Ramirez PT, Sarasohn DM, et al. A multicenter prospective trial evaluating the ability of preoperative computed tomography scan and serum CA-125 to predict suboptimal cytoreduction at primary debulking surgery for advanced ovarian, fallopian tube, and peritoneal cancer. Gynecol Oncol 2014; 134(3): 455-61。
ASA，美国麻醉医师协会。

表 4.3　预测值评分和次理想细胞减灭术 (*n* = 349)[a]

总预测评分	患者总数（%）	理想细胞减灭术（*n*）	次理想细胞减灭术（*n*）	次理想细胞减灭术率
0	22/349（6%）	21	1	5%
1～2	79/349（23%）	71	8	10%
3～4	109/349（31%）	91	18	17%
5～6	85/349（24%）	56	29	34%
7～8	31/349（9%）	15	16	52%
≥ 9	23/349（7%）	6	17	74%

注：摘自 Elsevier: Suidan RS, Ramirez PT, Sarasohn DM, et al. A multicenter prospective trial evaluating the ability of preoperative computed tomography scan and serum CA-125 to predict suboptimal cytoreduction at primary debulking surgery for advanced ovarian, fallopian tube, and peritoneal cancer. Gynecol Oncol 2014; 134(3): 455-61。
[a] 一名患者因美国麻醉医师协会分类缺失而排除在外。

性、可重复性和使用便捷性的问题仍阻碍了其广泛应用，许多临床医师继续根据患者症状、体格检查、肿瘤标志物和影像学结合来制订是否支持初始减瘤术的决定，而没有使用预测模型。研究人员转而关注肿瘤的构成和周围的细胞微环境。自从基因组革命开始以来，已经在乳腺癌等疾病中得到了应用，在这些疾病中，基因表达谱常被用来预测化疗敏感性和复发，并为临床决策提供信息[51, 52]。虽然在卵巢癌中已经确定了各种基因标志物，与铂类化疗的反应、复发时间、总生存期甚至减瘤状态相关，但它们尚未用于临床管理[53-57]。

在最近发表的一篇文章中，西达赛奈医疗中心 Liu 等评估了采用初始理想减灭术和次理想减灭术的晚期浆液性卵巢癌患者的基因表达水平[57]。他们分析了卵巢癌的三大数据集：TCGA、GSE26712 和 GSE9891，其中细胞减灭术的状态是已知的。使用前两个数据集鉴定分子标志物，然后使用最后一个数据集进行验证。在分析中，研究小组不仅关注差异表达的特定基因，还研究了基因-基因相互作用和分子网络。比较理想减灭术和次理想减灭术患者的基因图谱，TCGA 数据集中只有 1 200 多个差异表达基因，GSE26712 数据集中大约 980 个差异表达基因；其中 136 个差异表达基因在两个数据集之间重叠。利用这些信息，以及重叠的数据，作者创建了由 11 个差异表达基因组成的次理想减灭相关网络数据（suboptimal cytoreduction associated network，SCAN）（图 4.1）。作为候选基因标志物，11 个次理想减灭相关网络数据基因使用 GSE9891 数据集进行外部验证；P 值最低的 4 个基因 ——POSTN、FAP、TIMP3 和 COL11A1 继续进行进一步检验。这 4 种基因的转录水平随着残留病灶水平的增加而成比例地增加。此外，在 TCGA 数据中，发现这些基因在间质分子亚型中高表达，该亚型与较差的生存率相关，并且在浸润性和转移性卵巢癌中富集。虽然这种次理想的标志物尚未用于临床预测手术结果，但进一步评估最重要候选基因将为无法手术切除的卵巢癌生物学特征提供更多的思路。

准确预测哪些患者不太可能行理想减灭术，有助于指导哪些患者进行新辅助化疗或临床试验；然而，从另一个角度来看，准确预测哪些患者可能行理想减灭术，可能会给临床医师提供他们所需要的信息，以积极追求初始减瘤术，达到完全切除的目的。

总结：现在怎么办

当研究人员和临床医师仍在争论肿瘤生物学和外科专业知识在晚期卵巢癌患者治疗中的相对贡献时，现实情况是这两个因素都在"可减瘤性"和生存结果中发挥重要作用。转化研究继续发展，在未来的几年里，我们将从预测准确的组学特征中受益，以定制患者的治疗计划，包括细胞减灭术手术的时机安排。在此之前，晚期上皮性卵巢癌患者的治疗应尽可能包括初始减瘤术，只有在药物或手术禁忌证的情况下，以及当术前评估高度预示为不理想细胞减灭术时，才推迟治疗。在这些情况下，患者应被筛选为新辅助化疗，并在临床可行的情况下尽快制订中间型细胞减灭手术计划。来自两个美国癌症中心和其他国际癌症中心的研究小组已经实施了包括腹腔镜在内的治疗评估方法，以将临床晚期卵巢癌患者分类为初始减瘤术组和新辅助化疗联合中间型减瘤术组[50, 58, 59]（图 4.2）。虽然一些机构已经推荐

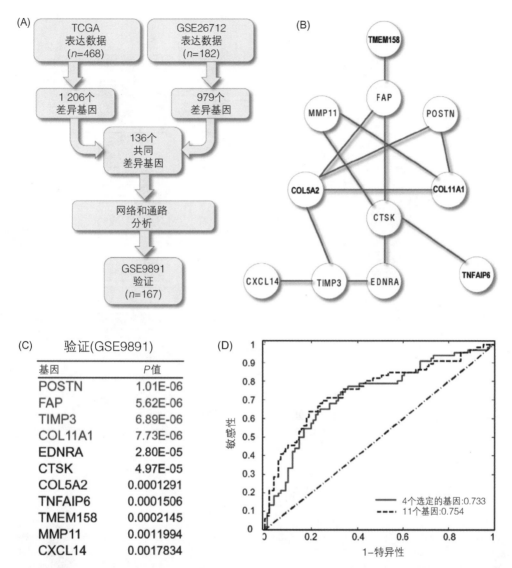

图 4.1　次理想减灭相关网络数据（SCAN）的识别和验证。（A）统计分析工作流程图。（B）选择具有差异表达基因和差异网络的生物标志物。（C）在外部数据集中（GSE9891）验证数据集中的网络基因。最低 P 值的前 4 个基因以红色突出显示。（D）验证数据集（GSE9891）中 SCAN 基因的 ROC 曲线下预测面积（AUC）。摘自 Liu Z, et al. Suboptimal cytoreduction in ovarian carcinoma is associated with molecular pathways characteristic of increased stromal activation. Gynecol Oncol 2015, doi: 10.1016/j.ygyno.2015.08.026

新辅助化疗治疗那些认为不太可能出现完全切除的患者，但这些作者认为当可能出现理想初始减瘤术时，即使理想程度尚不明确，也有足够的证据支持早期行细胞减灭手术。目前，美国正在进行一项决定性的Ⅲ期随机对照试验，以研究初始减瘤术与新辅助化疗在晚期卵巢癌中的作用。在此之前，我们必须继续引导这些患者到医疗机构，医疗机构都将为她们提供最大程度的手术努力[60,61]。

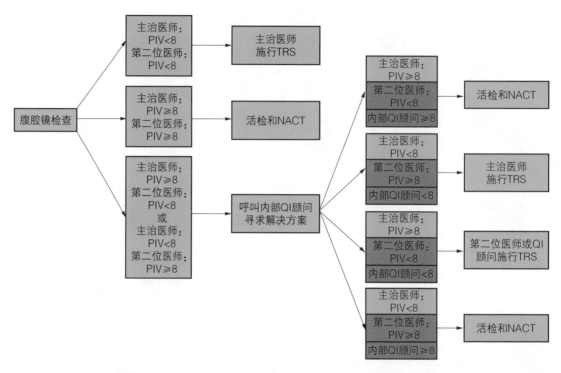

图 4.2　MD Anderson 癌症中心的患者分类算法。其中，被认为是初始减瘤术的合适候选患者首先接受诊断性
腹腔镜检查以评估腹膜病变。与活检和化疗相比，是否继续进行初始减瘤术是基于两名独立外科医师的预测评
分。NACT，新辅助化疗；PIV，预测指标值；QI，质量改进；TRS，肿瘤减灭术。摘自 The Nature Publishing
Group: Nick AM, et al. A framework for a personalized surgical approach to ovarian cancer. Nat Rev Clin
Oncol 2015; 12(4): 239−45

参考文献

［1］Siegel RL, Miller KD, Jemal A. Cancer statistics, 2015. CA Cancer J Clin 2015; 65(1): 5−29.

［2］Omura GA, Bundy BN, Berek JS, et al. Randomized trial of cyclophosphamide plus cisplatin with or without doxorubicin in ovarian carcinoma: a GOG study. J Clin Oncol 1989; 7: 457−65.

［3］Ozols RF, Bundy BN, Greer BE, et al. Phase Ⅲ trial of carboplatin and paclitaxel compared with cisplatin and paclitaxel in patients with optimally resected stage Ⅲ ovarian cancer: a GOG study. J Clin Oncol 2003; 21(17): 3194−200.

［4］Armstrong DK, Bundy B, Wenzel L, et al. Intraperitoneal cisplatin and paclitaxel in ovarian cancer: a GOG study. N Engl J Med 2006; 354: 34−43.

［5］Griffiths CT. Surgical resection of tumor bulk in the primary treatment of ovarian carcinoma. Natl Cancer Inst Monogr 1975; 42: 101−4.

［6］Hoskins WJ, McGuire WP, Brady MF, et al. The effect of diameter of largest residual disease on survival after primary cytoreductive surgery in patients with suboptimal residual epithelial ovarian carcinoma. Am J Obstet Gynecol 1994; 170: 974−9.

［7］Chi DS, Liao JB, Leon LF, et al. Identification of prognostic factors in advanced epithelial ovarian carcinoma. Gynecol Oncol 2001; 82: 532−7.

［8］Chang SJ, Bristow RE. Evolution of surgical treatment paradigms for advanced-stage ovarian cancer: redefining "optimal" residual disease. Gynecol Oncol 2012; 125(2): 483−92.

［9］Bristow RE, Tomacruz RS, Armstrong DK, et al. Survival effect of maximal cytoreductive surgery for advanced ovarian carcinoma during the platinum era: a meta-analysis. J Clin Oncol 2002; 20: 1248−59.

［10］Aletti GD, Dowdy SC, Gostout BS, et al. Aggressive surgical effort and improved survival in advanced-stage ovarian cancer. Obstet Gynecol 2006; 107(1): 77−85.

［11］Chi DS, Eisenhauer EL, Lang J, et al. What is the optimal goal of primary cytoreductive surgery for bulky stage Ⅲ C epithelial ovarian carcinoma (EOC)? Gynecol Oncol 2006; 103: 559−64.

［12］Dauplat J, Le Bouedec G, Pomel C, et al. Cytoreductive surgery for advanced stages of ovarian cancer. Semin Surg Oncol 2000; 19(1): 42−8.

［13］Chi DS, Eisenhauer EL, Zivanovic O, et al. Improved progression-free and overall survival in advanced ovarian cancer as a result of a change in surgical paradigm. Gynecol Oncol 2009; 114: 26−31.

［14］Eisenhauer EL, Abu-Rustum NR, Sonoda Y, et al. The addition of extensive upper abdominal surgery to achieve optimal cytoreduction improves survival in patients with stages Ⅲ C − Ⅳ epithelial ovarian cancer. Gynecol Oncol 2006; 103: 1083−90.

［15］Juretzka MM, Abu-Rustum NR, Sonoda Y, et al. The impact of video-assisted thoracic surgery (VATS) in patients with suspected advanced ovarian malignancies and pleural effusions. Gynecol Oncol 2007; 104: 670−4.

［16］Diaz JP, Abu-Rustum NR, Sonoda Y, et al. Video-assisted thoracic surgery (VATS) evaluation of pleural effusions in patients with newly diagnosed advanced ovarian carcinoma can influence the primary management choice for these patients. Gynecol Oncol 2010; 116: 483−8.

［17］Eitan R, Levine DA, Abu-Rustum N, et al. The clinical significance of malignant pleural effusions in patients with optimally debulked ovarian carcinoma. Cancer 2005; 103(7): 1397−401.

［18］Mironov O, Ishill NM, Mironov S, et al. Pleural effusion detected at CT prior to primary cytoreduction for stage Ⅲ or Ⅳ ovarian carcinoma: effect on survival. Radiology 2011; 258(3): 776−84.

［19］Hoffman MS, Zervose E. Colon resection for ovarian cancer: intraoperative decisions. Gynecol Oncol 2008; 111(2 Suppl.): S56−65.

［20］Shimada M, Kigawa J, Minagawa Y, et al. Significance of cytoreductive surgery including bowel resection for patients with advanced ovarian cancer. Am J Clin Oncol 1999; 22(5): 481−4.

［21］Mourton SM, Temple LK, Abu-Rustum NR, et al. Morbidity of rectosigmoid resection and primary anastomosis in patients undergoing primary cytoreductive surgery for advanced epithelial ovarian cancer. Gynecol Oncol 2005; 99(3): 608−14.

［22］Tebes SJ, Cardosi R, Hoffman MS. Colorectal resection in patients with ovarian and primary peritoneal carcinoma. Am J Obstet Gynecol 2006; 195(2): 585−9.

［23］Aletti GD, Podratz KC, Jones MB, et al. Role of rectosigmoidectomy and stripping of pelvic peritoneum in outcomes of patients with advanced ovarian cancer. J Am Coll Surg 2006; 203(4): 521−6.

［24］Park JY, Seo SS, Kang S, et al. The benefits of low anterior en bloc resection as part of cytoreductive surgery for advanced primary and recurrent epithelial ovarian cancer patients outweigh morbidity concerns. Gynecol Oncol 2006; 103(3): 977−84.

［25］Estes JM, Leath CA, Straughn Jr JM, et al. Bowel resection at the time of primary debulking for epithelial ovarian carcinoma: outcomes in patients treated with platinum and taxanebased chemotherapy. J Am Coll Surg 2006; 203(4): 527−32.

［26］Kalogera E, Dowdy SC, Mariani A, et al. Multiple large bowel resections: potential risk factor for anastomotic leak. Gynecol Oncol 2013; 130(1): 213−18.

［27］Omura GA, Blessing JA, Ehrlich CE, et al. A randomized trial of cyclophosphamide and doxorubicin with or without cisplatin in advanced ovarian carcinoma: a GOG study. Cancer 1986; 57: 1725−30.

［28］Omura GA, Brady MF, Homesley HD, et al. Long-term follow-up and prognostic factor analysis in advanced ovarian carcinoma: the GOG experience. J Clin Oncol 1991; 9: 1138−50.

［29］McGuire WP, Hoskins WJ, Brady MF, et al. Cyclophosphamide and cisplatin compared with paclitaxel and cisplatin in patients with stage Ⅲ and stage Ⅳ ovarian cancer. N Engl J Med 1996; 334: 1−6.

［30］Muggia FM, Braly PS, Brady MF, et al. Phase Ⅲ randomized study of cisplatin versus paclitaxel versus cisplatin and paclitaxel in patients with suboptimal stage Ⅲ or Ⅳ ovarian cancer: a GOG study. J Clin Oncol 2000; 18(1): 106−15.

［31］Alberts DS, Liu PY, Hannigan EV, et al. Intraperitoneal cisplatin plus intravenous cyclophosphamide versus intravenous cisplatin plus intravenous cyclophosphamide for stage Ⅲ ovarian cancer. N Engl J Med 1996; 335: 1950−5.

［32］Markman M, Bundy BN, Alberts DS, et al. Phase Ⅲ trial of standard-dose intravenous cisplatin plus paclitaxel versus moderately high-dose carboplatin followed by intravenous paclitaxel and intraperitoneal cisplatin in small-volume stage Ⅲ ovarian carcinoma: an intergroup study of the Gynecologic Oncology Group, Southwestern Oncology Group, and Eastern Cooperative Oncology Group. J Clin Oncol 2001; 19(4): 1001−7.

［33］Barlin JN, Dao F, Bou Zgheib N, et al. Progression-free and overall survival of a modified outpatient regimen of primary intravenous/intraperitoneal paclitaxel and intraperitoneal cisplatin in ovarian, fallopian tube and primary peritoneal carcinoma. Gynecol Oncol 2012; 125(3): 621−4.

［34］Skipper HE. Thoughts on cancer chemotherapy and combination modality therapy. JAMA 1974; 230: 1033−5.

［35］Goldie JH, Coldman AJ. A mathematic model for relating the drug sensitivity of tumors to their spontaneous mutation rate. Cancer Treat Rep 1979; 63: 1727−33.

[36] Van der Burg ME, van Lent M, Buyse M, et al. The effect of debulking surgery after induction chemotherapy on the prognosis in advanced epithelial ovarian cancer. N Engl J Med 1995; 332(10): 629−34.

[37] Rose PG, Nerenstone S, Brady M, et al. Secondary surgical cytoreduction in advanced ovarian carcinoma: a GOG study. N Engl J Med 2004; 351(24): 2489−97.

[38] Bristow R, Chi DS. Platinum-based neoadjuvant chemotherapy and interval surgical cytoreduction for advanced ovarian cancer: a meta-analysis. Gynecol Oncol 2006; 103(3): 1070−6.

[39] Ren Y, Shi T, Jiang R, et al. Multiple cycles of neoadjuvant chemotherapy associated with poor survival in bulky stage Ⅲ C and Ⅳ ovarian cancer. Int J Gynecol Cancer 2015; 25(8): 1398−404.

[40] Rauh-Hain JA, Nitschmann CC, Worley Jr MJ, et al. Platinum resistance after neoadjuvant chemotherapy compared to primary surgery in patients with advanced epithelial ovarian carcinoma. Gynecol Oncol 2013; 129(1): 63−8.

[41] Lim MC, Song YJ, Seo SS, et al. Residual cancer stem cells after interval cytoreductive surgery following neoadjuvant chemotherapy could result in poor treatment outcomes for ovarian cancer. Onkologie 2010; 33(6): 324−30.

[42] Vergote I, Trope CG, Amant F, et al. Neoadjuvant chemotherapy or primary surgery in stage Ⅲ C or Ⅳ ovarian cancer. N Engl J Med 2010; 363(10): 943−53.

[43] Dewdney SB, Rimel BJ, Reinhart AJ, et al. The role of neoadjuvant chemotherapy in the management of patients with advanced stage ovarian cancer: survey results from members of the Society of Gynecologic Oncologists. Gynecol Oncol 2010; 119: 18−21.

[44] Chi DS, Musa F, Dao F, et al. An analysis of patients with bulky advanced stage ovarian, tubal and peritoneal carcinoma treated with primary debulking surgery (PDS) during an identical time period as the randomized EORTC-NCIC trial of PDS vs neoadjuvant chemotherapy (NACT). Gynecol Oncol 2012; 124: 10−14.

[45] Rauh-Hain JA, Rodriguez N, Growdon WB, et al. Primary debulking surgery versus neoadjuvant chemotherapy in stage Ⅳ ovarian cancer. Ann Surg Oncol 2012; 19(3): 959−65.

[46] Taskin S, Gungor M, Ortac F, et al. Neoadjuvant chemotherapy equalizes the optimal cytoreduction rate to primary surgery without improving survival in advanced ovarian cancer. Arch Gynecol Obstet 2013; 288(6): 1399−403.

[47] Bian C, Yao K, Li L, et al. Primary debulking surgery vs. neoadjuvant chemotherapy followed by interval debulking surgery for patients with advanced ovarian cancer. Arch Gynecol Obstet 2015 Epub ahead of print.

[48] Kehoe S, Hook J, Nankivell M, et al. Primary chemotherapy versus primary surgery for newly diagnosed advanced ovarian cancer (CHORUS): an open-label, randomised, controlled, non-inferiority trial. Lancet 2015; 386(9990): 249−57.

[49] Vergote I, du Bois A, Amant F, et al. Neoadjuvant chemotherapy in advanced ovarian cancer: on what do we agree and disagree? Gynecol Oncol 2013; 128(1): 6−11.

[50] Suidan RS, Ramirez PT, Sarasohn DM, et al. A multicenter prospective trial evaluating the ability of preoperative computed tomography scan and serum CA-125 to predict suboptimal cytoreduction at primary debulking surgery for advanced ovarian, fallopian tube, and peritoneal cancer. Gynecol Oncol 2014; 134(3): 455−61.

[51] Paik S, Shak S, Tang G, et al. A multigene assay to predict recurrence of tamoxifen-treated, node-negative breast cancer. N Engl J Med 2004; 351(27): 2817−26.

[52] van de Vijver MJ, He YD, van't Veer LJ, et al. A gene-expression signature as a predictor of survival in breast cancer. N Engl J Med 2002; 347(25): 1999−2009.

[53] Network CGAR Integrated genomic analyses of ovarian carcinoma. Nature 2011; 474(7353): 609−15.

[54] Mankoo PK, Shen R, Schultz N, et al. Time to recurrence and survival in serous ovarian tumors predicted from integrated genomic profiles. PLoS ONE 2011; 6(11): e24709.

[55] Sung CO, Song IH, Sohn I. A distinctive ovarian cancer molecular subgroup characterized by poor prognosis and somatic focal copy number alterations at chromosome 19. Gynecol Oncol 2014; 132(2): 343−50.

[56] Verhaak RG, Tamayo P, Yang JY, et al. Prognostically relevant gene signatures of high-grade serous ovarian carcinoma. J Clin Invest 2013; 123(1): 517−25.

[57] Liu Z, Beach JA, Agadjanian H, et al. Suboptimal cytoreduction in ovarian carcinoma is associated with molecular pathways characteristic of increased stromal activation. Gynecol Oncol 2015. http://dx.doi.org/10.1016/j.ygyno.2015.08.026.

[58] Petrillo M, Vizzielli G, Fanfani F, et al. Definition of a dynamic laparoscopic model for the prediction of incomplete cytoreduction in advanced epithelial ovarian cancer: proof of a concept. Gynecol Oncol 2015; 139(1): 5−9.

[59] Nick AM, Coleman RL, Ramirez PT, et al. A framework for a personalized surgical approach to ovarian cancer. Nat Rev Clin Oncol 2015; 12(4): 239−45.

[60] Bristow RE, Palis BE, Chi DS, et al. The National Cancer Database report on advanced-stage epithelial ovarian cancer: impact of hospital surgical case volume on overall survival and surgical treatment paradigm. Gynecol Oncol 2010; 118: 262−7.

[61] Bristow RE, Chang J, Ziogas A, et al. High volume ovarian cancer care: survival impact and disparities in access for advanced-stage disease. Gynecol Oncol 2014; 132(2): 403−10.

第5章
血 管 生 成

A. A. Secord and S. Siamakpour-Reihani

Duke University Medical Center, Durham, NC, United States

导 言

血管生成，即从已有的血管中发展出新的血管，是一个复杂的多因素过程，对于原发性肿瘤的持续生长、促进转移，以及随后支持转移瘤的生长和癌症进展都至关重要。血管生成受到促血管生成因子和抗血管生成因子的调节，当这些因子的不平衡导致"血管生成转换"有利于促血管生成环境时，血管生成促进肿瘤发展[1]。除血管生成外，还存在几种不同类型的血管形成，例如血管选定、血管生成拟态、套叠式血管生成或血管分裂，内皮细胞分化和血管生成[2]。本章将重点介绍通过出芽式血管生成引起的肿瘤血管生成以及当前的研究进展，这些研究揭示了这一过程的高度复杂性，其中涉及许多信号通路和肿瘤微环境相互作用。这些新发现为理解抗血管生成治疗耐药性的产生提供了新的分子见解，并确定了新的潜在生物标志物和分子靶点。本章将探讨抗血管生成治疗在妇科肿瘤临床试验中的转化研究进展及未来的发展方向。

血 管 生 成

1971 年，Folkman 提出肿瘤血管生成对于提供超过简单扩散限制的必需营养素和允许 > 2 mm 的肿瘤生长是必不可少的[3]。出芽式血管生成是目前研究最多的新生血管模式。从本质上讲，血管是由内皮细胞（EC）和周细胞组成的。内皮细胞构成血管壁和周细胞的内层，周细胞即与内皮细胞相互作用并包裹血管表面的血管周细胞[2]。多种促血管生成细胞因子激活内皮细胞，同时重塑细胞间连接和细胞外基质（ECM）及周细胞脱离。其中涉及的信号通路很多，包括血管内皮生长因子（VEGF）、血小板衍生生长因子（PDGF）和成纤维细胞生长因子（FGF）信号传导通路等多步骤过程，其中，VEGF 通路发挥最为主要的作用。

VEGF 家族包括 7 种不同的生长因子（VEGF A～E）和胎盘生长因子（PlGF 1～2）。VEGFA 是主要的亚型，被称为 VEGF[4]。VEGF 配体可以结合 3 种不同的跨膜受体酪氨酸激酶，即 VEGF 受体（VEGFR1～3）。VEGFA 结合 VEGFR1 和 VEGFR2，而 VEGFB

结合 VEGFR1，VEGFE 结合 VEGFR2。VEGFC 与 VEGFR3 结合，而与 VEGFR2 弱结合，并且在尖端细胞形成及淋巴管生成中发挥作用。VEGFD 还通过与 VEGFR3 结合促进淋巴管生成。PlGF 促进 M2 巨噬细胞释放促血管生成因子[2]。肿瘤和基质诱导的生长因子、肿瘤微环境缺氧条件激活多种生长因子信号通路，诱导 VEGF 并调节致癌和抑癌途径[5]。

VEGF 通路还与其他血管生成的关键调节途径如 NOTCH-DLL4 通路、血管生成素（Ang）/Tie2 通路、轴突转导信号通路以及多条次级通路交互[2]。细胞外基质在肿瘤血管生成、转移、侵袭和生长中也起着关键作用。

出芽式血管生成模型

出芽式血管生成模型涉及被称为尖端细胞和柄细胞的特定内皮细胞的形成和迁移。该模型基于生理性血管生成。尖端细胞存在于芽的前端，表达高水平的 VEGFR2、VEGFR3 和 PDGF-B。尖端细胞的特征是丝状伪足，胞质突起延伸到细胞的前缘之外，并且是细胞迁移的特征。柄细胞增殖并排列在正在发育的管腔[2,6]。基本的初始步骤还包括细胞外基质重塑、内皮细胞连接的松动和周细胞的脱离[2]。这些初始步骤之后是一系列级联反应，细胞外基质、巨噬细胞和髓样细胞等肿瘤微环境中血管生成因子的释放介导了内皮细胞集体迁移、尖端细胞引导/黏附、柄伸长、管腔形成和周细胞募集。周细胞在血管生成中起着关键作用，并且与血管直径、血管通透性和内皮细胞增殖的调节有关。PDGF-B/PDGFR-β、Ang1/Tie2 和转化生长因子 β（TGF-β）是周细胞募集的主要信号通路[2]。

VEGF 促进血管芽边缘内皮细胞的丝状伪足延伸迁移，并通过 VEGFR2 刺激尖端细胞迁移。靠近尖端的柄细胞，表达高水平的 VEGFR1，增殖，然后从芽中伸长形成由周细胞稳定的管腔。相邻芽的尖端细胞最终连接并形成一个血管分支。随着灌注，内皮细胞变成静止的束细胞，基底膜被重塑，内皮细胞被成熟的周细胞所覆盖[2,6]。

VEGF 与 Notch-DLL4 协同作用，通过 VEGF 反馈环路同步诱导内皮细胞分化为尖端细胞和柄细胞。VEGFR2 激活的内皮细胞通过增加 DLL4 的表达来竞争尖端位置。DLL4 由肿瘤内皮细胞产生，受细胞和基质成分调控，是正常血管形成所必需的。释放后，DLL4 结合并激活相邻柄细胞上的 Notch 受体，导致 VEGFR2 和 VEGFR3 表达减少，并诱导柄细胞 VEGFR1 表达。尖端细胞缺乏 Notch 信号通路可维持 VEGFR2 的高表达和对 VEGF 的敏感性。VEGFR2/VEGFR1 比例最高的内皮细胞迁移到尖端位置。反馈回路确保协调的血管出芽。阻断 Notch 和 DLL4 导致血管过度分支和肿瘤血管灌注不足[2,6]。VEGFC 和 VEGFR3 曾被认为只参与淋巴管生成，现在被认为在肿瘤血管生成中发挥作用。VEGFR2、VEGFR3 和 Notch 信号之间的相互作用是非常复杂的，关于它们之间的相互作用存在着矛盾的发现。研究表明，VEGFR3 既具有主动的 VEGFC 配体依赖的信号功能，也具有被动的非配体依赖的信号功能。基质依赖性激酶激活 VEGFR3，进而激活 Notch。激活的 Notch 可以下调 VEGFR3 的表达，而低 Notch 信号可以刺激 VEGFR3 诱导的血管生成，而不依赖于 VEGFR2 和 VEGFR3 配体的活性。VEGFC 还可以激活 Notch 靶基因，降低 VEGF 敏感性，从而实现血管环形成。

在芽融合点处，VEGFR3 信号将尖端细胞转化为柄细胞，从而实现相反的分支吻合[2]。

Ang1/Ang2/Tie2 信号通路在血管生成中是不可或缺的。Tie2 是一种酪氨酸激酶受体（TKR），主要在内皮细胞表达，是血管生成素的受体，也是内皮受体蛋白酪氨酸磷酸酶、血管内皮蛋白酪氨酸磷酸酶（VE-PTP）的受体。Tie2 在健康、静止的血管系统中表达和激活，维持内皮屏障功能[7]。Tie2 的功能因配体的激活而不同。Tie2 配体和激动剂 Ang1 的表达增加了血管成熟度、微血管密度以及血管增大，并对 VEGF 诱导的血管漏起保护作用[7]。通过招募 Tie2-VE-PTP 复合物和阻止 VEGFR2 诱导的连接分子 VE 钙黏蛋白的内化，血管周细胞上 Ang1 的表达稳定并加强内皮细胞屏障[2]。相反，主要作为 Tie2 拮抗剂的 Ang2 则阻断 Ang1 诱导的血管稳定性，从而促进血管漏和 VEGF 介导的血管生成。除了刺激血管不稳定外，Ang2 还可以使内皮细胞对促血管生成信号敏感。然而，当 Ang1 表达较低或缺乏时（在未成熟周细胞缺乏的肿瘤血管中），Ang2 也可作为部分激动剂，刺激 Tie2 的激活。Ang2 还可以通过激活整合素刺激尖端细胞迁移，促进巨噬细胞与肿瘤血管的结合。Ang1 和 Ang2 之间的相互作用是复杂的，在血管生成调节中包含互补但反向调节的作用。此外，VE-PTP 通过去磷酸化进一步负调控 Tie2 信号转导，并且在 Ang1 或 Ang2 存在的情况下，抑制 VE-PTP 可增强 Tie2 的活性，从而有效地将 Ang2 转化为一种有效的 Tie2 激动剂[8]。

导向分子最近被证实在肿瘤血管生成中起作用，例如，最初被确定参与神经发育和轴突导向的分子，如 SEMA、Eph、netrins、Slit 蛋白及其各自的受体 NRP1、EphB、UNC5 和 Robo1～4[2]，有许多反馈回路和串扰交互。SEMA 与 NRP1 相互作用。NRP1，一种 VEGF 的跨膜受体，是通过 VEGFR2 和 VEGFR3 改善 VEGF 信号的共受体。SEMA 家族由几种生长因子组成。Sema3A、Sema6A 和 Sema3E 在神经元和血管发育中都有重要作用。Sema6A 调控 VEGFR2 表达及其下游信号转导，而 Sema3E 通过控制 VEGF 活性和 DLL4 的表达来维持尖/柄细胞的平衡[2]。

Eph 和 Eph 受体是一个膜结合酪氨酸激酶和 TKR 家族，能够与多种 Eph 配体结合，在胚胎血管发育和肿瘤血管生成中发挥关键作用[2, 9, 10]。由于受体和配体都是膜结合的，因此受体配体相互作用能够实现双向信号转导[10]。Ephrin-B2 在正反馈回路中激活 Eph 受体，这对内皮细胞的形态（动静脉血管和静脉血管）和运动非常重要。Slit 蛋白是环状交叉受体（Robo）的配体。Robo4 与 netrin 受体 UNC5b 结合后，可抑制 VEGF 信号传导，减少血管生成；VEGF 还能促进转录因子 Hlx1 的表达，该因子在出芽的内皮细胞上表达，维持柄细胞表型，导致 Sema3G 的表达增加[2]。

除了尖端和柄内皮细胞迁移和成熟的重要性外，细胞外基质在血管生成中的作用也是至关重要的。细胞外基质的降解也促进了肿瘤细胞的迁移、侵袭和转移。细胞外基质是一种动态复杂物质，由上千种蛋白质组成，包括蛋白多糖（胶原蛋白和弹性蛋白）以及嵌入细胞产生和包围的细胞外基质相关蛋白质[11]。细胞外基质及细胞外基质相关蛋白质的集合被称为基质体[11]。细胞外基质作为细胞结构支架，与生长因子结合，调节细胞间通讯，并不断地进行重塑。细胞外基质的改变对生理和病理血管生成至关重要。细胞外基质的重塑受血管内皮细胞的影响，血管内皮细胞可产生多种基质金属蛋白酶（matrix metalloproteinases，MMP）和蛋白酶，这些酶对细胞外基质降解至关重要，金属蛋白酶包括五类：间质胶原酶、明胶酶、溶血素、膜型和弹性蛋白酶，它们对血管生成、细胞环境和信号传导均具有激活和抑制作用[12]。具有 Kazal 基序的诱导还原的富含半胱氨酸的蛋白（RECK）是一种糖蛋白，它控制 MMP 的活性，调节细胞外基质重构和血管生成[13]。细胞外基质重构也非常复杂，MMP 和其他蛋白酶在血管生成过程中的调控机制需要进一步研究。

肿瘤血管生成

在上皮性卵巢癌[14]、宫颈癌[15]和子宫内膜癌[16]中，基于替代微血管密度的肿瘤血管生成程度与疾病进展和生存率相关。调节肿瘤血管生成的潜在机制尚未完全阐明，但很可能涉及肿瘤及其微环境中由聚合和发散途径控制的相互作用。病理性血管生成的过程与正常的生理性血管生成相似，但其变化不仅仅在于促血管生成因子及其配体的高表达。在表型上，肿瘤相关血管生成的血管不同于正常血管，通常是薄壁和渗漏的，这有助于肿瘤细胞进入血管系统并转移到远处。生长因子及其受体虽然对生理性血管发育不是必不可少的，但可调节病理性血管生成和肿瘤生长。例如，基质产生的肿瘤诱导 PlGF 增加了白血病骨髓的致病性血管生成，并通过 Nrp1 信号促进肿瘤细胞增殖[2]。肿瘤相关基因的改变如失活的肿瘤抑制因子 *TP53* 和激活的癌基因通路 ras 可能导致血管生成生长因子失调[5]。此外，肿瘤微环境、复杂的细胞外基质成分和基质

细胞（包括内皮细胞、肿瘤相关成纤维细胞和炎症细胞）在血管生成中起着关键作用[17]。肿瘤微环境低氧条件刺激多种癌症的血管生成，包括卵巢癌[18]、子宫内膜癌[19]和宫颈癌[18]。总之，肿瘤血管生成是极其复杂的，由分子和环境响应途径驱动。

生长因子通路在妇科 肿瘤中的作用

生长因子或趋化因子在血管生成过程中的重要性如前文所述。生长因子在肿瘤微环境中由癌细胞和非癌细胞共同释放，并以自分泌或旁分泌的方式发挥作用，具有多个反馈回路[2]。生长因子及其受体也可介导肿瘤细胞浸润细胞外基质，并进入血管系统和（或）淋巴管，并在肿瘤侵袭、迁移和腹腔积液形成中发挥作用[20]。表 5.1 回顾了血管生成生长因子在妇科癌症中的预后意义。一些临床试验正在探索 Notch 和 Ang1/Ang2/Tie2 通路抑制剂的抗肿瘤活性。

抗血管生成疗法的临床试验

靶向血管生成与化疗联合应用具有合理性，原因包括：增强化疗药物到达肿瘤，使肿瘤内皮细胞对化疗敏感，减少内皮细胞生长因子的产生，减少可溶性肿瘤生长因子的分泌，以及独立的作用机制。一些随机临床试验表明，与接受单独化疗的上皮性卵巢癌患者相比，化疗联合不同的血管生成药物治疗显著提高了无进展生存期（PFS），在某些情况下还提高了上皮性卵巢癌患者的总生存期（OS）[49-51]，改善了子宫内膜癌患者的无进展生存期[52-54]以及子宫颈癌患者的总生存期。上皮性卵巢癌的 12 个随机试

表 5.1　卵巢癌、子宫内膜癌和宫颈癌中血管生长因子的表达

通　路	生长因子	肿　瘤	检测内容	发　现
VEGF 通路	VEGF	卵巢癌	血清	高 VEGF 与晚期疾病、低分化、腹腔积液和低生存率相关[21-24]
	VEGF	卵巢癌	肿瘤蛋白表达	卵巢癌中 VEGF 表达高于良性病变，并随期别的增加与不良预后相关[25]
	VEGF	子宫内膜癌	血清	与正常健康者相比，子宫内膜癌患者的高 VEGF 水平与期别进展相关[26]
	VEGF	宫颈癌	肿瘤蛋白表达	从正常宫颈上皮到中重度 CIN，再到浸润性鳞状细胞宫颈癌，VEGF 表达逐步增加[27]。VEGF 表达与晚期、淋巴血管间隙侵犯、宫旁受累和淋巴结转移相关[28]
	VEGFR2	卵巢癌	血清	高 Ang2/sVEGFR2 比例与腹腔积液、高分期和疾病复发相关[29]
	VEGFD 和 VEGFR3	子宫内膜癌	肿瘤蛋白表达	高表达水平的 VEGFD 和 VEGFR3 与肌层浸润、淋巴结转移、高分期和更差的生存期相关[30]
PDGF 通路	PDGF 网络	卵巢癌	肿瘤基因表达	较高 PDGF 通路激活与更差的生存相关[31]
	PDGFBB	卵巢癌	血清	高 PDGFBB 与更差的总生存相关[32]
	PDGFD	子宫内膜癌	肿瘤蛋白表达	与正常子宫内膜组织相比，PDGFD 在子宫内膜癌中过度表达，并与非子宫内膜组织学、较晚期别、盆腔淋巴结转移、VEGFA 表达和较差的生存相关[33]
	PDGFRα，PDGFRβ 和 PDGFA	宫颈癌	肿瘤蛋白表达	在 41.6%、52.7% 和 60% 的肿瘤样本中观察到 PDGFRa、PDGFRB 和 PDGFA 的表达，通过 PDGF 配体抑制学观察到体外细胞活性的显著降低[34]
FGF 通路	FGFR1	卵巢癌	肿瘤基因扩增	5%～7% FGFR1 扩增[35]
	FGF2	卵巢癌	血清	高于第三个四分位数（P75）的水平与较差的生存率相关[32]
	FGF2	子宫内膜癌	血清	癌症中的 FGF2 水平高于对照组。FGF2 水平较高的分期、较差的无病生存和总生存率相关[26]
	FGFR2	子宫内膜癌	肿瘤基因突变	10%～16% 子宫内膜癌病例中存在 FGFR2 突变[35,36]
	FGF1，FGF2，FGFR2	宫颈癌	肿瘤蛋白和 mRNA 表达	报道发现通路异构体蛋白和 FGFR2-Ⅲ c mRNA 在癌细胞浸润区域的强表达。86% 的宫颈癌同时表达 FGFF2-Ⅲ b 和 FGFR2-Ⅲ c，与 CIN 进展相关[36]
	FGFR3	宫颈癌	肿瘤基因突变	5% 的宫颈癌中存在 FGFR3 突变[35]

续表

通路	生长因子	肿瘤	检测内容	发现
Notch 通路	DLL4, Notch1 和 Notch3	卵巢癌	肿瘤蛋白表达	与正常卵巢相比，在卵巢癌中的表达显著增高。DLL4 表达与 VEGFR1 表达相关，Notch1 表达与 VEGFR2，肿瘤血管生成程度呈正相关[37]
	DLL4, Notch1, Notch3 和 JAG1	子宫内膜癌	肿瘤蛋白表达	与正常子宫内膜组织相比，Notch1 和 JAG1 高表达在子宫内膜癌中显著高表达。与不良肿瘤预后相关[38]
	DLL4	宫颈癌	肿瘤蛋白和 mRNA 表达	宫颈癌标本中 DLL4 mRNA 和蛋白表达显著高于对照组正常宫颈组织。DLL4 蛋白的高表达与更高的分期、淋巴血管累及阳性，盆腔淋巴结转移，疾病复发增加和更差的总生存率相关[39]
Ang1/2/Tie2 通路	Ang1/2 和 Tie2	卵巢癌	血清	与正常卵巢、良性和（或）交界性卵巢肿瘤相比，卵巢癌患者的 Ang1 和 Ang2 水平升高。高 Ang2/sVEGFR2 比值与腹腔积液，期别提高及疾病复发相关。升高的 Ang2，Ang2/VEGF，Ang2/sVEGFR2 比值与较差发发生生存率总生存率相关[29]
				低 Ang1/Ang2 基因表达与高微血管密度相关。单因素分析中 Ang1/Ang2 表达率与不良预后相关，多因素 Cox 回归分析中仍存在边际相关性[40]
	Ang2	子宫内膜癌	肿瘤 mRNA 表达	低分化子宫内膜癌中 Ang2 表达升高[41]
	Ang1/2 和 Tie2	宫颈癌	血浆	与对照组相比，宫颈癌患者的 Ang1/2，Tie2 和 Ang1/Ang2 比值显著升高[42]
Ephrin 通路	EPHB2 和 EPHB4	卵巢癌	肿瘤蛋白，mRNA 和基因表达	过表达 EPHB2 和 EPHB4 受体与较差的生存率相关。高表达 EPHB4 与化疗反应降低相关[9,43]
	EPHB2 和 EPHB4	子宫内膜癌	肿瘤蛋白，mRNA 和基因表达	高表达 EPHB2 和 EPHB4 与分期增加，未分化，肌层浸润和更差的生存相关[44]
	EPHB2 和 EPHB4	宫颈癌	肿瘤蛋白，mRNA 和基因表达	高表达 EPHB4 和 EPHB2 与较差的生存率相关[45]
	EPHB1	卵巢癌	肿瘤蛋白表达	EHB1 与增加的肿瘤血管生成，更高的疾病复发率和更差的总生存期相关[46]
	EPHA2	子宫内膜癌	肿瘤蛋白表达	与良性组织相比，EPHA2 在子宫内膜癌中的表达水平更高。高 EPHA2 表达与分期增加，分级增高，肌层浸润深度增加，疾病特异性生存率降低相关[47]
	EPHA2 和 EPHA1	宫颈癌	肿瘤蛋白和 mRNA 表达	高 EPHA2 水平和中，高 EPHA1 水平与总生存率降低相关[48]

注：Ang，血管生成素；DLL，Delta 样配体；EOC，上皮性卵巢癌；EPH，肾上腺素；EPHI，上皮；FGF，成纤维生长因子；FGFR，成纤维生长因子受体；MVD，微血管密度；PDGF，血小板来源生长因子；PDGFR，血小板来源生长因子受体；VEGF，血管内皮生长因子；VEGFR，血管内皮生长因子受体；CIN，宫颈上皮内瘤变。

验的荟萃分析（贝伐珠单抗，$n=4$；VEGFR 酪氨酸激酶抑制剂 TKI，$n=6$；抗血管生成素类抗肿瘤药 trebananib，$n=2$）显示，抗血管治疗贝伐珠单抗（HR=0.61；CI=0.48～0.79；$P < 0.001$）、VEGFR-TKI（HR=0.71；CI=0.59～0.87；P=0.001）和 trebananib（HR=0.67；CI=0.62～0.72；$P < 0.001$）的无进展生存期改善。贝伐珠单抗或 VEGFR-TKI 对总生存期无明显改善[56]。

目前，美国国家癌症研究所（NCI）列出的抗血管生成药物在卵巢癌、子宫内膜癌和宫颈癌中的干预性临床试验超过 260 项（截至 2015 年 11 月 25 日）。Notch 和 Ephrin 通路抑制剂的评估正在早期临床试验开发中进行。表 5.2 和表 5.3 对妇科肿瘤抗血管生成药物的随机 Ⅱ 期和 Ⅲ 期临床试验进行了概述。

单克隆抗体

贝伐珠单抗

贝伐珠单抗是一种重组人源化的鼠抗人 VEGF 单克隆抗体。在卵巢癌[73]、宫颈癌[74]和子宫内膜癌[75]中贝伐珠单抗具有良好的单药活性和 6 个月无进展生存期，促使研究人员进行贝伐珠单抗联合化疗的随机临床试验。贝伐珠单抗联合紫杉醇、聚乙二醇脂质体阿霉素或拓扑替康治疗铂耐药复发性卵巢癌、输卵管癌（fallopian tube cancer，FTC）或原发性腹膜癌（primary peritoneal cancer，PPC）患者，并联合紫杉醇和顺铂或拓扑替康治疗持续、复发或转移性宫颈癌。贝伐珠单抗已经获得了欧洲药品管理局（EMEA）的批准，用于这些适应证及晚期上皮性卵巢癌和铂敏感复发性上皮性卵巢癌的联合化疗。

上皮性卵巢癌

在两个 Ⅲ 期随机对照试验中，贝伐珠单抗与铂类和紫杉烷类药物联合应用，然后贝伐珠单抗维持治疗可改善无进展生存期。在 GOG 218 中，新诊断上皮性卵巢癌的患者同时接受联合贝伐珠单抗治疗和维持治疗得到无进展生存期获益（14.1 个月 vs. 10.3 个月；HR=0.717；$P < 0.0001$），但总生存期无差异[50]。ICON7 中也有类似结果，发现了贝伐珠单抗组无进展生存期的边际收益（HR=0.81；P=0.0041），但在整个队列中，总生存期没有差异。后期探索性亚组分析显示，对于 Ⅳ 期或 Ⅲ C 期且残留肿瘤 > 1 cm 的晚期上皮性卵巢癌患者，总生存期有显著改善，随后在成熟分析中得到证实（34.5 个月 vs. 39.3 个月；P=0.03）[49, 76]。BOOST 试验（NCT01462890）正在探索贝伐珠单抗治疗的最佳治疗持续时间（22 个周期 vs. 44 个周期）。

对铂敏感和铂耐药的复发性卵巢癌患者，研究人员评估了在化疗中加用贝伐珠单抗。在 Ⅲ 期 OCEANS 试验中，同时接受贝伐珠单抗并维持治疗的患者缓解率（RR）有改善（78.5% vs. 57.4%；$P < 0.0001$），无进展生存期提高了 4 个月（12.4 个月 vs. 8.4 个月；HR=0.484；$P < 0.0001$），但总生存期无差异[51]。GOG 213 的 Ⅲ 期试验表明，与单纯化疗相比，贝伐珠单抗联合化疗治疗铂敏感复发性上皮性卵巢癌的患者，总生存期提高了 5 个月，但无统计学意义（42.2 个月 vs. 37.3 个月；HR=0.83；P=0.056）[57]。随机 Ⅲ 期 AURELIA 试验表明，在铂耐药复发性患者的化疗中加入贝伐珠单抗可改善中位无进展生存期（6.7 个月 vs. 3.4 个月；HR=0.48；$P < 0.001$）和缓解率（27.3% vs. 11.8%；P=0.001），并且降低了穿刺率（17%

表 5.2　靶向抗血管生成药物治疗上皮性卵巢癌的 II / III 期临床试验

试　剂	靶　点	疾　病	期 (N)	研究描述	无进展生存期	总生存期	不良事件
Bevacizumab GOG 218[50] NCT00262847	VEGF	一线 III~IV 期 EOC	III (1873)	A. 紫杉醇 (175 mg/m²) + 卡铂 (AUC 6) 每 3 周治疗, 6 个周期-安慰剂 (2~22 个周期); B. 紫杉醇 (175 mg/m²) + 卡铂 (AUC 6) 每 3 周治疗, 6 个周期 +BEV 15 mg/kg (2~6 个周期)-安慰剂 (7~22 个周期); C. 紫杉醇 (175 mg/m²) + 卡铂 (AUC 6) 每 3 周治疗, 6 个周期 -BEV 15 mg/kg 每 3 周治疗 (2~22 个周期)	10.3 vs. 11.2 vs. 14.1 个月 C vs. A: HR=0.717; CI=0.625~0.824; P < 0.000 1	39.3 vs. 38.7 vs. 39.7 个月 C vs. A: HR=0.915; CI=0.727~1.152; P=0.45	级别 ≥ 2 级 HTN 22.9% (C) vs. 16.5% (B) vs. 7.2% (A)
Bevacizumab ICON 7[49] NCT00483782	—	一线 I A~II A 透明细胞癌, 3 级或 II B~IV 期 EOC	III (1528)	紫杉醇 (175 mg/m²) + 卡铂 (AUC 5~6) 每 3 周治疗, 6 个周期或同样的方案再加上 BEV 7.5 mg/kg 同时给药持续 12 个额外周期直到进展	19 vs. 17.3 个月 HR=0.81; CI=0.70~0.94; P=0.004 亚组分析[a] 16.0 vs. 10.5 个月 HR=0.7; 95% CI=0.60~0.93; P=0.002	HR=0.81; CI=0.63~1.04; P=0.098 36.6 vs. 28.8 个月 HR=0.64; CI=0.48~0.85; P=0.002	级别 ≥ 2 级 HTN 18% vs. 2%
Bevacizumab OCEANS[51] NCT00434642	—	铂敏感复发性 EOC, FTC, PPC	III (484)	吉西他滨 (1 000 mg/m² day 1) + 卡铂 (AUC 4 day 1) 与 BEV (15 mg/kg) 或安慰剂, 每 3 周治疗, 6~10 个周期	12.4 vs. 8.4 个月 HR=0.484; CI=0.388~0.605; P < 0.000 1	33.3 vs. 35.2 个月	级别 ≥ 3 级 HTN (17.4% vs. 0.4%) 和蛋白白尿 (8.5% vs. 0.9%)

续　表

试　剂	靶　点	疾　病	期（N）	研究描述	无进展生存期	总生存期	不良事件
Bevacizumab GOG 213[57] NCT00565851	—	铂敏感复发性 EOC, FTC, PPC	Ⅲ （n=674）	紫杉醇（175 mg/m²）或吉西他滨（第1天和第8天）加卡铂（AUC-5）伴或不伴 BEV（15 mg/kg），随后维持 BEV 直到疾病进展	13.8 vs. 10.4 个月 HR=0.61; P<0.000 1	42.2 vs. 37.3 个月 HR=0.83; P=0.056	没有新的安全关切
Bevacizumab AURELIA[54] NCT00976911	—	铂耐药 EOC, FTC, PPC ≤2 前期药物	Ⅲ （n=361）	将 BEV 加入标准化疗（PLD, 每4周40 mg/m²每周）或紫杉醇（80 mg/m²第1、8、15天，每4周）或拓扑替康（4mg/m²第1、8、15天，每4周）或（1.25 mg/m²，第1~5天，每3周）	6.7 vs. 3.4 个月 HR=0.48; CI=0.38~0.60; P<0.001	16.6 vs. 13.3 个月 HR=0.85; CI=0.66~1.08; P<0.17	级别≥2级 HTN （20% vs. 7%）和蛋白尿（2.0% vs. 0）
Bevacizumab Everolimus GOG186G[58] NCT00886691	—	复发或持续性 EOC, FTC, PPC	Ⅱ （n=150）	BEV 10 mg/kg, 静滴, 每2周, 4周期+依维莫司口服（每天10 mg）或安慰剂	5.9 vs. 4.5 个月 HR=0.95; CI=0.66~1.37; P=0.39	16.6 vs. 17.3 个月 HR=1.16; CI=0.72~1.87; P=NS	级别≥2级 HTN 伴 Everolimus 增加, 贫血, 中性粒细胞减少, 口腔黏膜炎, 恶心, 疲劳
Bevacizuma Erlotinib STAC[59] NCT00520013	—	进展期性 EOC, FTC, PPC 和乳头状浆液性癌, 或透明细胞苗勒肿瘤	—	BEV+/-eriotinb 巩固卡铂、紫杉醇, BEV 联合化疗	—	—	—
Bevacizumab Fosbretabulin GOG186I[60] NCT01305213	—	复发或持续性 EOC, FTC, PPC	Ⅱ （n=150）	BEV 15 mg/kg + fosbretabulin 60 mg/m² 静滴, 每3周	7.3 vs. 4.8 个月 HR=0.95; CI=0.47~1.00; P=0.049	NR vs. 21.2 个月 HR=1.03; CI=0.56~1.89; P=0.94	级别≥3级 HTN 19.6% vs. 32.7%

续 表

试 剂	靶 点	疾 病	期（N）	研究描述	无进展生存期	总生存期	不良事件
Pazopanib AGO-OVAR 16[61] NCT00866697	VEGFR-1/2/3, PDGFR-α/β, FGFR-1/3, 和c-Kit	在铂类/紫杉醇为基础的一线疗法后无进展的Ⅲ～Ⅳ期EOC、FTC和PPC	Ⅲ（n=940）	在一线化疗后，pazopanib 800 mg/d vs. 安慰剂作为维持治疗至24个月	17.9 vs. 12.3个月 HR=0.77; CI=0.64～0.91; P=0.002 1	HR=1.08; CI=0.87～1.33; P=0.499	>3级HTN，肝毒性、中性粒细胞减少、腹泻
Pazopanib NCT01227928[62]	—	在手术和铂类/紫杉醇为基础的一线化疗后的Ⅱ～Ⅳ期EOC	Ⅲ（n=145）限于亚洲患者	在一线化疗后，pazopanib 800 mg/d vs. 安慰剂作为维持治疗至24个月	18.1 vs. 18.1个月	—	>1级HTN（76%），中性粒细胞减少（64%），腹泻（47%），PPE（29%），血小板减少（24%），肝酶升高（22%～28%）
Pazopanib MITO-11[63] NCT01644825	—	铂耐药和铂复发EOC	Ⅱ（n=74）	每天pazopanib联合或不联合周疗紫杉醇80 mg/m²	6.4 vs. 3.5个月 HR=0.42: CI=0.25～0.69; P=0.000 2	19.1 vs. 13.7个月 HR=0.60; CI=0.32～1.13; P=0.056	>3级中性粒细胞减少（30% vs. 3%），疲劳（11% vs. 6%），HTN（8% vs. 0），LFT升高（8% vs. 0）
Nintedanib NCT00710762[64]	VEGFR-1/2/3, PDGFR-α/β, FGFR-1/2/3, 和SRC家族	对一线或其他药物有反应的复发性EOC	Ⅱ（n=83）	每天2次nintedanib 250 mg vs. 安慰剂至36周	16.3% vs. 5%ᵇ HR=0.6; CI=0.42～1.02; P=0.06	HR=0.84; CI=0.51～1.39; P=0.51	>3级肝毒性（51.2% vs. 7.5%）
Nintedanib LUME-Ovar 1; AGO-OVAR 12[65] NCT01015118	—	一线ⅡB～Ⅳ期EOC、FTC、PPC	Ⅲ（n=1 366）	紫杉醇（175 mg/m²）+卡铂（AUC5或6）加nintedanib或安慰剂6个周期，随后nintedanib或安慰剂最长120周	17.3 vs. 16.6个月 HR=0.84; CI=0.72～0.98; P=0.023 9	无显著差异	≥3级腹泻（21% vs. 2%），肝毒性、高血压和疲劳

续 表

试 剂	靶 点	疾 病	期（N）	研究描述	无进展生存期	总生存期	不良事件
Cediranib ICON 6 [66] NCT00532194	VEGFR-1/2/3	铂敏感复发性 EOC	III（n=456）	3 周疗的顺铂为基础的化疗 + 每天 20 mg cediranib vs. 安慰剂共 6 个周期后每天 cediranib vs. 安慰剂至 18 个月	9.4 vs. 12.6 个月 HR=0.57; CI=0.45~0.74; $P < 0.01$	17.6 vs. 20.3 个月 HR=0.70; P=0.04	HTN，腹泻，甲状腺功能减退，声音嘶哑，出血，蛋白尿
Cediranib Olaparib NCT01116648 [67]	—	铂敏感复发性高级别浆液性或对铂敏 EOC，或这些有胚系 BRCA1/2 突变的 EOC	II（n=90）	olaparib（400 mg 每天 2 次）或 cediranib（30 mg 每天）联合 olaparib（400 mg 每天 2 次）	17.7 vs. 9.0 个月 HR=0.42; CI=0.23~0.76; P=0.005 —— 亚组分析： BRCA 野生型或未知 16.5 vs. 5.7 个月 HR = 0.32; CI=0.14~0.74; P=0.008	2 年 OS: 81% vs. 65%	> 3 级频繁联合出现症状：疲劳（27.3% vs. 10.9%），腹泻（22.7% vs. 0）和 HTN（40.9% vs. 0）
Trebananib Trinoval [68] NCT01204749	Ang1 和 Ang2	复发性 EOC	III（n=919）	周疗紫杉醇（80 mg/m²）+ 周疗 trebananib（15 mg/kg）+ 周疗紫杉醇（80 mg/m²）+ 安慰剂	7.2 vs. 5.4 个月 HR=0.66; CI=0.57~0.77; $P < 0.000\,1$	19.0 vs. 17.3 个月 HR=0.86; CI=0.69~1.08; P=0.19	任何级别的水肿（64% vs. 28%）和 AE 相关治疗中止（17% vs. 6%）

注：AGO，妇科肿瘤学组；Ang，血管生成素；AUC，曲线下面积；BEV，贝伐珠单抗；BRCA，乳腺癌易感基因；CI，置信区间；EOC，上皮性卵巢癌；FGFR，成纤维细胞生长因子受体；FTC，输卵管；GOG，妇科肿瘤学组；HR，危险比；HTN，高血压；ICON，卵巢肿瘤国际合作；Kit，v-Kit Hardy Zuckerman 4 猫肉瘤病毒致癌同源物；MITO，意大利卵巢癌和其他妇科恶性肿瘤多中心试验；PPT，掌底红肿综合征；PDGFR，血小板衍生生长因子受体；PLD，聚乙二醇化脂质红体阿霉素；PPC，原发性腹膜癌；VEGF，血管内皮生长因子；VEGFR，血管内皮生长因子受体。

表 5.3 靶向抗血管生成药物治疗子宫和宫颈恶性肿瘤的 II／III 期临床试验

试剂	靶点	疾病	期（N）	研究描述	无进展生存期	总生存期	不良事件
Bevacizumab GOG86P[53] NCT00977574	VEGF	晚期（III～IV期）或复发性子宫内膜癌	II（n=349）	A. 每 3 周卡铂 AUC 6+紫杉醇 175 mg/m²×6 个周期+BEV 15 mg/kg B. 每 3 周卡铂 AUC 5+紫杉醇 175 mg/m² 第 1 和第 8 天 TEM 25 mg×6 个周期+每 3 周 TEM 25 mg/周 第 1、8、15 天 C. 每 3 周 AUC6+伊沙匹隆 30 mg/m²+BEV 15 mg/kg×6 个周期+BEV 15 mg/kg	A. HR=0.81; CI=0.63～1.02; B. HR=1.22; CI=0.96～1.55; C. HR=0.87; CI=0.68～1.11	A. HR=0.71; CI=0.55～0.91; B. HR=0.99; CI=0.78～1.26; C. HR=0.97; CI=0.77～1.23	>3 级 HTN（16% BEV vs. 3% TEM），合并 TEM 肺炎和口腔黏膜炎更常见
Bevacizumab MITO END-2[52] NCT01770171	VEGF	晚期（III～IV期）或复发性子宫内膜癌	II（n=108）	每 3 周卡铂 AUC 5+紫杉醇 175 mg/m²+BEV 15 mg/kg 6～8 个周期+BEV 15 mg/kg	13.0 vs. 8.7 个月 HR=0.57; CI=0.34～0.96; P=0.036	—	BEV 组 4 例记录到 3 级心脏毒性，对照组未见，>2 级
Bevacizumab GOG240[55] NCT00803062	VEGF	复发、持续转移宫颈癌	III（n=452）	每 3 周顺铂 50 mg/m²+紫杉醇 135 或 175 mg/m²，或每 3 周第 1～3 天拓扑替康 0.75 mg/m²+第 1 天紫杉醇 175 mg/m²+每 3 周 BEV 15 mg/kg	8.2 vs. 5.9 个月 HR=0.67; CI=0.54～0.82; P=0.002	17.0 vs. 13.3 个月 HR=0.71; CI=0.54～0.95; P=0.004	HTN（25% vs. 2%），GIP 或泌尿生殖瘘（6% vs. 0），大于 3 级的血栓事件（8% vs. 1%）
Bevacizumab RTOG0417[69] NCT00369122	VEGF	局部晚期宫颈癌	II（n=49）	放化疗（WPRT+近距离放射治疗+每周顺铂 40 mg/m²）期间行 3 个疗程的每 2 周一次的 BEV 10 mg/kg	3 年 DFS: 68.7% LRF: 23.2%	3 年 OS: 81.3%	3 级和 4 级毒性分别为 26.5% 和 10.2%。主要是血液毒性

续 表

试 剂	靶 点	疾 病	期（N）	研究描述	无进展生存期	总生存期	不良事件
Pazopanib NCT00430781[70]	VEGFR-1/2/3, PDGFR-α/β, FGFR-1/3, 和 c-Kit	IV b 期, 持续性或复发性宫颈癌	II (n=152)	A. 每日 Laptinib 1 500 mg B. 每日 Pazopanib 800 mg C. Lapatinib+pazopanib	17.1 vs.18.1 周 HR=0.66; CI=0.48~0.91; P=0.013	39.1 vs.50.7 周 HR=0.67; CI=0.46~0.99; P=0.045	最常见的 3 级 AE: 腹泻（帕唑帕尼为 11%, 拉帕替尼为 13%）
Pazopanib PALETTE[71] NCT00753688	—	子宫 LMS	III (n=369)	每日 Pazopanib 800 mg	4.6 vs. 1.6 个月 HR=0.35; CI=0.26~0.48; P<0.001 LMS 亚组分析 HR=0.37; CI=0.23~0.60	12.6 vs.10.7 个月 HR=0.87; CI=0.67~1.12; P=0.25	最常见: 疲劳、腹泻、恶心、体重减轻、高血压、食欲减退、呕吐、肿瘤疼痛、发色改变、肌肉骨骼松弛、头痛、味觉障碍、言语困难和皮肤色素减退
Cediranib CIRCCa[72] NCT01229930	VEGFR-1/2/3	转移或不能手术的复发性宫颈癌	II (n=69)	紫杉醇 175 mg/m²+ 每 3 周卡铂 AUC 5 最长 6 个周期 + 每日 cediranib 20 mg 或安慰剂	8.1 vs. 6.7 个月 HR=0.58; CI=0.40~0.85; P=0.032	13.6 vs.14.8 个月 HR=0.94; CI=0.65~1.36; P=0.42	2~3 级 HIN (34% vs. 11%), 3 级腹泻 (16% vs. 3%), 疲劳 (13%vs. 6%), 中性粒细胞减少 (31%vs. 11%), 发热性中性粒细胞减少 (16% vs. 0)

注: AE, 不良事件; AUC, 曲线下面积; BEV, 贝伐珠单抗; CI, 置信区间; DFS, 无病生存率; EOC, 上皮性卵巢癌; FGFR, 成纤维细胞生长因子受体; GIP, 胃肠道穿孔; GOG, 妇科肿瘤学组; HR, 危险比; HTN, 高血压; LMS, 平滑肌肉瘤; MITO, 意大利卵巢癌和妇科恶性肿瘤多中心试验; LRF, 局部区域失效; OS, 总体生存率; PDGFR, 血小板衍生生长因子受体; RTOG, 肿瘤放射治疗学组; TEM, 替西罗莫司; VEGF, 血管内皮生长因子; VEGFR, 血管内皮生长因子受体; WPRT, 全盆腔放射治疗。

vs. 2%）[54]。此外，贝伐珠单抗组在化疗期间腹部症状得到15%改善的患者比例增加（21.9% vs. 9.3%；P=0.002）[77]。

正在进行的联合试验包括在晚期卵巢癌患者中进行卡铂、紫杉醇和贝伐珠单抗治疗后贝伐珠单抗±厄洛替尼巩固化疗的STAC试验（NCT00520013），以及贝伐珠单抗联合每周紫杉醇治疗复发性卵巢性索间质瘤的ALIENOR试验（NCT01770301）。

子宫内膜癌

两项Ⅱ期随机试验表明，贝伐珠单抗联合化疗的临床结局改善，疗效良好（表5.3）。GOG 86P是一项三组研究，分别使用贝伐珠单抗、坦罗莫司和伊沙匹隆联合紫杉烷和铂类化疗治疗晚期或复发性子宫内膜癌。患者被随机分为实验组，并分别与历史对照数据进行比较。与历史对照组相比，贝伐珠单抗、紫杉醇和卡铂组总生存期显著增加（34个月 vs. 22.7个月；HR=0.71；P < 0.039）[53]。MITO-END-2随机Ⅱ期试验比较紫杉醇和卡铂联合或不联合贝伐珠单抗治疗晚期或复发性子宫内膜癌的疗效。贝伐珠单抗的加入显著增加了无进展生存期（13个月 vs. 9.7个月；HR=0.59；P=0.036），并且与缓解率（72.7% vs. 54.3%；P=0.065）和总生存期（23.5个月 vs. 18个月；P=0.24）的非显著增加相关[52]。这些随机Ⅱ期试验支持在子宫内膜癌中进一步开展探索贝伐珠单抗联合治疗的Ⅲ期试验。

宫颈癌

基于大量预处理的复发性宫颈癌患者的单药活性[78]，GOG 240 Ⅲ期试验旨在比较紫杉烷类及贝伐珠单抗与化疗的联合作用[55]。与单纯化疗相比，在化疗中加用贝伐珠单抗可显著改善缓解率（48% vs. 36%；P=0.008）、中位无进展生存期（8.2个月 vs. 5.9个月；HR=0.67；P=0.002）和中位总生存期（HR=0.71；P=0.004）。最显著的贝伐珠单抗相关毒性是胃肠穿孔或泌尿生殖道瘘增加（6% vs. 0；P=0.002）（表5.3）[55]。

受体激酶抑制剂

已经开发出的几种VEGF受体和其他血管生成途径的小分子抑制剂在妇科肿瘤的Ⅲ期临床试验中完成了评估。评估的受体TKI是尼达尼布（nintedanib）、西地拉尼（cediranib）和帕唑帕尼（pazopanib）。尼达尼布靶向VEGFR-1/2/3、PDGFR-α/β和FGFR-1/2/3，并对FLT3和v-src禽肉瘤病毒癌基因同源物（src）家族具有抑制活性[79]。帕唑帕尼主要靶向VEGFR-1/2/3、PDGFR-α/β和FGFR-1/3[79]。西地拉尼抑制VEGFR-1/2/3[80]。在复发性卵巢癌的Ⅱ期单药研究中发现了尼达尼布[64]、西地拉尼[80]和帕唑帕尼[81]的抗肿瘤活性，这促使我们对这些化合物与卡铂和紫杉醇进行进一步评估。Ⅲ期临床试验证实了新诊断的和铂敏感的复发性卵巢癌的患者从中无进展生存期获益，这表明使用TKI靶向血管生成途径治疗卵巢癌可能具有重要作用（表5.2）[65, 66]。与拉帕替尼（lapatinib）相比，帕唑帕尼改善了宫颈癌患者的无进展生存期（HR=0.66；P=0.013）和总生存期（HR=0.67；P=0.045）[70]。帕唑帕尼被批准用于治疗子宫平滑肌肉瘤（LMS）（表5.3），PazoDoble试验评估了吉西他滨联合帕唑帕尼治疗复发或转移性子宫平滑肌肉瘤或癌肉瘤（NCT02203760）[82]。其他正在进行的随机Ⅱ期试验包括卡铂和紫杉醇±尼达尼布治疗宫颈癌（NCT02009579）；帕唑帕尼联合吉西他滨（NCT01610206）和拓扑替康（TOPAZ，NCT01600573）治疗复发性卵巢癌。

融合肽类抗体药物

曲巴那尼（trebananib）是一种血管生成素抑制剂，由生物活性肽同 Fc 片段融合而成，可破坏 Ang-1 和 Ang-2 同受体 Tie-2 之间的相互作用，从而抑制血管生成的过程。Ⅲ期试验显示，每周应用紫杉醇联合选择性血管生成素-1/-2-中和肽（AMG-386）或安慰剂治疗复发性上皮性卵巢癌、输卵管癌和原发性腹膜癌，无进展生存期略有改善（7.2 个月 vs. 5.4 个月；HR=0.66；P < 0.000 1），但总生存期无差异[68]。目前的研究仍在继续进行，以进一步评估 AMG-386 在复发和新诊断卵巢癌（TRINOVA-3 20101129/ENGOT-ov2，NCT01493505）及子宫内膜癌（表 5.2）中的活性。

联合生物治疗

当前，开发包括抗血管生成药物和新研发药物的联合疗法正在进行。应用抗血管生成药物联合 PARP 抑制剂的研究结果已经被报道，并且纳入免疫疗法的试验正在进行评估。据报道，最有希望的联合用药是奥拉帕尼和西地拉尼在复发性卵巢癌患者中的应用。在一项随机开放的Ⅱ期研究中，铂敏感的高级别浆液性或子宫内膜样上皮性卵巢癌，或具有种系 BRCA1/2 突变的患者随机选择奥拉帕尼单独或联合西地拉尼治疗[67]。与单独使用奥拉帕尼相比，联合治疗的中位无进展生存期明显延长（17.7 个月 vs. 9.0 个月；P=0.005）（表 5.2）。已获批准的Ⅱ / Ⅲ期临床试验正在评估奥拉帕尼联合西地拉尼用于标准化疗铂敏感和耐药的复发性卵巢癌患者。帕唑帕尼联合微管蛋白去稳定剂 fosbretabulin 治疗复发性卵巢癌的方案正在研究中（PAZOFOS，NCT02055690）。

抗血管生成疗法的耐药性

虽然癌症可能对抗血管生成药物有初始反应，但最终会对这些药物产生耐药性。抗 VEGF 和其他抗血管生成药物的耐药机制是多因素的，反映了肿瘤血管生成途径的多样性和复杂性，以及肿瘤新生血管形成的其他机制。这种现象与传统化疗药物耐药的经典机制不同。肿瘤内皮细胞不容易发生突变，它们通过二级信号通路（如 PDGF、FGF）适应 VEGF 抑制，招募血管系统，并在 VEGF 受阻时挽救肿瘤血管生成，提供了对 VEGF 抑制剂耐药的机制[43]。基于贝伐珠单抗在结直肠癌和上皮性卵巢癌中的回顾性研究数据，MITO-16，MANGO2b 研究（NCT01802749）评估贝伐珠单抗在铂敏感上皮性卵巢癌中的持续应用[83, 84]。一项Ⅱ期研究评估尼达尼布在曾接受贝伐珠单抗治疗的复发性上皮性卵巢癌患者中的作用，以确定一种同时抑制 VEGF 途径和辅助血管生成途径（如 FGF、PDGF）的药物是否可以克服对 VEGF 阻断的耐药性。TAPAZ 试验是一项Ⅱ期试验（NCT02383251），它将对在贝伐珠单抗维持期间复发的铂耐药上皮性卵巢癌患者进行每周紫杉醇 ± 帕唑帕尼应用的评估。此外，肿瘤也可以利用肿瘤血管形成的其他机制，包括血管选定、血管拟态、套叠式血管生成或血管分裂、内皮细胞分化和血管生成[2]。

生物标志物

因此，目前迫切需要确定新的血管生成靶点以开发治疗方法，并将抗血管生成剂与生物标志物结合起来指导治疗，以期实现合理治疗，降低成本和毒性。相关的转化研究已经确定了几个有前景的肿瘤组织、血浆、临床和放射生物标志物（表 5.4）。然

表 5.4　预测抗血管生成疗法的生物标志物

试　剂	生物标志物	研　究	结　果
Bevacizumab[85]	分子标记的基因亚群与免疫亚群	ICON7	与单纯化疗相比，加入 BEV 组的免疫亚组的 PFS（HR=1.73，CI=1.12～2.68）和 OS（HR=200，CI=1.11～3.61）更差。促血管生成组，添加 BEV 对 PFS 的改善无显著趋势（中位数 17.4 个月 vs. 12.3 个月）
Bevacizumab[86]	分子标记的亚群：与免疫反应或分化亚型相比，增殖亚型和间充质亚型	ICON7	浆液性增殖癌亚型患者从 BEV 中获益最大，中位无进展生存期改善 12.8 个月（P= 0.032）。相比之下，BEV 对分化型、免疫反应型和间质型的中位无进展生存率改善并不显著。应用 BEV 治疗间质浆液性癌患者中位 OS 有明显改善（HR=0.27，CI=0.08～0.96，P=0.03）
Bevacizumab[72]	血清 VEGFR3、α1-acid 糖蛋白、间皮素联合 CA125	ICON7	与对照组相比，阳性特征组在 BEV 组中 PFS 改善（17.9 个月 vs. 12.4 个月，P= 0.040）。与 BEV 组相比，阴性特征标准化疗组的中位无进展生存期（PFS）有所改善（36.3 个月 vs. 20 个月，P=0.006）
Bevacizumab[87]	血清 Ang1 和 Tie2	ICON7	高 Ang1 和低 Tie2 水平的患者从 BEV 中获益显著（中位 PFS=23.0 个月 vs. 16.2 个月，P=0.006）。相反，高 Ang1 和高 Tie2 水平的患者，BEV 组的中位 PFS 低于对照组（12.8 个月 vs. 28.5 个月，P=0.007）低 Ang1 水平的患者与 Tie2 水平的治疗没有显著的 PFS 差异
Bevacizumab[88]	肿瘤 CD31，MVD，VEGF，VEGFR2，NRP1 或 MET	GOG218	当比较整个 BEV 与对照组时，较高的 CD31MVD 对 PFS 的潜在预测值（＞Q3 MVDHR=0.38，CI=0.25～0.58：＜Q3 MVD，HR=0.68，CI=0.54～0.86；P= 0.018）和 OS（＞Q3 MVD，HR= 0.57，CI=0.39～0.83：＜Q3 MVD，HR= 1.03，CI=0.83～1.27，P=0.006 9）
Bevacizumab[91]	腹腔积液	GOG218	血浆 VEGF 或 VEGFR2 与肿瘤 VEGFR2、NRP1 或 MET 无预后或预测相关性 BEV 治疗腹腔积液患者可改善 PFS（HR= 0.72，CI=0.63～0.83；P＜0.001）和 OS（HR=0.82，CI=0.7～0.96；P= 0.01）。无腹腔积液的患者 PFS 有差异（HR= 0.77；CI= 0.57～1.04；P=0.091）或 OS（HR=0.88；CI= 0.61～1.28；P= 0.5）

注：Ang，血管生成素；BEV，贝伐珠单抗；CI，置信区间；GOG，妇科肿瘤学组；HR，危险比；ICON，卵巢肿瘤国际合作；MET，MNNG-HOS 转化基因，又称肝细胞生长因子受体；MVD，微血管密度；NRP，神经纤毛蛋白；OS，总生存率；PFS，无进展生存率；VEGF，血管内皮生长因子；VEGFR，血管内皮生长因子受体。

而，这些生物标志物大多是预后性的，还没有被证明具有预测性。预测性生物标志物区分干预的结果，而预后生物标志物则区分总体结局，如人群的无进展生存期和总生存期[12]。Ⅲ期临床生物标志物导向试验还需要进一步验证，以确定有前景的生物标志物、分子亚型和腹腔积液是否可以指导抗血管生成药物在妇科癌症中的个体化治疗。

结　语

目前的科学研究已经使人们对肿瘤血管生成的复杂调控、抗血管生成药物耐药性的发生及有希望的靶点和生物标志物的鉴别有了更深入的了解。目前，9 项Ⅲ期随机试验包括抗血管生成药物治疗原发性和复发性上皮性卵巢癌显示出无进展生存期的改善[49-51, 54, 57, 61, 66, 68]。此外，Ⅲ期临床试验发现贝伐珠单抗能改善晚期或复发性宫颈癌患者的无进展生存期和总生存期[55]。虽然抗血管生成药物的纳入已被证明改善了妇科癌症的临床结局，但仍需要确定识别分子标志物以合理指导治疗。关键试验的转化研究数据已经产生了关于预测性和预后性生物标志物的重要信息，并将在未来转化为具有完整生物标志物指导的临床试验。目前抗血管生成的治疗仍在继续发展，随机临床试验表明，针对肿瘤微环境的治疗可以改善妇科肿瘤患者的生存率。

参考文献

[1] Burger RA. Overview of anti-angiogenic agents in development for ovarian cancer. Gynecol Oncol 2011; 121(1): 230-8.

[2] Welti J, Loges S, Dimmeler S, Carmeliet P. Recent molecular discoveries in angiogenesis and antiangiogenic therapies in cancer. J Clin Invest 2013; 123(8): 3190-200.

[3] Folkman J. What is the evidence that tumors are angiogenesis dependent. J Natl Cancer I 1990; 82(1): 4-6.

[4] Biselli-Chicote PM, Oliveira AR, Pavarino EC, Goloni-Bertollo EM. VEGF gene alternative splicing: pro- and anti-angiogenic isoforms in cancer. J Cancer Res Clin Oncol 2012; 138(3): 363-70.

[5] Rak J, Yu JL, Klement G, Kerbel RS. Oncogenes and angiogenesis: signaling three-dimensional tumor growth. J Invest Dermatol Symp Proc 2000; 5(1): 24-33.

[6] Kofler NM, Shawber CJ, Kangsamaksin T, Reed HO, Galatioto J, Kitajewski J. Notch signaling in developmental and tumor angiogenesis. Genes Cancer 2011; 2(12): 1106-16.

[7] Thurston G, Suri C, Smith K, et al. Leakage-resistant blood vessels in mice transgenically overexpressing angiopoietin-1. Science 1999; 286(5449): 2511-14.

[8] Yacyshyn OK, Lai PF, Forse K, Teichert-Kuliszewska K, Jurasz P, Stewart DJ. Tyrosine phosphatase beta regulates angiopoietin-Tie2 signaling in human endothelial cells. Angiogenesis 2009; 12(1): 25-33.

[9] Wu Q, Suo Z, Kristensen GB, Baekelandt M, Nesland JM. The prognostic impact of EphB2/B4 expression on patients with advanced ovarian carcinoma. Gynecol Oncol 2006; 102(1): 15-21.

[10] Haramis AP, Perrakis A. Selectivity and promiscuity in Eph receptors. Structure 2006; 14(2): 169-71.

[11] Ricard-Blum S, Vallet SD. Proteases decode the extracellular matrix cryptome. Biochimie 2015.

[12] Romano-Fitzgerald S, De Meritens AB, Secord AA, Kohn EC. Invasion, metastasis, and angiogenesis. In: Barakat R, Berchuck A, Markman M, Randall ME, editors. Principles and practice of gynecologic oncology. 6th ed.; 2013. p. 72-88.

[13] Alexius-Lindgren M, Andersson E, Lindstedt I, Engstrom W. The RECK gene and biological malignancy—its significance in angiogenesis and inhibition of matrix metalloproteinases. Anticancer Res 2014; 34(8): 3867-73.

[14] Rubatt JM, Darcy KM, Hutson A, et al. Independent prognostic relevance of microvessel density in advanced epithelial ovarian cancer and associations between CD31, CD105, p53 status, and angiogenic marker expression: a Gynecologic Oncology Group study. Gynecol Oncol 2009; 112(3): 469-74.

[15] Cantu De Leon D, Lopez-Graniel C, Frias Mendivil M, Chanona Vilchis G, Gomez C, De La Garza Salazar J. Significance of microvascular density (MVD) in cervical

cancer recurrence. Int J Gynecol Cancer 2003; 13(6): 856−62.

[16] Ozalp S, Yalcin OT, Acikalin M, Tanir HM, Oner U, Akkoyunlu A. Microvessel density (MVD) as a prognosticator in endometrial carcinoma. Eur J Gynaecol Oncol 2003; 24(3−4): 305−8.

[17] Vong S, Kalluri R. The role of stromal myofibroblast and extracellular matrix in tumor angiogenesis. Genes Cancer 2011; 2(12): 1139−45.

[18] Bryant CS, Munkarah AR, Kumar S, et al. Reduction of hypoxia-induced angiogenesis in ovarian cancer cells by inhibition of HIF-1 alpha gene expression. Arch Gynecol Obstet 2010; 282(6): 677−83.

[19] Makker A, Goel MM. Tumor progression, metastasis and modulators of EMT in endometrioid endometrial carcinoma: an update. Endocr Relat Cancer 2015.

[20] Macciò A, Madeddu C. Inflammation and ovarian cancer. Cytokine 2012; 58(2): 133−47.

[21] Cooper BC, Ritchie JM, Broghammer CL, et al. Preoperative serum vascular endothelial growth factor levels: significance in ovarian cancer. Clin Cancer Res 2002; 8(10): 3193−7.

[22] Li L, Wang L, Zhang W, et al. Correlation of serum VEGF levels with clinical stage, therapy efficacy, tumor metastasis and patient survival in ovarian cancer. Anticancer Res 2004; 24(3b): 1973−9.

[23] Hefler LA, Zeillinger R, Grimm C, et al. Preoperative serum vascular endothelial growth factor as a prognostic parameter in ovarian cancer. Gynecol Oncol 2006; 103(2): 512−17.

[24] Han ES, Burger RA, Darcy KM, et al. Predictive and prognostic angiogenic markers in a gynecologic oncology group phase Ⅱ trial of bevacizumab in recurrent and persistent ovarian or peritoneal cancer. Gynecol Oncol 2010; 119(3): 484−90.

[25] Kassim SK, El-Salahy EM, Fayed ST, et al. Vascular endothelial growth factor and interleukin-8 are associated with poor prognosis in epithelial ovarian cancer patients. Clin Biochem 2004; 37(5): 363−9.

[26] Dobrzycka B, Mackowiak-Matejczyk B, Kinalski M, Terlikowski SJ. Pretreatment serum levels of bFGF and VEGF and its clinical significance in endometrial carcinoma. Gynecol Oncol 2013; 128(3): 454−60.

[27] Dobbs SP, Hewett PW, Johnson IR, Carmichael J, Murray JC. Angiogenesis is associated with vascular endothelial growth factor expression in cervical intraepithelial neoplasia. Br J Cancer 1997; 76(11): 1410−15.

[28] Cheng WF, Chen CA, Lee CN, Chen TM, Hsieh FJ, Hsieh CY. Vascular endothelial growth factor in cervical carcinoma. Obstet Gynecol 1999; 93(5): 761−5.

[29] Sallinen H, Heikura T, Koponen J, et al. Serum angiopoietin-2 and soluble VEGFR-2 levels predict malignancy of ovarian neoplasm and poor prognosis in epithelial ovarian cancer. BMC Cancer 2014: 14.

[30] Yokoyama Y, Charnock-Jones DS, Licence D, et al. Expression of vascular endothelial growth factor (VEGF)-D and its receptor, VEGF receptor 3, as a prognostic factor in endometrial carcinoma. Clin Cancer Res 2003; 9(4): 1361−9.

[31] Ben-Hamo R, Efroni S. Biomarker robustness reveals the PDGF network as driving disease outcome in ovarian cancer patients in multiple studies. BMC Syst Biol 2012; 6: 3.

[32] Madsen CV, Steffensen KD, Olsen DA, et al. Serial measurements of serum PDGF-AA, PDGF-BB, FGF2, and VEGF in multiresistant ovarian cancer patients treated with bevacizumab. J Ovarian Res 2012; 5(1): 23.

[33] Ding J, Li XM, Liu SL, Zhang Y, Li T. Overexpression of platelet-derived growth factor-D as a poor prognosticator in endometrial cancer. Asian Pacific J Cancer Prevent 2014; 15(8): 3741−5.

[34] Taja-Chayeb L, Chavez-Blanco A, Martinez-Tlahuel J, et al. Expression of platelet derived growth factor family members and the potential role of imatinib mesylate for cervical cancer. Cancer Cell Int 2006; 6: 22.

[35] Touat M, Ileana E, Postel-Vinay S, André F, Soria J-C. Targeting FGFR signaling in cancer. Clin Cancer Res 2015; 21(12): 2684−94.

[36] Fearon AE, Gould CR, Grose RP. FGFR signalling in women's cancers. Int J Biochem Cell Biol 2013; 45(12): 2832−42.

[37] Wang H, Huang X, Zhang J, et al. The expression of VEGF and Dll4/Notch pathway molecules in ovarian cancer. Clin Chim Acta 2014; 436: 243−8.

[38] Mitsuhashi Y, Horiuchi A, Miyamoto T, Kashima H, Suzuki A, Shiozawa T. Prognostic significance of Notch signalling molecules and their involvement in the invasiveness of endometrial carcinoma cells. Histopathology 2012; 60(5): 826−37.

[39] Yang S, Liu Y, Xia B, et al. DLL4 as a predictor of pelvic lymph node metastasis and a novel prognostic biomarker in patients with early-stage cervical cancer. Tumour Biol 2015.

[40] Hata K, Nakayama K, Fujiwaki R, Katabuchi H, Okamura H, Miyazaki K. Expression of the angopoietin-1, angopoietin-2, Tie2, and vascular endothelial growth factor gene in epithelial ovarian cancer. Gynecol Oncol 2004; 93(1): 215−22.

[41] Holland CM, Day K, Evans A, Smith SK. Expression of the VEGF and angiopoietin genes in endometrial atypical hyperplasia and endometrial cancer. Br J Cancer 2003; 89(5): 891−8.

[42] Kopczynska E, Makarewicz R, Biedka M, Kaczmarczyk A, Kardymowicz H, Tyrakowski T. Plasma concentration of angiopoietin-1, angiopoietin-2 and Tie-2 in cervical cancer. Eur J Gynaecol Oncol 2009; 30(6): 646−9.

[43] Siamakpour-Reihani S, Owzar K, Jiang C, et al. Prognostic significance of differential expression of angiogenic genes in women with high-grade serous ovarian carcinoma. Gynecol Oncol 2015; 139(1): 23−9.

［44］Alam SM, Fujimoto J, Jahan I, Sato E, Tamaya T. Overexpression of ephrinB2 and EphB4 in tumor advancement of uterine endometrial cancers. Ann Oncol 2007; 18(3): 485-90.

［45］Alam SM, Fujimoto J, Jahan I, Sato E, Tamaya T. Coexpression of EphB4 and ephrinB2 in tumor advancement of uterine cervical cancers. Gynecol Oncol 2009; 114(1): 84-8.

［46］Castellvi J, Garcia A, de la Torre J, et al. Ephrin B expression in epithelial ovarian neoplasms correlates with tumor differentiation and angiogenesis. Hum Pathol 2006; 37(7): 883-9.

［47］Kamat AA, Coffey D, Merritt WM, et al. EphA2 overexpression is associated with lack of hormone receptor expression and poor outcome in endometrial cancer. Cancer 2009; 115(12): 2684-92.

［48］Wu D, Suo Z, Kristensen GB, et al. Prognostic value of EphA2 and EphrinA-1 in squamous cell cervical carcinoma. Gynecol Oncol 2004; 94(2): 312-19.

［49］Perren TJ, Swart AM, Pfisterer J, et al. A phase 3 trial of bevacizumab in ovarian cancer. N Engl J Med 2011; 365(26): 2484-96.

［50］Burger RA, Brady MF, Bookman MA, et al. Incorporation of bevacizumab in the primary treatment of ovarian cancer. N Engl J Med 2011; 365(26): 2473-83.

［51］Aghajanian C, Blank SV, Goff BA, et al. OCEANS: a randomized, double-blind, placebocontrolled phase iii trial of chemotherapy with or without bevacizumab in patients with platinum-sensitive recurrent epithelial ovarian, primary peritoneal, or fallopian tube cancer. J Clin Oncol 2012; 30(17): 2039-45.

［52］Lorusso D, Ferrandina G, Colombo N, et al. Randomized phase Ⅱ trial of carboplatin-paclitaxel (CP) compared to carboplatin-paclitaxel-bevacizumab (CP-B) in advanced (stage Ⅲ-Ⅳ) or recurrent endometrial cancer: the MITO END-2 trial. J Clin Oncol 2015; 33 suppl; abstr 5502.

［53］Aghajanian C, Filiaci VL, Dizon DS, et al. A randomized phase Ⅱ study of paclitaxel/carboplatin/bevacizumab, paclitaxel/carboplatin/temsirolimus and ixabepilone/carboplatin/bevacizumab as initial therapy for measurable stage Ⅲ or Ⅳ A, stage Ⅳ B or recurrent endometrial cancer, GOG-86P. J Clin Oncol 2015; 33 suppl; abstr 5500.

［54］Pujade-Lauraine E, Hilpert F, Weber B, et al. Bevacizumab combined with chemotherapy for platinum-resistant recurrent ovarian cancer: The AURELIA Open-Label Randomized Phase Ⅲ Trial. J Clin Oncol 2014; 32(13): 1302-8.

［55］Tewari KS, Sill MW, Long HJ, et al. Improved survival with bevacizumab in advanced cervical cancer. N Engl J Med 2014; 370(8): 734-43.

［56］Li X, Zhu S, Hong C, Cai H. Angiogenesis inhibitors for patients with ovarian cancer: a meta-analysis of 12 randomized controlled trials. Curr Med Res Opin 2015: 1-21.

［57］Coleman RL BR, Herzog TJ, Brady MF, et al. A phase Ⅲ randomized controlled clinical trial of carboplatin and paclitaxel alone or in combination with bevacizumab followed by bevacizumab and secondary cytoreductive surgery in platinum-sensitive, recurrent ovarian, peritoneal primary and fallopian tube cancer. In: Society of Gynecologic Oncology's Annual Meeting on Women's Cancer 2015; LBA 1.

［58］Tew WP, Sill M, McMeekin DS, et al. A randomized phase Ⅱ trial of bevacizumab (BV) plus oral everolimus (EV) versus bevacizumab alone for recurrent or persistent epithelial ovarian (EOC), fallopian tube (FTC), or primary peritoneal cancer (PPC). J Clin Oncol 2014; 32: 15.

［59］Campos SM PR, Matulonis U, et al. STAC: a randomized phase Ⅱ trial of avastin or avastin + erlotinib as first line consolidation chemotherapy after standard therapy. Br Gynecol Soc Meet 2008 abstract 93.

［60］Monk B, Sill M, Walker J, et al. Randomized phase 2 evaluation of bevacizumab versus bevacizumab/fosbretabulin in recurrent ovarian, tubal or peritoneal carcinoma: a Gynecologic Oncology Group Study. Int J Gynecol Cancer 2014; 24(9): 42-3.

［61］Du Bois A, Kristensen G, Ray-Coquard I, et al. Standard first-line chemotherapy with or without nintedanib for advanced ovarian cancer (AGO-OVAR 12): a randomised, double blind, placebo-controlled phase 3 trial. Lancet Oncol 2015; 17(1): 78-89.

［62］Zang RY, Wu LY, Zhu JQ, et al. Pazopanib (Paz) monotherapy in Asian women who have not progressed after first-line chemotherapy for advanced ovarian, Fallopian tube, or primary peritoneal carcinoma. J Clin Oncol 2013; 31. (suppl; abstr 5512).

［63］Pignata S, Lorusso D, Scambia G, et al. Pazopanib plus weekly paclitaxel versus weekly paclitaxel alone for platinum-resistant or platinum-refractory advanced ovarian cancer (MITO 11): a randomised, open-label, phase 2 trial. Lancet Oncol 2015; 16(5): 561-8.

［64］Ledermann JA, Hackshaw A, Kaye S, et al. Randomized phase Ⅱ placebo-controlled trial of maintenance therapy using the oral triple angiokinase inhibitor BIBF 1120 after chemotherapy for relapsed ovarian cancer. J Clin Oncol 2011; 29(28): 3798-804.

［65］du Bois A, Kristensen G, Ray-Coquard I, et al. Standard first-line chemotherapy with or without nintedanib for advanced ovarian cancer (AGO-OVAR 12): a randomised, double blind, placebo-controlled phase 3 trial. Lancet Oncol 2015; 17(1): 78-89.

［66］Ledermann JA, Perren TJ, Raja FA, et al. Randomised double-blind phase Ⅲ trial of cediranib (AZD 2171) in relapsed platinum sensitive ovarian cancer: results of the ICON6 trial. Eur J Cancer 2013; 49: S5-S6.

［67］Liu JF, Barry WT, Birrer M, et al. Combination cediranib and olaparib versus olaparib alone for women with recurrent platinum-sensitive ovarian cancer: a randomised phase 2 study. Lancet Oncol 2014; 15(11): 1207−14.

[68] Monk BJ, Poveda A, Vergote I, et al. Anti-angiopoietin therapy with trebananib for recurrent ovarian cancer (TRINOVA-1): a randomised, multicentre, double-blind, placebo-controlled phase 3 trial. Lancet Oncol 2014; 15(8): 799−808.

[69] Schefter T, Winter K, Kwon JS, et al. RTOG 0417: Efficacy of bevacizumab in combination with definitive radiation therapy and cisplatin chemotherapy in untreated patients with locally advanced cervical carcinoma. Int J Radiat Oncol 2014; 88(1): 101−5.

[70] Monk BJ, Mas Lopez L, Zarba JJ, et al. Phase Ⅱ, open-label study of pazopanib or lapatinib monotherapy compared with pazopanib plus lapatinib combination therapy in patients with advanced and recurrent cervical cancer. J Clin Oncol 2010; 28(22): 3562−9.

[71] Van Der Graaf WTA, Blay JY, Chawla SP, et al. Pazopanib for metastatic soft-tissue sarcoma (PALETTE): a randomised, double-blind, placebo-controlled phase 3 trial. Lancet 2012; 379(9829): 1879−86.

[72] Collinson F, Hutchinson M, Craven RA, et al. Predicting response to bevacizumab in ovarian cancer: a panel of potential biomarkers informing treatment selection. Clin Cancer Res 2013; 19(18): 5227−39.

[73] Burger RA, Sill MW, Monk BJ, Greer BE, Sorosky JI. Phase Ⅱ trial of bevacizumab in persistent or recurrent epithelial ovarian cancer or primary peritoneal cancer: a Gynecologic Oncology Group Study. J Clin Oncol 2007; 25(33): 5165−71.

[74] Monk BJ, Willmott LJ, Sumner DA. Anti-angiogenesis agents in metastatic or recurrent cervical cancer. Gynecol Oncol 2010; 116(2): 181−6.

[75] Aghajanian C, Sill MW, Darcy KM, et al. Phase Ⅱ trial of bevacizumab in recurrent or persistent endometrial cancer: a Gynecologic Oncology Group study. J Clin Oncol 2011; 29(16): 2259−65.

[76] Oza AM, Cook AD, Pfisterer J, et al. Standard chemotherapy with or without bevacizumab for women with newly diagnosed ovarian cancer (ICON7): overall survival results of a phase 3 randomised trial. Lancet Oncol 2015; 16(8): 928−36.

[77] Stockler MR, Hilpert F, Friedlander M, et al. Patient-reported outcome results from the Open-Label Phase Ⅲ AURELIA Trial evaluating bevacizumab-containing therapy for platinum-resistant ovarian cancer. J Clin Oncol 2014; 32(13): 1309−16.

[78] Monk BJ, Sill MW, Burger RA, Gray HJ, Buekers TE, Roman LD. Phase Ⅱ trial of bevacizumab in the treatment of persistent or recurrent squamous cell carcinoma of the cervix: a Gynecologic Oncology Group Study. J Clin Oncol 2009; 27(7): 1069−74.

[79] Davidson BA, Secord AA. Profile of pazopanib and its potential in the treatment of epithelial ovarian cancer. Int J Women's Health 2014; 6: 289−300.

[80] Matulonis UA, Berlin S, Ivy P, et al. Cediranib, an oral inhibitor of vascular endothelial growth factor receptor kinases, is an active drug in recurrent epithelial ovarian, fallopian tube, and peritoneal cancer. J Clin Oncol 2009; 27(33): 5601−6.

[81] Friedlander M, Hancock KC, Rischin D, et al. A phase Ⅱ, open-label study evaluating pazopanib in patients with recurrent ovarian cancer. Gynecol Oncol 2010; 119(1): 32−7.

[82] Gadducci A, Guerrieri ME. Pharmacological treatment for uterine leiomyosarcomas. Expert Opin Pharmacother 2015; 16(3): 335−46.

[83] Tsutsumi S, Ishibashi K, Uchida N, et al. Phase Ⅱ trial of chemotherapy plus bevacizumab as second-line therapy for patients with metastatic colorectal cancer that progressed on bevacizumab with chemotherapy: the Gunma Clinical Oncology Group (GCOG) trial 001 SILK study. Oncology 2012; 83(3): 151−7.

[84] McCann GA, Smith B, Backes FJ, et al. Recurrent ovarian cancer: is there a role for re-treatment with bevacizumab after an initial complete response to a bevacizumab-containing regimen? Gynecol Oncol 2012; 127(2): 362−6.

[85] Gourley CMA, Perren T, Paul J, et al. Molecular subgroup of high-grade serous ovarian cancer (HGSOC) as a predictor of outcome following bevacizumab. J Clin Oncol 2014; 32: 5s. (suppl; abstr 5502).

[86] Winterhoff BKS, Oberg AL, Wang C, et al. Bevacizumab and improvement of progression free survival (PFS) for patients with the mesenchymal molecular subtype of ovarian cancer. J Clin Oncol 2014; 32: 5s. (suppl; abstr 5509).

[87] Backen A, Renehan AG, Clamp AR, et al. The combination of circulating Ang1 and Tie2 levels predicts progression-free survival advantage in bevacizumab-treated patients with ovarian cancer. Clin Cancer Res 2014; 20(17): 4549−58.

[88] Birrer MJ, Choi Y, Brady MF, et al. Retrospective analysis of candidate predictive tumor biomarkers (BMs) for efficacy in the GOG−0218 trial evaluating front-line carboplatin-paclitaxel (CP) +/- bevacizumab (BEV) for epithelial ovarian cancer (EOC). J Clin Oncol 2015; 33(15) (suppl; abstr 5505).

[89] Birrer MJ CY, Brady MF, Mannel RS, et al. Grp NOGO. Retrospective analysis of candidate predictive tumor biomarkers (BMs) for efficacy in the GOG-0218 trial evaluating front-line carboplatin-paclitaxel (CP) ± bevacizumab (BEV) for epithelial ovarian cancer (EOC). J Clin Oncol 2015: 33. (suppl; abstr 5505).

[90] Birrer MJ, Lankes H, Burger RA, et al. Biomarker (Bm) results from Gog-0218, a phase 3 trial of front-line bevacizumab (Bv) plus chemotherapy (Ct) for ovarian cancer (Oc). Ann Oncol 2012; 23: 81−2.

[91] Ferriss JS, Java JJ, Bookman MA, et al. Ascites predicts treatment benefit of bevacizumab in front-line therapy of advanced epithelial ovarian, fallopian tube and peritoneal cancers: an NRG Oncology/GOG study. Gynecol Oncol 2015; 139(1): 17−22.

第6章
卵巢癌中的同源重组与 *BRCA* 基因：
新疗法的临床前景

J. F. Liu and P. A. Konstantinopoulos

Dana-Farber Cancer Institute, Boston, MA, United States

导　言

同源重组（homologous recombination，HR）是真核细胞修复双链 DNA 断裂的主要途径之一。虽然对同源重组至关重要的蛋白质编码基因突变与某些恶性肿瘤（包括乳腺癌和卵巢癌）的发生发展有关，但最近的研究表明，同源重组缺陷的细胞也容易受针对其他 DNA 修复途径的治疗的影响。这些进展开启了卵巢癌的新疗法，包括 FDA 批准的多聚 ADP–核糖聚合酶（PARP）抑制剂奥拉帕尼（olaparib）用于已接受了 3 种或 3 种以上治疗方法的 *BRCA* 突变卵巢癌患者。

在本章中，我们将回顾同源重组在妇科恶性肿瘤（尤其是卵巢癌）中的作用，以及针对具有同源重组缺陷（HR-deficient，HRD）表型细胞的新治疗策略的发展。

同源重组与双链 DNA 断裂修复

经典修复真核细胞中双链 DNA 断裂的途径有两种，即同源重组和非同源末端连接（nonhomologus end joining，NHEJ），其他途径还包括：选择性非同源末端连接（Alt-NHEJ）和单链退火修复（single-strand annealing，SSA）[1]。在这些途径中，同源重组是最保守的，具有较低的突变倾向，因为它通常使用姐妹染色单体作为修复模板[2]。同源重组的详细综述可以查阅这些文献[3,4]。简而言之，在同源重组过程中，识别出双链断裂并进行末端切除，由此断裂处的 DNA 被 MRN 复合物切割成单链，该 MRN 复合物包括 Mre11、RAD50 和 NBS1 等蛋白质。暴露的单链 DNA 随后被 RPA 包裹，RPA 随后被 RAD51 取代。一旦 RAD51 被加载到 DNA 上，这就介导了链的侵入，其中 RAD51 核蛋白丝可以侵入姐妹染色单体，启动 DNA 合成及以姐妹染色单体为模板的修复。大量的蛋白质被认为是对同源重组至关重要的，包括 BRCA1、BRCA2、ATM、ATR、PALB2、RAD51B、RAD51C 和 RAD51D[5]。

同源重组和上皮性卵巢癌

遗传风险

BRCA1 和 *BRCA2* 分别于 1994 年和 1995

年被发现，认为与遗传性乳腺癌和卵巢癌有关[6-8]。在上皮性卵巢癌中，10%～18%的患者会发生种系 BRCA1 或 BRCA2 突变[9-11]。鉴于这些发现，美国国家综合癌症网络（NCCN）建议对所有诊断为上皮性卵巢癌、输卵管癌或原发性腹膜癌的患者进行遗传风险评估[12]。虽然 BRCA1 和 BRCA2 是与遗传性卵巢癌风险相关的主要基因，但其他同源重组基因也可能与遗传性卵巢癌风险相关。在 Walsh 等的一项研究中[11]，采用了二代测序技术对 360 例卵巢癌、输卵管癌或原发性腹膜癌患者的 21 个抑癌基因进行了胚系突变分析，发现 24% 的患者存在胚系功能突变缺失。这些突变中的大多数（18%）发生在 BRCA1 或 BRCA2 中，其余 6% 发生在其他基因中，包括那些与同源重组相关的基因，如 BARD1、BRIP1、CHEK2、MRE11A、PALB2、RAD50 和 RAD51C。值得注意的是，超过 30% 的遗传突变女性没有乳腺癌或卵巢癌家族史，超过 35% 的患者在诊断时年龄在 60 岁以上。

上皮性卵巢癌同源重组通路的改变

2011 年，癌症基因组图谱（TCGA）发布了 489 例高级别浆液性卵巢癌（high-grade serous ovarian cancer tumors，HGSOC）的全面基因组和分子分析[10]。一个值得注意的发现是，大约 50% 的 HGSOC 存在与同源重组相关的基因分子改变（图 6.1）。在 316 例肿瘤和匹配的正常样本中分离出 DNA 进行全外显子测序，有 17% 的病例出现 BRCA1 或 BRCA2 胚系突变，这与其他研究一致[9, 11]。此外，还有 6% 的病例存在 BRCA1 或 BRCA2 的体细胞突变。值得注意的是，在 81% 的 BRCA1 突变病例和 72% 的 BRCA2 突变病例中，存在基因杂合缺失，

表明两种等位基因均失活，这与 Knudson 两次打击假说一致。

除 BRCA1/2 的突变外，通过启动子超甲基化，11% 的 TCGA 病例存在 BRCA1 的表观遗传沉默。虽然 BRCA1 或 BRCA2 的改变占 TCGA 观察到的同源重组通路改变的 30% 以上，但也有其他基因被认为是高级别浆液性卵巢癌中同源重组缺陷的潜在机制。这些基因包括：Fanconi 贫血基因（如 PALB2、FANCA、FANCC、FANCI 和 FANCL）的总突变率为 5%，核心同源重组 RAD 基因（包括 RAD50 和 RAD54L）的总突变率为 1.6%，以及其他涉及 DNA 损伤反应的基因（如 ATM 和 ATR）的总突变率为 2.2%。RAD51C 的突变曾被描述为乳腺癌和卵巢癌的癌症易感基因[13]，虽然在 TCGA 中未发现 RAD51C 的突变，但在约 3% 的病例中发现了启动子甲基化使 RAD51C 表达沉默。

在 TCGA 中，也观察到了同源重组的其他潜在变化，如 EMSY 扩增（8%）或 PTEN 的纯合缺失（7%）。EMSY 与 BRCA2 中的反式激活结构域特异性结合，并与 BRCA2 共定位在 DNA 损伤位点[14]，这表明 EMSY 的过表达可能会抑制 BRCA2 的活性。然而，值得注意的是，EMSY 扩增与卵巢癌的不良预后相关[15]，并且体外功能研究尚未证明 EMSY 扩增的细胞系对 PARP 抑制剂或铂类药物的敏感性增加[16]。因此，EMSY 扩增和同源重组缺陷的意义尚不清楚。类似地，尽管 PTEN 缺失在卵巢癌中的功能意义及其与同源重组的关系仍未知，但据报道 PTEN 参与 RAD51 的转录调控[17]，PTEN 缺失已证明会损害同源重组[18]。有趣的是，尽管同源重组缺陷与高级别浆液性卵巢癌明显相关，但也在其他上皮性卵巢癌组织学中发现

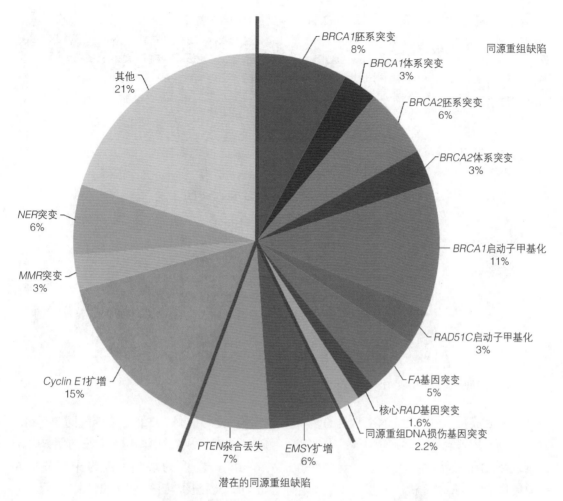

图 6.1　约有 50% 的高级别浆液性卵巢癌中存在同源重组通路相关基因的改变

了同源重组改变，包括透明细胞癌、子宫内膜样癌和癌肉瘤[19]。

同源重组缺陷对卵巢癌的预后影响

目前有几项研究表明，与没有种系突变的患者相比，伴有 *BRCA1* 或 *BRCA2* 突变的卵巢癌患者的临床结局有所改善[9, 10, 20, 21]。有趣的是，这种生存的改善似乎在 *BRCA2* 突变的女性中更为明显[22, 23]。在某种程度上，这些结局的改善可能与 BRCA 相关性卵巢癌患者铂敏感性延长有关[20]。表 6.1 概述了 *BRCA1/2* 突变的卵巢癌的一些临床

特征。在 *BRCA* 突变的卵巢癌中观察到的生存率提高可能拓展到其他同源重组缺陷的卵巢癌。在一项对 390 例患者的研究中，发现非 *BRCA* 同源重组突变的患者与 *BRCA1/2* 突变患者的生存率相似，但与没有任何同源重组突变的女性相比有所改善[19]。

卵巢癌中靶向同源重组缺陷的研究

PARP 抑制剂：临床前经验

PARP1 是 PARP 蛋白家族 17 个成员中

表 6.1 *BRCA1/2* 突变肿瘤的临床特征

临床特征	*BRCA1/2* 突变 EOC
遗传性乳腺-卵巢综合征	■ *BRCA1* 携带者具有较高的 EOC 发生频率 ■ *BRCA1* 携带者发生 EOC 的年龄更早 ■ *BRCA1* 和 *BRCA2* 携带者不同肿瘤的发病风险
病理 / 分期	■ 与浆液性肿瘤相关 ■ 与高分化 / 未分化肿瘤相关 ■ 与更高分期（Ⅲ期或Ⅳ期）相关
免疫原性	■ *BRCA1/2* 突变的肿瘤与较高的 CD3$^+$ 和 CD8$^+$TIL 相关
总体生存率	■ *BRCA1* 突变较散发性生存率提高（HR=0.73） ■ *BRCA2* 突变与散发性患者相比生存率提高（HR=0.49） ■ *BRCA2* 与 *BRCA1* 相比生存率提高（HR=0.64）
化疗反应性	■ 改善对铂和 PARP 抑制剂的反应 ■ 改善对其他双链 DNA 断裂诱导剂（如 PLD）的应答 ■ *BRCA2* 突变肿瘤比 *BRCA1* 突变肿瘤对铂的反应更敏感，基因组不稳定性更强
复发模式	■ 更容易发生内脏转移（肺、肝、脾、肾上腺和脑转移） ■ 这种作用在 *BRCA1* 突变肿瘤中似乎更为突出

注：EOC，上皮性卵巢癌；TIL，肿瘤浸润淋巴细胞。

最具特征的成员，参与了 DNA 修复的多个方面，包括招募到 DNA 损伤位点，在那里合成多聚 ADP 核糖的长分支链[24]。该聚合物随后作为 DNA 修复机制的支架，通常在碱基切除修复（base excision repair，BER）的情况下被募集到 DNA 损伤部位。虽然 PARP1 在碱基切除修复中的作用已得到很好的阐述，但 PARP1 也被认为可以促进同源重组，因为 MRE11 和 ATM 在双链 DNA 断裂位点的募集依赖多聚 ADP 核糖的合成[25, 26]。PARP1 也与非同源末端连接有关，在非同源末端连接中 PARP1 可以与 Ku70 和 Ku80 竞争 DNA 双链断裂的修复[27]。值得注意的是，尽管 PARP1 在 DNA 修复和细胞功能方面具有多重作用，但在正常条件下它并不是必需的，*PARP1* 基因敲除小鼠除非受到 DNA 损伤，否则它们会正常发育[28, 29]。

基于 PARP1 在单链断裂修复中的关键作用，推测抑制 PARP 可能伴随同源重组缺陷而发挥合成致死作用，例如利用 *BRCA1* 或 *BRCA2* 功能的缺陷，因为未修复的单链 DNA 断裂将转化为双链断裂，并最终在缺乏完整同源重组的细胞中证明是致死的。2005 年，两项具有里程碑意义的研究表明，缺乏 *BRCA2* 的细胞确实更易受到 PARP 抑制剂的影响[30, 31]。随后的研究表明，由于同源重组其他成分的缺失而导致的同源重组缺陷也可引起对 PARP 抑制的敏感性[32]。尽管 PARP 抑制剂与同源重组缺陷之间的合成致死性的最初假设是基于 PARP1 在碱基切除修复中的作用，但随后的一些研究表明，该模型可能不能完全解释 PARP 抑制剂在同源重组缺陷细胞中的活性。例如，当敲除碱基切除修复中 PARP1 下游的 *XRCC1* 表达时，在 *XRCC1* 敲除和同源重组缺陷之间未观察到合成致死性，这表明仅碱基切除修复活性的丧失对同源重组缺陷的细胞没有致死性[33]。

这一结果引起了对 PARP1 其他功能是如何促进同源重组缺陷细胞对 PARP 抑制剂敏感性的研究[34]。由于 PARP1 可能抑制非同源末端连接，也有人假设 PARP 抑制剂会通过促进非同源末端连接而增加基因组的不稳定性，这对同源重组缺陷细胞尤其具有毒性[33]。这一模型得到了抑制非同源末端连接降低同源重组缺陷细胞 PARP 抑制剂活性的研究结果的支持[27, 35, 36]。PARP 抑制剂的另一个假设机制是"PARP 捕获"，即 PARP1 被 PARP 抑制剂灭活后仍然与 DNA 损伤部位结合，从而抑制修复[37]，然而，这个模型不能解释 *PARP1* 基因敲除为什么也会导致 *BRCA1* 或 *BRCA2* 缺陷细胞的毒性[30, 31]。其他机制也被认为有助于同源重组缺陷细胞中 PARP 抑制剂的活性，包括在某些 *BRCA1* 突变的背景下，BRCA1 不能对 DNA 损伤部位的募集[38]。

PARP 抑制剂的临床应用

PARP 抑制剂在上皮性卵巢癌中的作用已得到广泛研究，美国 FDA 已批准奥拉帕尼用于已接受了至少 3 种治疗方案的 *BRCA* 突变的卵巢癌患者，并且在欧洲作为铂敏感复发后的维持治疗。截至 2015 年底，在卵巢癌的各种临床条件下对 PARP 抑制剂的多项研究仍在进行。表 6.2 总结了迄今使用 PARP 抑制剂开展的几个关键 II 期试验的结果。

BRCA 突变的卵巢癌

PARP 抑制剂奥拉帕尼的 I 期试验描述了 PARP 抑制剂的活性[48]，其中 19 例 *BRCA* 相关性卵巢癌、乳腺癌和前列腺癌的患者中有 9 例发生了部分或完全缓解。随后将该试验扩展至 50 例 *BRCA* 相关的卵巢癌患者，其缓解率为 40%[49]。有趣的是，铂敏感性和反应的可能性之间有显著的相关性，这表明铂耐药和 PARP 抑制剂耐药的机制可能有部分重叠。

随后的临床研究证实了多种 PARP 抑制剂在 *BRCA* 相关卵巢癌患者体内的活性。在 *BRCA* 相关卵巢癌患者中，奥拉帕尼的 II 期临床研究显示有 33% 的有效率[39]。一项关于奥拉帕尼单药治疗多种 *BRCA* 突变肿瘤的 II 期研究[50]，在卵巢癌患者中观察到类似的活性，有效率为 31%。其他 PARP 抑制剂也表现出类似的单药活性：一项对维利帕尼的 II 期研究发现，*BRCA* 相关卵巢癌患者的缓解率为 26%[41]。Fong 等的研究表明，PARP 抑制剂单一疗法与 *BRCA* 相关卵巢癌的高应答率有关，铂敏感患者对奥拉帕尼的应答率为 69%。在 II 期 ARIEL2 研究中，铂敏感的复发性卵巢癌的鲁卡帕尼单药治疗，有 *BRCA1/2* 突变的患者应答率为 75%[42]。

尽管在这些试验中 PARP 抑制剂单药治疗具有显著的活性，但 PARP 抑制剂并没有显示出优于常规化疗的活性，即使在 BRCA 相关卵巢癌患者中也是如此。一项 II 期研究比较了奥拉帕尼单药治疗与聚乙二醇脂质体阿霉素（PLD）在部分铂敏感（在最后一次铂类用药后的 12 个月内复发）的 *BRCA* 突变的卵巢癌患者中的疗效，结果显示，奥拉帕尼和 PLD 之间的活性没有差异[43]。值得注意的是，这项研究中的 PLD 活性比以往的研究更强，这增加了该试验中 PARP 抑制剂和化疗活性没有差异的可能性，因为 *BRCA* 相关卵巢癌患者也增加了对 PLD 的敏感性。目前一项 SOLO3 试验正在探索奥拉帕尼单药疗法与单药非铂类化疗在铂敏感复发 *BRCA* 突变卵巢癌患者中的应用。

表 6.2　卵巢癌中 PARP 抑制剂的主要 II 期临床试验

临床试验	背景	患者数	治疗药物	PFS（月）	OS	P 值
Audeh et al. [39]	BRCA 突变卵巢癌复发	57	奥拉帕利ª 100 mg 或 400 mg bid	1.9（100 mg）5.8（400 mg）	NR	非随机试验
Gelmon et al. [40]	复发 HGSOC	64	奥拉帕利 400 mg bid	7.4（BRCAmt）6.4（BRCA non-mt）	NR	NA
Coleman et al. [41]	复发 BRCA 突变卵巢癌	50	维利帕尼 400 mg bid	8.2	NR	NA
Kristeleit et al. [42]	复发的铂敏感卵巢癌	206	鲁卡帕尼 600 mg bid	12.8（BRCAmt）5.7（BRCA 样）5.3（生物标志物阴性）	NR	< 0.0001（BRCA 突变 vs. 生物标志物阴性）0.045（BRCA 突变 vs. 生物标志物阴性）
Kaye et al. [43]	复发的铂耐药或部分耐药（< 12 个月）BRCA 突变卵巢癌	97	奥拉帕利 200 mg bid 奥拉帕利 400 mg bid PLD	6.5 8.8 7.1	NR	0.78（奥拉帕利 200 mg vs. PLD）0.63（奥拉帕利 400 mg vs. PLD）
Oza et al. [44]	复发铂敏感 HGSOC	173	化疗ᵇ + 奥拉帕利 200 mg bid d1～10 和奥拉帕利 400 mg bid 维持 单独化疗	12.2 9.6	33.8 37.6	PFS: 0.0012 OS: 0.44
Liu et al. [45]	复发铂敏感 HGSOC	90	奥拉帕利 200 mg bid + 西地拉尼 30 mg qd 奥拉帕利 400 mg bid	17.7 9.0	NR	0.005
Ledermann et al. [46, 47]	复发铂敏感的 HGSOC 中铂治疗后的维持治疗	265	奥拉帕利 400 mg bid 安慰剂	7.4（11.2 for BRCAmt）5.5（4.3 for BRCAmt）	29.7（37.1 for BRCAmt）29.9（37.6 for BRCAmt）	PFS: 0.54（0.18 BRCAmt）OS: NS

ª 在所有试验中，奥拉帕利均以胶囊形式给药。

ᵇ 化疗＝卡铂和紫杉醇，与奥拉帕利合用时 AUC4 和 175 mg/m²，单独合用时 AUC6 和 175 mg/m²。

NR，未报告；NA，不适用；NS，无统计学意义；PFA，无进展生存期；HGSOC，高级别浆液性卵巢癌；qd，每日一次；bid，每日两次。

PARP 抑制剂作为维持疗法也已在卵巢癌中得到广泛研究。在铂类药物治疗铂敏感复发后，奥拉帕尼单药作为维持治疗的 Ⅱ 期研究显示，其显著增加了无进展生存期，尤其是在 *BRCA* 突变的患者中，在奥拉帕尼维持治疗的情况下，无进展生存期从 4.3 个月增加到 11.2 个月[46, 47]。类似地，一项 *BRCA* 突变卵巢癌患者的 Ⅲ 期研究表明，在铂敏感复发的铂基础化疗（NOVA 试验）后，与安慰剂相比，奥拉帕尼维持治疗使 *BRCA* 突变的卵巢癌患者无进展生存期显著改善，从 5.5 个月到 21.0 个月（Mirza 等，N Engl J Med，2016）。首次手术和新诊断癌症的化疗（SOLO1）及铂类敏感性复发（SOLO2）的铂类化疗之后的奥拉帕尼维持疗法在 *BRCA* 突变卵巢癌中的 Ⅲ 期试验也已于 2015 年完成。

BRCA 野生型卵巢癌

尽管早期对 PARP 抑制剂的研究大多集中在 *BRCA* 突变的人群上，但越来越多的证据表明，PARP 抑制剂的反应将不仅限于 *BRCA* 相关肿瘤。如前所述，来自 TCGA 的数据表明，大约 50% 的高级别浆液性卵巢癌具有与同源重组相关的基因改变，而另一项针对 390 例卵巢癌的研究发现，在 31% 的病例中，同源重组基因发生了胚系和体细胞突变[19]，而在体外，PARP 抑制剂已被证明与 *BRCA1* 和 *BRCA2* 以外的多个同源重组基因缺陷具有协同作用[32]。实际上，在有或没有 *BRCA* 突变且患有乳腺癌或卵巢癌的患者早期 Ⅱ 期试验中，无 *BRCA* 突变的卵巢癌患者对奥拉帕尼的反应率为 24%[40]。许多研究正在进行中，以探索 PARP 抑制剂在未发现已知有害 *BRCA* 突变的卵巢癌患者中的活性。

在没有 *BRCA* 突变的患者中，评估 PARP

抑制剂活性的挑战之一是确定可能提示同源重组缺陷的生物标志物。已经有多种方法来鉴定卵巢癌中同源重组缺陷的特征，包括 "BRCAness" 基因表达标志物[51]，通过靶向捕获和大规模平行基因组测序对同源重组和其他 DNA 修复基因进行突变分析[19]，寻找同源重组可能发生的全基因组染色体畸变[52-54]。使用全基因组染色体畸变作为同源重组缺陷的标志时需注意，如果同源重组恢复，同源重组缺陷中发生的变化不会恢复。因此，已经恢复同源重组的细胞将保留失去同源重组时发生的任何染色体畸变，在该分析中仍显示为 "HRD"[52]。

目前对非选择人群中 PARP 抑制剂的研究将同源重组缺陷作为次要或探索性的生物标志物。例如，ARIEL2 正在评估复发性卵巢癌患者中瑞卡帕布的活性，全基因组杂合性缺失（LOH）已用于对 *BRCA* 野生型但同源重组缺陷患者进行分类。该项研究的第一部分结果显示了 204 例接受瑞卡帕布单药治疗的铂敏感性卵巢癌患者的结局，发现 *BRCA*（胚系或体细胞）突变的患者缓解率为 75%，肿瘤为 *BRCA* 野生型但有基因组杂合性缺失证据的患者缓解率为 36%（"类 BRCA"），肿瘤为 *BRCA* 野生型但无基因组杂合性缺失（"生物标志物阴性"）的患者缓解率为 16%[42]。*BRCA* 突变组和生物标志物阴性组无进展生存期的风险比为 0.22（$P < 0.0001$），类 BRCA 组和生物标志物阴性组无进展生存期的危险比为 0.67（$P=0.045$）。有趣的是，虽然类 BRCA 组患者的总体无进展生存期显著低于 *BRCA* 突变患者组（12.8 个月 vs. 5.7 个月），但在对瑞卡帕布有反应的患者中观察反应持续时间时，与生物标志物阴性患者相比，*BRCA* 突变患者和类 *BRCA* 患者的反应持续时间更相

似（分别为 5.5 个月、9.5 个月和 8.2 个月），该结果可能反映了基因组杂合性缺失标记无法区分是现在存在的还是过去已有的同源重组缺陷。

另一项实验（QUADRA）正在对至少接受过 3 种卵巢癌化疗方案的患者进行研究，以评估尼拉帕尼单药治疗卵巢癌的活性。与 ARIEL2 一样，该试验不预选已知 *BRCA* 突变或同源重组缺陷的患者。但将使用 Myriad HRD 检测（Myriad）通过同源重组缺陷状态分析应答，该检测从反映不同类型肿瘤重排的 3 个组成部分计算同源重组缺陷得分，包括杂合性缺失区域 > 15 Mb 且 < 全染色体、大规模状态转变（包括 DNA 相邻片段的染色体断裂）和端粒等位基因不平衡[55]。该试验的结果尚未公布。然而，在一项对复发性铂敏感卵巢癌（NOVA）进行尼拉帕尼维持治疗的Ⅲ期研究中，观察了未发生胚系 *BRCA* 突变的患者有效性，无进展生存期从 3.9 个月增加至 9.3 个月，危险比为 0.45（Mirza 等，N Engl J Med，2016）。无胚系 *BRCA* 突变但同源重组缺陷得分为阳性的患者似乎在尼拉帕尼维持治疗后获益略有增加，无进展生存期从 3.8 个月改善至 12.9 个月，风险比为 0.38，这表明

同源重组缺陷分析可能有助于确定哪些患者可能从 PARP 抑制剂中获益。目前类似设计的瑞卡帕布维持治疗复发铂敏感卵巢癌的Ⅲ期研究结果尚未发布。

PARP 抑制剂的耐药机制

目前已对 PARP 抑制剂的多种耐药机制进行了报道。在 *BRCA1/2* 突变的情况下，最常见的耐药机制之一是"逆转"或"继发性体细胞"突变，在这种情况下，肿瘤细胞在突变的 *BRCA1/2* 的拷贝中形成了继发性突变，从而导致蛋白质功能表达的恢复，这通常是通过恢复开放阅读框（例如，在原始突变导致移码的情况下）或通过完全恢复原始突变以恢复基因的野生型[56,57]。这种形式的 PARP 抑制剂耐药性首先在体外被发现，同时也导致了对铂的耐药性，随后对铂或 PARP 抑制剂耐药患者的临床样本进行的研究表明，在临床上也会发生继发性体细胞突变[58-62]。一项研究发现，对铂类耐药的 *BRCA* 相关卵巢癌患者中有 46% 存在继发性体细胞突变[62]。

尽管没有在患者样本中得到临床验证，但研究也已发现了潜在的 PARP 抑制剂耐药的其他机制（表 6.3）。这些包括非同源末端

表 6.3 PARP 抑制剂和铂耐药的潜在机制

耐药机制	PARP 抑制剂耐受的预测	铂耐药的预测
逆转突变	耐药	耐药
表观遗传逆转	耐药	耐药
53BP1 丢失	耐药（在 *BRCA1* 缺失肿瘤）	敏感
降低 PARP1 表达	耐药	敏感
PgP 表达增加	耐药	敏感
BRCA1 稳定性	耐药	耐药

连接因子 53BP1 活性的丧失、PARP1 表达的降低和 ABC 转运蛋白（如 P 糖蛋白外排泵 PgP）表达升高[63]。其他研究团队通过 HSP90 稳定 *BRCA1* 突变体和降低 53BP1 蛋白表达，在临床样本中表现出了对铂的耐药性[64]。了解 PARP 抑制剂耐药的确切机制可能具有重要的临床意义；例如，继发性突变可能导致 PARP 抑制剂和铂类药物的耐药，而 PARP1 表达的降低或 PgP 的上调会导致 PARP 抑制剂的耐药，但保留对铂的敏感性。同样，*53BP1* 缺失只会影响 *BRCA1* 缺失的肿瘤患者，因为 *53BP1* 的缺失似乎对 *BRCA2* 缺失的细胞没有任何影响。

PARP 抑制剂靶向同源重组缺陷的治疗

虽然 PARP 抑制剂是卵巢癌中第一个利用同源重组缺陷细胞脆性的靶向治疗方法，但也可能存在靶向同源重组缺陷的其他有效方法。细胞周期检查点可以较好地发挥 DNA 修复作用，以及发现 Pol 3（即 POLQ）和同源重组缺陷之间的合成致死作用，这些表明了靶向同源重组缺陷治疗肿瘤的未来方向。

细胞周期和 DNA 损伤检查点

细胞周期检查点对于防止细胞在上一阶段完成之前进入细胞周期的下一阶段至关重要。过早进入细胞周期的下一阶段会导致细胞和细胞死亡的灾难性后果。p53 是细胞周期的关键调控因子，在 G1 检查点中起关键作用。由于 *TP53* 突变几乎普遍存在（TCGA），高级别浆液性卵巢癌通常失去 G1 检查点控制，而越来越依赖于 S/G2 检查点。

细胞周期阻滞的诱因之一是 DNA 损伤。

例如，DNA 损伤应答蛋白 ATM 和 ATR 可以分别通过 ATM-CHK2 和 ATR-CHK1 信号传导途径诱导 G1 和 S/G2 阻滞[65]。同源重组缺陷细胞可能特别容易受到检查点抑制剂的攻击，这些检查点抑制剂会阻止细胞周期检查点所诱导的恰当的细胞停滞，特别是当它们修复 DNA 损伤的能力已经受损时。例如，一项研究表明，Fanconi 贫血缺陷的肿瘤细胞对 CHK1 抑制敏感；当与顺铂联合使用时，这种敏感性进一步增强[66]。同源重组缺陷和 p53 缺失的联合可能会对使 ATR-CHK1-WEE1 通路失活的药物的敏感性增加，无论是单独使用还是与能促进复制应激的化疗药物联合使用，并且，靶向该通路各种成分（包括 ATR、CHK1 和 WEE1）的药物都正在积极开发中。值得注意的是，Wee1 抑制剂 AZD1775 的 I 期试验显示，9 例 *BRCA1* 或 *BRCA2* 突变患者中有 2 例出现了部分应答[67]。

PolΘ 和替代末端连接

同源重组和非同源末端连接是修复双链 DNA 断裂的两条主要途径。然而，最近已经发现另外的途径，包括替代末端连接，也被称为易错的微同源性介导的末端连接途径[1, 68]。2015 年的两项研究发现，蛋白质 PolΘ 是替代末端连接途径中的关键分子，并发现同源重组缺陷细胞中 PolΘ 的耗竭导致合成致死[68, 69]。这些发现提出了一个问题，PolΘ 是否代表一种新的药物靶点，尤其是在同源重组缺陷的肿瘤中。

促进同源重组功能正常的细胞发生同源重组缺陷

虽然 PARP 抑制剂在 *BRCA* 相关癌症和

其他同源重组缺陷卵巢癌中的有效性是利用了肿瘤细胞中已存在的同源重组缺陷来实现合成杀伤，但目前更多的研究集中在如何将同源重组修复功能正常细胞诱导为更多的同源重组缺陷状态，从而实现例如 PARP 抑制剂等药物的潜在活性[70]。这些策略可能包括将 PARP 抑制剂与其他可导致 *BRCA* 功能或表达受抑制的靶向治疗联合使用，包括：CDK1 抑制剂，以降低 BRCA1 磷酸化[71]；PI3K 或 AKT 抑制剂，以抑制 PI3K/AKT 信号通路，调控 *BRCA1/2* 表达和 Rad51 形成[72, 73]；HDAC 抑制剂，以诱导同源重组功能降低[74]；或 HSP90 抑制剂[75]。

临床前研究支持这些靶点的抑制剂与 PARP 抑制剂或铂之间存在的潜在协同作用，这表明通过抑制这些途径和（或）蛋白质，确实可以在同源重组修复功能正常的细胞中诱导同源重组缺陷，最终引起对 PARP 抑制剂或铂敏感。在诱导同源重组缺陷与 PARP 抑制剂或铂类药物联合靶向癌细胞时需注意，这种方法失去了 PARP 抑制剂对固有同源重组缺陷肿瘤细胞的毒性选择性。理

论上，正常细胞也可能经历同源重组缺陷的诱导，同样容易受到这些组合的影响。因此，与迄今观察到的 PARP 抑制剂单药治疗相比，这种联合治疗的治疗窗口可能要窄得多。

结　语

在过去的 10 年中，人们对卵巢癌同源重组的认识有了迅速发展。约 50% 的高级别浆液性卵巢癌在同源重组通路中发生了改变，因此，了解同源重组缺陷细胞的独特脆性可能会发现卵巢癌的新治疗策略。实际上，PARP 抑制剂和同源重组缺陷之间存在合成致死的发现，以及批准奥拉帕尼在 *BRCA* 突变卵巢癌中的应用，代表了妇科癌症中首批以生物标志物为导向的疗法。然而，同源重组的复杂性尚需进一步研究，关键问题仍然是：在非 *BRCA* 突变人群中生物标志物的鉴定，诱导同源重组缺陷和潜在的 PARP 抑制剂或铂敏感性，克服对 PARP 抑制剂的耐药性及其他靶向同源重组缺陷细胞的机制等。

参考文献

[1] Ceccaldi R, Rondinelli B, D'Andrea AD. Repair pathway choices and consequences at the double-strand break. Trends Cell Biol 2015. PubMed PMID: 26437586.

[2] Wyman C, Ristic D, Kanaar R. Homologous recombination-mediated double-strand break repair. DNA Repair (Amst) 2004; 3(8-9): 827-33. PubMed PMID: 15279767.

[3] Li X, Heyer WD. Homologous recombination in DNA repair and DNA damage tolerance. Cell Res 2008; 18(1): 99-113. PubMed PMID: 18166982. Pubmed Central PMCID: 3087377.

[4] San Filippo J, Sung P, Klein H. Mechanism of eukaryotic homologous recombination. Annu Rev Biochem 2008; 77: 229-57. PubMed PMID: 18275380.

[5] Walsh CS. Two decades beyond BRCA1/2: homologous recombination, hereditary cancer risk and a target for ovarian cancer therapy. Gynecol Oncol 2015; 137(2): 343-50.

PubMed PMID: 25725131.

[6] Lancaster JM, Wooster R, Mangion J, Phelan CM, Cochran C, Gumbs C, et al. BRCA2 mutations in primary breast and ovarian cancers. Nat Genet 1996; 13(2): 238-40. PubMed PMID: 8640235.

[7] Miki Y, Swensen J, Shattuck-Eidens D, Futreal PA, Harshman K, Tavtigian S, et al. A strong candidate for the breast and ovarian cancer susceptibility gene BRCA1. Science 1994; 266(5182): 66-71. PubMed PMID: 7545954.

[8] Wooster R, Bignell G, Lancaster J, Swift S, Seal S, Mangion J, et al. Identification of the breast cancer susceptibility gene BRCA2. Nature 1995; 378(6559): 789-92. PubMed PMID: 8524414.

[9] Alsop K, Fereday S, Meldrum C, deFazio A, Emmanuel C, George J, et al. BRCA mutation frequency and patterns of treatment response in BRCA mutation-positive women with

ovarian cancer: a report from the Australian Ovarian Cancer Study Group. J Clin Oncol Off J Am Soc Clin Oncol 2012; 30(21): 2654-63. PubMed PMID: 22711857. Pubmed Central PMCID: 3413277.

[10] Cancer Genome Atlas Research N Integrated genomic analyses of ovarian carcinoma. Nature 2011; 474(7353): 609-15. PubMed PMID: 21720365. Pubmed Central PMCID: 3163504.

[11] Walsh T, Casadei S, Lee MK, Pennil CC, Nord AS, Thornton AM, et al. Mutations in 12 genes for inherited ovarian, fallopian tube, and peritoneal carcinoma identified by massively parallel sequencing. Proc Natl Acad Sci USA 2011; 108(44): 18032-7. PubMed PMID: 22006311. Pubmed Central PMCID: 3207658.

[12] Network NCC. NCCN Guidelines [01/03/2014].

[13] Meindl A, Hellebrand H, Wiek C, Erven V, Wappenschmidt B, Niederacher D, et al. Germline mutations in breast and ovarian cancer pedigrees establish RAD51C as a human cancer susceptibility gene. Nat Genet 2010; 42(5): 410-14. PubMed PMID: 20400964.

[14] Hughes-Davies L, Huntsman D, Ruas M, Fuks F, Bye J, Chin SF, et al. EMSY links the BRCA2 pathway to sporadic breast and ovarian cancer. Cell 2003; 115(5): 523-35. PubMed PMID: 14651845.

[15] Brown LA, Kalloger SE, Miller MA, Shih Ie M, McKinney SE, Santos JL, et al. Amplification of 11q13 in ovarian carcinoma. Genes Chromosomes Cancer 2008; 47(6): 481-9. PubMed PMID: 18314909.

[16] Wilkerson PM, Dedes KJ, Wetterskog D, Mackay A, Lambros MB, Mansour M, et al. Functional characterization of EMSY gene amplification in human cancers. J Pathol 2011; 225(1): 29-42. PubMed PMID: 21735447.

[17] Shen WH, Balajee AS, Wang J, Wu H, Eng C, Pandolfi PP, et al. Essential role for nuclear PTEN in maintaining chromosomal integrity. Cell 2007; 128(1): 157-70. PubMed PMID: 17218262.

[18] McEllin B, Camacho CV, Mukherjee B, Hahm B, Tomimatsu N, Bachoo RM, et al. PTEN loss compromises homologous recombination repair in astrocytes: implications for glioblastoma therapy with temozolomide or poly(ADP-ribose) polymerase inhibitors. Cancer Res 2010; 70(13): 5457-64. PubMed PMID: 20530668. Pubmed Central PMCID: 2896430.

[19] Pennington KP, Walsh T, Harrell MI, Lee MK, Pennil CC, Rendi MH, et al. Germline and somatic mutations in homologous recombination genes predict platinum response and survival in ovarian, fallopian tube, and peritoneal carcinomas. Clin Cancer Res Off J Am Assoc Cancer Res 2014; 20(3): 764-75. PubMed PMID: 24240112. Pubmed Central PMCID: 3944197.

[20] Tan DS, Rothermundt C, Thomas K, Bancroft E, Eeles R, Shanley S, et al. "BRCAness" syndrome in ovarian cancer: a case-control study describing the clinical features and outcome of patients with epithelial ovarian cancer associated with BRCA1 and BRCA2 mutations. J Clin Oncol Off J Am Soc Clin Oncol 2008; 26(34): 5530-6. PubMed PMID: 18955455.

[21] Yang D, Khan S, Sun Y, Hess K, Shmulevich I, Sood AK, et al. Association of BRCA1 and BRCA2 mutations with survival, chemotherapy sensitivity, and gene mutator phenotype in patients with ovarian cancer. JAMA 2011; 306(14): 1557-65. PubMed PMID: 21990299. Pubmed Central PMCID: 4159096.

[22] Bolton KL, Chenevix-Trench G, Goh C, Sadetzki S, Ramus SJ, Karlan BY, et al. Association between BRCA1 and BRCA2 mutations and survival in women with invasive epithelial ovarian cancer. JAMA 2012; 307(4): 382-90. PubMed PMID: 22274685. Pubmed Central PMCID: 3727895.

[23] Liu J, Cristea MC, Frankel P, Neuhausen SL, Steele L, Engelstaedter V, et al. Clinical characteristics and outcomes of BRCA-associated ovarian cancer: genotype and survival. Cancer Genet 2012; 205(1-2): 34-41. PubMed PMID: 22429596. Pubmed Central PMCID: 3337330.

[24] Rouleau M, Patel A, Hendzel MJ, Kaufmann SH, Poirier GG. PARP inhibition: PARP1 and beyond. Nat Rev Cancer 2010; 10(4): 293-301. PubMed PMID: 20200537. Pubmed Central PMCID: 2910902.

[25] Haince JF, Kozlov S, Dawson VL, Dawson TM, Hendzel MJ, Lavin MF, et al. Ataxia telangiectasia mutated (ATM) signaling network is modulated by a novel poly(ADP-ribose)-dependent pathway in the early response to DNA-damaging agents. J Biol Chem 2007; 282(22): 16441-53. PubMed PMID: 17428792.

[26] Haince JF, McDonald D, Rodrigue A, Dery U, Masson JY, Hendzel MJ, et al. PARP1-dependent kinetics of recruitment of MRE11 and NBS1 proteins to multiple DNA damage sites. J Biol Chem 2008; 283(2): 1197-208. PubMed PMID: 18025084.

[27] Wang M, Wu W, Wu W, Rosidi B, Zhang L, Wang H, et al. PARP-1 and Ku compete for repair of DNA double strand breaks by distinct NHEJ pathways. Nucleic Acids Res 2006; 34(21): 6170-82. PubMed PMID: 17088286. Pubmed Central PMCID: 1693894.

[28] de Murcia JM, Niedergang C, Trucco C, Ricoul M, Dutrillaux B, Mark M, et al. Requirement of poly(ADP-ribose) polymerase in recovery from DNA damage in mice and in cells. Proc Natl Acad Sci USA 1997; 94(14): 7303-7. PubMed PMID: 9207086. Pubmed Central PMCID: 23816.

[29] Wang ZQ, Auer B, Stingl L, Berghammer H, Haidacher D, Schweiger M, et al. Mice lacking ADPRT and poly(ADP-ribosyl)ation develop normally but are susceptible to skin disease. Genes Dev 1995; 9(5): 509-20. PubMed PMID: 7698643.

[30] Bryant HE, Schultz N, Thomas HD, Parker KM, Flower D, Lopez E, et al. Specific killing of BRCA2-deficient tumours with inhibitors of poly(ADP-ribose) polymerase. Nature 2005; 434(7035): 913−17. PubMed PMID: 15829966. eng.

[31] Farmer H, McCabe N, Lord CJ, Tutt AN, Johnson DA, Richardson TB, et al. Targeting the DNA repair defect in BRCA mutant cells as a therapeutic strategy. Nature 2005; 434(7035): 917−21. PubMed PMID: 15829967. eng.

[32] McCabe N, Turner NC, Lord CJ, Kluzek K, Bialkowska A, Swift S, et al. Deficiency in the repair of DNA damage by homologous recombination and sensitivity to poly(ADP-ribose) polymerase inhibition. Cancer Res 2006; 66(16): 8109−15. PubMed PMID: 16912188.

[33] Patel AG, Sarkaria JN, Kaufmann SH. Nonhomologous end joining drives poly(ADP-ribose) polymerase (PARP) inhibitor lethality in homologous recombination-deficient cells. Proc Natl Acad Sci USA 2011; 108(8): 3406−11. PubMed PMID: 21300883. Pubmed Central PMCID: 3044391.

[34] Scott CL, Swisher EM, Kaufmann SH. Poly (ADP-ribose) polymerase inhibitors: recent advances and future development. J Clin Oncol Off J Am Soc Clin Oncol 2015; 33(12): 1397−406. PubMed PMID: 25779564. Pubmed Central PMCID: 4517072.

[35] Hochegger H, Dejsuphong D, Fukushima T, Morrison C, Sonoda E, Schreiber V, et al. Parp-1 protects homologous recombination from interference by Ku and Ligase IV in vertebrate cells. EMBO J 2006; 25(6): 1305−14. PubMed PMID: 16498404. Pubmed Central PMCID: 1422167.

[36] Paddock MN, Bauman AT, Higdon R, Kolker E, Takeda S, Scharenberg AM. Competition between PARP-1 and Ku70 control the decision between high-fidelity and mutagenic DNA repair. DNA Repair (Amst) 2011; 10(3): 338−43. PubMed PMID: 21256093. Pubmed Central PMCID: 4079052.

[37] Murai J, Huang SY, Das BB, Renaud A, Zhang Y, Doroshow JH, et al. Trapping of PARP1 and PARP2 by clinical PARP inhibitors. Cancer Res 2012; 72(21): 5588−99. PubMed PMID: 23118055. Pubmed Central PMCID: 3528345.

[38] Li M, Yu X. Function of BRCA1 in the DNA damage response is mediated by ADP-ribosylation. Cancer Cell 2013; 23(5): 693−704. PubMed PMID: 23680151. Pubmed Central PMCID: 3759356.

[39] Audeh MW, Carmichael J, Penson RT, Friedlander M, Powell B, Bell-McGuinn KM, et al. Oral poly(ADP-ribose) polymerase inhibitor olaparib in patients with BRCA1 or BRCA2 mutations and recurrent ovarian cancer: a proof-of-concept trial. Lancet 2010; 376(9737): 245−51. PubMed PMID: 20609468. eng.

[40] Gelmon KA, Tischkowitz M, Mackay H, Swenerton K, Robidoux A, Tonkin K, et al. Olaparib in patients with recurrent high-grade serous or poorly differentiated ovarian carcinoma or triple-negative breast cancer: a phase 2, multicentre, open-label, non-randomised study. Lancet Oncol 2011; 12(9): 852−61. PubMed PMID: 21862407. eng.

[41] Coleman RL, Sill MW, Bell-McGuinn K, Aghajanian C, Gray HJ, Tewari KS, et al. A phase II evaluation of the potent, highly selective PARP inhibitor veliparib in the treatment of persistent or recurrent epithelial ovarian, fallopian tube, or primary peritoneal cancer in patients who carry a germline BRCA1 or BRCA2 mutation—an NRG Oncology/Gynecologic Oncology Group study. Gynecol Oncol 2015; 137(3): 386−91. PubMed PMID: 25818403. Pubmed Central PMCID: 4447525.

[42] Kristeleit R, Swisher EM, Oza A, Coleman RL, Scott C, Konecny G, et al. Final results of ARIEL2 (Part 1): a phase 2 trial to prospectively identify ovarian cancer (OC) responders to rucaparib using tumor genetic analysis. Presented at ECCO 2015; 2015.

[43] Kaye SB, Lubinski J, Matulonis U, Ang JE, Gourley C, Karlan BY, et al. Phase II, open-label, randomized, multicenter study comparing the efficacy and safety of olaparib, a poly (ADPribose) polymerase inhibitor, and pegylated liposomal doxorubicin in patients with BRCA1 or BRCA2 mutations and recurrent ovarian cancer. J Clin Oncol Off J Am Soc Clin Oncol 2012; 30(4): 372−9. PubMed PMID: 22203755.

[44] Oza AM, Cibula D, Benzaquen AO, Poole C, Mathijssen RH, Sonke GS, et al. Olaparib combined with chemotherapy for recurrent platinum-sensitive ovarian cancer: a randomised phase 2 trial. Lancet Oncol 2015; 16(1): 87−97. PubMed PMID: 25481791.

[45] Liu JF, Barry WT, Birrer M, Lee JM, Buckanovich RJ, Fleming GF, et al. Combination cediranib and olaparib versus olaparib alone for women with recurrent platinum-sensitive ovarian cancer: a randomised phase 2 study. Lancet Oncol 2014; 15(11): 1207−14. PubMed PMID: 25218906. Pubmed Central PMCID: 4294183.

[46] Ledermann J, Harter P, Gourley C, Friedlander M, Vergote I, Rustin G, et al. Olaparib maintenance therapy in platinum-sensitive relapsed ovarian cancer. N Engl J Med 2012; 366(15): 1382−92. PubMed PMID: 22452356.

[47] Ledermann J, Harter P, Gourley C, Friedlander M, Vergote I, Rustin G, et al. Olaparib maintenance therapy in patients with platinum-sensitive relapsed serous ovarian cancer: a preplanned retrospective analysis of outcomes by BRCA status in a randomised phase 2 trial. Lancet Oncol 2014 PubMed PMID: 24882434.

[48] Fong PC, Boss DS, Yap TA, Tutt A, Wu P, Mergui-Roelvink M, et al. Inhibition of poly(ADP-ribose) polymerase in tumors from BRCA mutation carriers. N Engl J Med 2009; 361(2): 123−34. PubMed PMID: 19553641. eng.

[49] Fong PC, Yap TA, Boss DS, Carden CP, Mergui-Roelvink M, Gourley C, et al. Poly(ADP)-ribose polymerase inhibition: frequent durable responses in BRCA carrier

ovarian cancer correlating with platinum-free interval. J Clin Oncol Off J Am Soc Clin Oncol 2010; 28(15): 2512–19. PubMed PMID: 20406929.

[50] Kaufman B, Shapira-Frommer R, Schmutzler RK, Audeh MW, Friedlander M, Balmana J, et al. Olaparib monotherapy in patients with advanced cancer and a germline BRCA1/2 mutation. J Clin Oncol Off J Am Soc Clin Oncol 2015; 33(3): 244–50. PubMed PMID: 25366685.

[51] Konstantinopoulos PA, Spentzos D, Karlan BY, Taniguchi T, Fountzilas E, Francoeur N, et al. Gene expression profile of BRCAness that correlates with responsiveness to chemotherapy and with outcome in patients with epithelial ovarian cancer. J Clin Oncol Off J Am Soc Clin Oncol 2010; 28(22): 3555–61. PubMed PMID: 20547991. Pubmed Central PMCID: 2917311.

[52] Abkevich V, Timms KM, Hennessy BT, Potter J, Carey MS, Meyer LA, et al. Patterns of genomic loss of heterozygosity predict homologous recombination repair defects in epithelial ovarian cancer. Br J Cancer 2012; 107(10): 1776–82. PubMed PMID: 23047548. Pubmed Central PMCID: 3493866.

[53] Birkbak NJ, Wang ZC, Kim JY, Eklund AC, Li Q, Tian R, et al. Telomeric allelic imbalance indicates defective DNA repair and sensitivity to DNA-damaging agents. Cancer Discov 2012; 2(4): 366–75. PubMed PMID: 22576213. Pubmed Central PMCID: 3806629.

[54] Popova T, Manie E, Rieunier G, Caux-Moncoutier V, Tirapo C, Dubois T, et al. Ploidy and large-scale genomic instability consistently identify basal-like breast carcinomas with BRCA1/2 inactivation. Cancer Res 2012; 72(21): 5454–62. PubMed PMID: 22933060.

[55] Wilcoxen KM, Becker M, Neff C, Abkevich V, Jones JT, Hou X, et al. Use of homologous recombination deficiency (HRD) score to enrich for niraparib sensitive high grade ovarian tumors. J Clin Oncol Off J Am Soc Clin Oncol 2015: 33.〔abstract 5532〕.

[56] Edwards SL, Brough R, Lord CJ, Natrajan R, Vatcheva R, Levine DA, et al. Resistance to therapy caused by intragenic deletion in BRCA2. Nature 2008; 451(7182): 1111–15. PubMed PMID: 18264088.

[57] Sakai W, Swisher EM, Karlan BY, Agarwal MK, Higgins J, Friedman C, et al. Secondary mutations as a mechanism of cisplatin resistance in BRCA2 –mutated cancers. Nature 2008; 451(7182): 1116–20. PubMed PMID: 18264087. Pubmed Central PMCID: 2577037.

[58] Barber LJ, Sandhu S, Chen L, Campbell J, Kozarewa I, Fenwick K, et al. Secondary mutations in BRCA2 associated with clinical resistance to a PARP inhibitor. J Pathol 2013; 229(3): 422–9. PubMed PMID: 23165508.

[59] Patch AM, Christie EL, Etemadmoghadam D, Garsed DW, George J, Fereday S, et al. Wholegenome characterization of chemoresistant ovarian cancer. Nature 2015; 521(7553): 489–94. PubMed PMID: 26017449.

[60] Sakai W, Swisher EM, Jacquemont C, Chandramohan KV, Couch FJ, Langdon SP, et al. Functional restoration of BRCA2 protein by secondary BRCA2 mutations in BRCA2–mutated ovarian carcinoma. Cancer Res 2009; 69(16): 6381–6. PubMed PMID: 19654294. Pubmed Central PMCID: 2754824.

[61] Swisher EM, Sakai W, Karlan BY, Wurz K, Urban N, Taniguchi T. Secondary BRCA1 mutations in BRCA1–mutated ovarian carcinomas with platinum resistance. Cancer Res 2008; 68(8): 2581–6. PubMed PMID: 18413725. Pubmed Central PMCID: 2674369.

[62] Norquist B, Wurz KA, Pennil CC, Garcia R, Gross J, Sakai W, et al. Secondary somatic mutations restoring BRCA1/2 predict chemotherapy resistance in hereditary ovarian carcinomas. J Clin Oncol Off J Am Soc Clin Oncol 2011; 29(22): 3008–15. PubMed PMID: 21709188. Pubmed Central PMCID: 3157963.

[63] Lord CJ, Ashworth A. Mechanisms of resistance to therapies targeting BRCA-mutant cancers. Nat Med 2013; 19(11): 1381–8. PubMed PMID: 24202391.

[64] Johnson N, Johnson SF, Yao W, Li YC, Choi YE, Bernhardy AJ, et al. Stabilization of mutant BRCA1 protein confers PARP inhibitor and platinum resistance. Proc Natl Acad Sci USA 2013; 110(42): 17041–6. PubMed PMID: 24085845. Pubmed Central PMCID: 3801063.

[65] Curtin NJ. DNA repair dysregulation from cancer driver to therapeutic target. Nat Rev Cancer 2012; 12(12): 801–17. PubMed PMID: 23175119.

[66] Chen CC, Kennedy RD, Sidi S, Look AT, D'Andrea A. CHK1 inhibition as a strategy for targeting Fanconi anemia (FA) DNA repair pathway deficient tumors. Mol Cancer 2009; 8: 24. PubMed PMID: 19371427. Pubmed Central PMCID: 2672921.

[67] Do K, Wilsker D, Ji J, Zlott J, Freshwater T, Kinders RJ, et al. Phase I study of single-agent AZD1775 (MK-1775), a wee1 kinase inhibitor, in patients with refractory solid tumors. J Clin Oncol Off J Am Soc Clin Oncol 2015; 33(30): 3409–15. PubMed PMID: 25964244. Pubmed Central PMCID: 4606059.

[68] Ceccaldi R, Liu JC, Amunugama R, Hajdu I, Primack B, Petalcorin MI, et al. Homologous-recombination-deficient tumours are dependent on Poltheta-mediated repair. Nature 2015; 518(7538): 258–62. PubMed PMID: 25642963. Pubmed Central PMCID: 4415602.

[69] Mateos-Gomez PA, Gong F, Nair N, Miller KM, Lazzerini-Denchi E, Sfeir A. Mammalian polymerase theta promotes alternative NHEJ and suppresses recombination. Nature 2015; 518(7538): 254–7. PubMed PMID: 25642960.

[70] Konstantinopoulos PA, Ceccaldi R, Shapiro GI, D'Andrea AD. Homologous recombination deficiency: exploiting the fundamental vulnerability of ovarian cancer. Cancer Discov 2015; 5(11): 1137–54. PubMed PMID: 26463832. Pubmed

Central PMCID: 4631624.

[71] Johnson N, Li YC, Walton ZE, Cheng KA, Li D, Rodig SJ, et al. Compromised CDK1 activity sensitizes BRCA-proficient cancers to PARP inhibition. Nat Med 2011; 17(7): 875−82. PubMed PMID: 21706030. Pubmed Central PMCID: 3272302.

[72] Ibrahim YH, Garcia-Garcia C, Serra V, He L, Torres-Lockhart K, Prat A, et al. PI3K inhibition impairs BRCA1/2 expression and sensitizes BRCA-proficient triple-negative breast cancer to PARP inhibition. Cancer Discov 2012; 2(11): 1036−47. PubMed PMID: 22915752.

[73] Juvekar A, Burga LN, Hu H, Lunsford EP, Ibrahim YH, Balmana J, et al. Combining a PI3K inhibitor with a PARP inhibitor provides an effective therapy for BRCA1-related breast cancer. Cancer Discov 2012; 2(11): 1048−63. PubMed PMID: 22915751. Pubmed Central PMCID: 3733368.

[74] Konstantinopoulos PA, Wilson AJ, Saskowski J, Wass E, Khabele D. Suberoylanilide hydroxamic acid (SAHA) enhances olaparib activity by targeting homologous recombination DNA repair in ovarian cancer. Gynecol Oncol 2014; 133(3): 599 −606. PubMed PMID: 24631446. Pubmed Central PMCID: 4347923.

[75] Choi YE, Battelli C, Watson J, et al. Sublethal concentrations of 17-AAG suppress homologous recombination DNA repair and enhance sensitivity to carboplatin and olaparib in HR proficient ovarian cancer cells. Oncotarget 2014; 5(9): 2678−87. PubMed PMID: 24798692. Pubmed Central PMCID: 4058036.

第7章
PARP 抑制剂的分子基础及在卵巢癌治疗中的应用前景

B. L. Collins, A. N. Gonzalez, A. Hanbury, L. Ceppi and R. T. Penson

Massachusetts General Hospital, Boston, MA, United States

DNA 损伤反应

DNA 是生命密码的基本存储体，由一个多层次、复杂维护和修复系统来保护。据估计，人类每天有 1 万～3 万次 DNA 损伤，需要高保真修复以确保生物信息的完整性，并在后代中保存独有的特征[1]。

DNA 损伤反应极为复杂，超过 700 多种人类蛋白质在 ATM 和 ATR 激酶底物识别的位点磷酸化[2]。这些蛋白质能够感知 DNA 损伤，调节细胞分裂，并修复 DNA。许多蛋白质是由肿瘤抑制基因编码，突变后会导致癌症易感综合征。Elledge 描绘了一个细胞复制自身的过程，就像复制一个小城市的规模一样，每个细胞都包含整个过程的详细蓝图：DNA。DNA 修复的关键要素如图 7.1 所示[3]。

DNA 损伤反应相关基因的突变会引起多种人类疾病。导致癌症的基因突变可分为两大类：信号突变和修复突变。TP53 和 CHEK2 突变会损害 DNA 损伤信号转导，特别是 ATM 和 NBS1 突变中的双链 DNA 断裂。DNA 修复因肿瘤抑制基因的突变而受损，这些基因涉及同源重组（HR）（BRCA1、BRCA2、PALB2、RAD51C 和 RAD51D）、与结直肠癌相关的交叉连接修复（FANC）、错配修复（MLH1、MSH2、MSH6 和 PMS2）、与皮肤癌相关的核苷酸切除修复（XPsA-F）、以及影响跨损伤合成（POLH）、非同源末端连接（DNA-PKc）和 DNA 修复（AGT）的基因[4]。

虽然最初被认为是多聚 ADP-核糖聚合酶（PARP）抑制剂的主要靶标，但涉及糖基化酶、裂解酶、APE1、PAR 和 DNA-PolΘ（如 XRCC1 和 Lig3）的碱基切除修复不再被视为其唯一靶标。

BRCA 基因突变

高危基因突变的评估已成为卵巢癌患者治疗的重要组成部分[5]。BRCA1 和 BRCA2 是抑癌基因，对 DNA 修复起关键作用[6]。突变是可以在细胞复制中形成并传播的 DNA 错误，是我们生物学结构和功能代码中的"拼写错误"。每天，人类都会产生数千个 DNA 突变。DNA 修复装置检测并纠

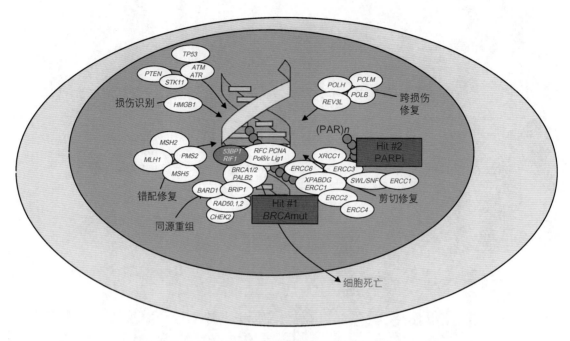

图 7.1　DNA 修复基因与高级别浆液性卵巢癌

正这些错误，或使有问题细胞死亡。如果 DNA 修复受损，比如那些 *BRCA* 突变的人，突变就会累积，并可能导致乳腺癌和卵巢癌。

　　大约 15% 的卵巢癌患者遗传 *BRCA1* 或 *BRCA2* 突变。大约 90% 的乳腺癌和卵巢癌家族中存在 *BRCA* 突变，其患癌的风险增加 10～30 倍[7]。这些突变存在于所有人群中，在某些人群中更为常见：德系犹太人、冰岛人、法裔加拿大人和白种人。例如，德系犹太女性携带 *BRCA* 突变的风险比美国妇女高 10 倍。*BRCA1* 突变似乎比 *BRCA2* 突变更常见，潜在风险更高，相应的诊断年龄更小，患三阴性乳腺癌的风险更高，患卵巢癌的风险更大[8]。

　　BRCA 基因是常染色体显性，高度外显突变。普通人群中女性一生中乳腺癌发病率为 12%，而卵巢癌的发病率却低得多，为 1/70（1.4%），这意味着乳腺癌的终身风险增加了 50%～80%。染色体 17q21 上的 *BRCA1* 基因和染色体 13q12-13 上的 *BRCA2* 基因参与

双链断裂的多效 DNA 修复，通常称为同源重组 DNA 损伤修复，因此被归类为肿瘤抑制因子，它们在复制、检查点激活和转录调控中对染色体稳定性有很大作用。它们的缺失在卵巢癌的发病机制中起着重要作用[9]。

　　这种关联被认为是遗传性乳腺癌和卵巢癌综合征的特点。种系 *BRCA1* 突变与 59% 的终身上皮性卵巢癌风险相关，而种系 *BRCA1* 突变的终身风险为 16.5%[10]。种系 *BRCA1/2* 突变的卵巢癌通常表现为高级别浆液性的组织学类型和晚期病程，但与散发性卵巢癌相比，其总生存期更长[11]。具有 *BRCA1/2* 突变的个体罹患其他恶性肿瘤（如胰腺癌、宫颈癌和前列腺癌）的风险也较高[12]。

BRCA 基因型–表型相关性

　　早期研究发现，*BRCA* 突变相关的卵巢癌患者预后较好[13]。迄今，对 26 项研究（包括 304 例 *BRCA2* 携带者、909 例 *BRCA1*

携带者和 2 666 例野生型卵巢癌患者）的综合分析发现，与 *BRCA1* 相比，*BRCA2* 携带者年龄明显更大，处于肿瘤晚期（*P* < 0.001）。尽管如此，*BRCA2* 突变携带者的 5 年总体生存率为 52%，相比之下，*BRCA1* 突变携带者的 5 年总生存率为 44%，非携带者仅为 36%[14]。总的来说，这些结果表明 *BRCA* 突变可预测对铂和蒽环类药物的反应性[15]。

将 *BRCA* 基因的结构域和功能域联系起来有望揭示基因型与表型的关联，因此可以通过特定突变进一步预测风险，例如破坏 RING 指结构、Rad51 结合或 ATM 磷酸化[16]。然而，这一点还不明显，除了在特定情况下，*BRCA* 突变导致非常不同表型，例如某些突变（*BRCA1 C61G*），可能导致较差的预后[17]。关于其他突变是否能导致铂类耐药仍存在争议[18, 19]。

其他卵巢癌相关综合征

其他与卵巢癌相关的综合征基因包括：Fanconi 贫血（*FA*）基因，Lynch Ⅱ综合征（遗传性非息肉病性结直肠癌，HNPCC），错配修复（MMR）家族基因，如 *MSH2*、*MLH1*、*MSH6* 和 *PMS2*，*PTCH1* 突变的基底细胞痣（Gorlin）综合征和 *MEN1* 突变的 Werner 综合征。

FA-BRCA 通路

同源重组的其他关键组成部分被称为 FA-BRCA 途径。这些基因中的突变可导致显著的癌症风险[20]。*TP53*、*PTEN*（Cowden 综合征中突变）和 *STK11*（Peutz-Jeghers）最接近 DNA 损伤，然后激活 FA 核心复合物或 *ATM*。*ATM* 的外显率为 15%，乳腺癌

和胰腺癌的相对风险（RR）为 2-4 倍，但不包括卵巢癌[21]。在荷兰人中，*ATM* 激活的 *CHEK2* 的 1100delC 突变携带者患病率为 1%，在乳腺癌、卵巢癌和其他癌症中的相对风险为 2～5 倍[22]。*BRCA2* 的定位协作因子（*PALB2*）的突变携带率为 0.08%，在 70 岁时发生三阴性乳腺癌、卵巢癌和胰腺癌的概率为 40%[23]。

不仅仅是 *BRCA*：强大的外显基因

自发现 *BRCA1/2* 基因以来，人们越来越认识到 DNA 修复的复杂性。虽然 *BRCA1/2* 以外的基因突变是非常罕见的，但它们共同构成了乳腺癌和卵巢癌家族的很大一部分。然而，尽管如此，大约 50% 的家族性乳腺癌仍未通过基因检测得到解决[5]。虽然 *BRCA1/2* 在乳腺癌遗传学讨论中的相对权重正在逐渐降低，但对其进行筛查已成为主流。随着新基因的鉴定和新途径的阐明，更多的筛查、诊断和预防的靶点及更有效的疗法都将成为可能。虽然 *BRCA1/2* 是乳腺癌和卵巢癌的典型高外显率基因，但其他还有一些高外显率基因，包括 *TP53*、*STK11* 和 *PTEN*。

Li-Fraumeni 综合征是一种常染色体显性遗传病，与早期癌症的发生有关，由 *TP53* 种系突变引起，是乳腺癌（60 岁发病风险 49%）和卵巢恶性肿瘤发展的重要危险因素，其中 1/3 的乳腺癌在 30 岁之前被诊断出来[24, 25]。

Peutz-Jeghers 综合征是由丝氨酸 / 苏氨酸激酶抑癌基因 *STK11* 突变引起，其发生在嘴唇、手和生殖器周围的错构瘤，以及整个胃肠道的息肉。该综合征与胃肠道

癌、胰腺癌、肺癌、子宫癌、乳腺癌和卵巢癌有关。这些患者的相对风险为 15（$CI = 7.2 \sim 27$），平均诊断年龄为 37 岁[26]。

Cowden 综合征是一种常染色体显性遗传疾病，其特征是在皮肤和黏膜上发生多发性错构瘤，并且由于肿瘤抑制基因 *PTEN* 的突变，增加乳腺癌、甲状腺癌、子宫内膜癌和卵巢恶性肿瘤的风险。乳腺癌的终身风险为 85.2%（95% CI=71.4%～99.1%）[27]。

理论上，卵巢癌在这些综合征中存在发病风险，但目前还没有明确的相关性。

FA 相关的中等外显率基因

FA 是一种 X 连锁的罕见遗传性血液病，表现为儿童骨髓衰竭和恶性肿瘤（最常见的是淋巴瘤）的易感性增加。FA 作为一种疾病，由 13 个不同的互补群组成，每个都有特定的表现形式。FA-BRCA 通路对于同源重组进行 DNA 修复来维持遗传完整性是至关重要的，拓宽了我们对乳腺癌和卵巢癌发生发展的认识。虽然该途径仍在研究中，但已有研究表明，8 种 FA 蛋白形成了一种复合物，该复合物可被 FANCD2 泛素化激活。修饰后的 FANCD2 易位到含有 BRCA1、BRCA2 和 RAD51 的受损核中心，从而识别和修复 DNA[28]。这一过程的破坏会损害细胞在复制前修复受损 DNA 的能力，因为不准确的非同源末端连接修复，会导致突变的积累，引起基因组不稳定和凋亡[29]。这些突变与髓母细胞瘤、白血病、乳腺癌和卵巢癌有关。FANCD1 突变患者的表型与胚系 *BRCA2* 突变患者的表型相似。

FA-BRCA 通路的其他基因很少与卵巢癌的风险相关，其外显率中等，如 *CHEK2*、*PALB2* 和 *ATM*。

CHEK2 是 FA-BRCA 通路的一部分，涉及修复途径和检查点的功能。*CHEK2* 的 *1100delC* 突变已被确认为乳腺癌的危险因素。研究估计，这种突变存在于 1%～2% 人群[30]、5% 的 *BRCA1/2* 突变阴性乳腺癌患者和 14% 的男性乳腺癌患者中[28]。

PALB2 是 FA-BRCA 通路的另一成员。PALB2 蛋白与 BRCA2 紧密结合，使其稳定并发挥修复功能，这对于 *BRCA2* 的肿瘤抑制和损伤控制活动至关重要。*PALB2* 的双等位基因突变导致 FA。在 40 岁以上的女性中，*PALB2* 突变使罹患乳腺恶性肿瘤的风险增加 8 倍[23]。而卵巢癌的风险亦可能与之相关，但目前还没有明确的证据。

共济失调毛细血管扩张症是一种常染色体隐性遗传的神经退行性疾病，由于无法修复断裂的 DNA 而导致小脑功能障碍、免疫缺陷和乳腺癌的风险增加。ATM 蛋白作为一种重要的细胞周期检查点激酶，磷酸化 *BRCA1*，是 FA-BRCA 通路的早期启动因子。*ATM* 杂合突变携带的乳腺癌相关风险 ≥ 2（95% CI=1.90～12.9），在 50 岁以下的人群中增加到 5 倍[31]。

低外显率基因

还有很多基因没有明显的特征，只有初步数据表明与乳腺癌和卵巢癌风险增加相关。其中包括 *BRIP1*、*RAD51C* 和 *RAD51D*。这些基因可与 *BRCA1* 和 *BRCA2* 起协同作用，在 *BRCA* 突变乳腺癌家族个体中发现，当 *BRCA* 突变存在时，其患病风险会增加[32-35]。

卵巢癌的 *BRCA* 检测

随着越来越多的针对癌症的治疗靶点被

发现，基因检测已成为评估卵巢癌的重要组成部分。

　　过去，临床医师仅对具有 *BRCA* 突变的卵巢癌高风险女性进行检测，这是由两个或两个以上的一级亲属（母亲、姐妹、女儿）患有乳腺癌或卵巢癌的家族史来确定的，至少有一个亲属被诊断时年龄在 50 岁以下。然而，有研究表明，家族史和诊断时的年龄是卵巢癌患者 *BRCA* 状态不良的预测因子。美国国家综合癌症网络（NCCN）、美国临床肿瘤学会和妇科肿瘤学会等组织的指南现在建议对所有上皮性卵巢癌患者进行胚系 *BRCA* 突变检测。大约有 15% 的卵巢癌患者存在一个有害的 *BRCA* 突变[36, 37]。几乎一半（47%）的 *BRCA* 阳性卵巢癌患者没有明显的卵巢癌或乳腺癌家族史[38]。超过 2/3（71%）的 *BRCA* 阳性卵巢癌患者年龄在 50 岁以上[39]。在 2013—2015 年，利用二代测序技术，日本一家医院的研究团队评估了 95 名未经筛选的卵巢癌女性，95 名患者中有 12 名（13%）存在有害突变。在 36 例有家族史的病例中，6 例（17%）具有 *BRCA* 突变，而在 59 例无家族史的病例中，也有 6 例（10%）具有 *BRCA* 种系突变（*P*=0.36），这表明所有卵巢癌患者都应进行 *BRCA1/2* 基因检测，而不仅检测先前限定范围内的卵巢癌患者[40]。图 7.2 展示了基于癌症基因组图谱所描绘的可能导致 PARP 抑制剂敏感性的同源重组缺陷（HRD）突变和表观遗传事件的发生率[41]。

　　二代测序已实现低成本的多重基因检测，同时还能识别出其他增加卵巢癌风险且外显率较低的基因。值得注意的是，这些筛选技术通常比 *BRCA* 检测更便宜，而且有可能覆盖可能具有临床意义的与同源重组缺陷相关的基因突变。

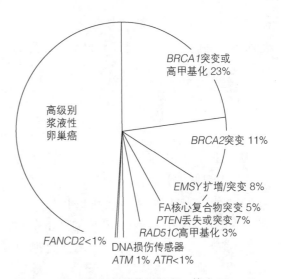

图 7.2　PARP 抑制剂的作用机制。摘自 Peng G, et al. Exploiting the homologous recombination DNA repair network for targeted cancer therapy. World J Clin Oncol. 2011; 2(2): 73-9; Wiegand KC, et al. ARID1A mutations in endometriosis-associated ovarian carcinomas. N Engl J Med. 2010; 363(16): 1532-43; Pearce CL, et al. Association between endometriosis and risk of histological subtypes of ovarian cancer: a pooled analysis of case-control studies. Lancet Oncol. 2012; 13(4): 385-94; Pennington KP, et al. Hereditary ovarian cancer: beyond the usual suspects. Gynecol Oncol. 2012; 124(2): 347-53; Lord CJ, et al. Mechanisms of resistance to therapies targeting BRCA-mutant cancers. Nat Med. 2013; 19(11): 1381-8

筛查和预防性手术

　　美国癌症协会和 NCCN 已经为与乳腺癌和卵巢癌有着广泛联系的高度外显率基因建立了明确的指南，例如 *BRCA1/2*、*TP53* 和 *PTEN*[42]。从 25 岁开始的筛查方法包括每年进行乳腺 X 线检查和乳腺 MRI 检查，建议在生育年龄内进行 CA125 和经阴道超声监测，并提倡在 40 岁或比亲属最早诊断年龄早 10 岁时进行降低风险的手术。越来越多的证据表明，可以预防性使用选择性雌激素受体调节剂和（或）芳香化酶抑制剂。目前还没有针对中度到低度外显率基因突变的建议。

PARP

PARP 于 1962 年被发现，最初被认为有助于组织保护和修复。然而，直到 20 世纪 90 年代，它在 DNA 修复中的作用才被充分认识和利用。多聚 ADP 核糖基蛋白的 PARP 家族包含 17 个成员[43]。它们都以 NAD^+ 为底物，将二磷酸腺苷聚合成（腺苷核糖）$_n$。PARP-1 是研究最多、最重要的家族成员，但通常 PARP 抑制剂缺乏酶特异性。PARP-1 具有 DNA 结合的结构域、自修饰结构域和 PARP 同源催化结构域。PARP 是具有 DNA 结合结构域的核蛋白，可将 PARP 定位于 DNA 损伤位点，作为 DNA 损伤传感器和修复信号分子。PARP 活性对于通过非同源末端连接、碱基切除修复和其他机制修复单链 DNA 断裂至关重要。敲除 PARP-1 足以显著削弱放射或细胞毒性损伤后的 DNA 修复。PARP-1 还参与先天免疫和炎症、应激反应、细胞和组织代谢、分化和激素信号传导等。PARP 在癌细胞中的高表达导致普遍耐药。

PARP 是 DNA 修复机制的一部分，为其他重要酶形成聚合物支架。如果该系统被抑制，当其他重要的 DNA 修复系统被破坏，如患者携带 *BRCA1* 或 *BRCA2* 突变时，则 DNA 修复就不会发生。

PARP 抑制剂的机制和早期临床发展历史

早期的数据表明，在 *BRCA* 突变的肿瘤细胞系中，PARP 抑制剂具有潜在的治疗作用，使 PARP 抑制剂受到关注[44]。在最初的研究中，新型 PARP 抑制剂 AG14361 恢复了错配修复缺陷细胞对替莫唑胺的敏感性[45]。药理学家利用这个概念选择性地靶向癌细胞，并将副作用降至最低[46]。PARP 抑制剂开发的一个重大失败结果是药物 iniparib（BSI-201），该药物在临床应用中失败[47]，但提供了 PARP 抑制剂活性的分子基础[48]。1997 年，Steve Jackson 成为 AZ2281（后称奥拉帕尼，olaparib）的创始人和第一位开发者。他首先在胚系 *BRCA* 突变患者中进行了试验，并获得了临床成功，但很显然，治疗患者的范围可能会更广[49]。PARP 抑制剂能阻止同源重组缺陷的正常代偿，从而干扰肿瘤 DNA 的修复[50]。尽管同源重组是最重要的高保真 DNA 修复机制，但其他修复机制可以弥补同源重组修复的缺失。然而，同源重组缺陷有一个内在的脆弱性，即"合成致命性"或"致命弱点"，用 PARP 抑制剂抑制这些其他 DNA 修复机制可触发细胞凋亡[51]。PARP 的抑制导致双链断裂的形成，因为在复制过程中单链断裂变成双链断裂[52]。PARP-1 的捕获可能是抑制 PARP 的一个重要因素[53]。这种 PARP-1 捕获似乎对生物素的 BMN-673（又名他拉唑帕尼，talazoparib）最有效[54]。合成致死和 PARP 抑制的机制如图 7.2 所示。

卵巢癌 PARP 抑制剂的临床研究：奥拉帕尼

早期临床研究表明，奥拉帕尼对 *BRCA* 携带者的卵巢癌具有持久的反应性[55]。I 期临床试验中，19 位 *BRCA* 携带并患有卵巢癌、乳腺癌或前列腺癌患者服用奥拉帕尼 200 mg bid 治疗，有 63% 获得了临床反应[56]。Ⅱ 期研究（ICEBERG）中，奥拉帕尼 400 mg bid 组的表现明显好于 100 mg bid 组，有效率为 33%[57]。此外，加拿大一项针对乳腺癌和卵巢癌患者的研究发现，卵巢癌患者的总体有效率为 29%（18/63），而胚系 *BRCA* 突变乳腺癌（0/8）和三阴性乳腺癌（0/15）无缓解[58]。值得注意的是，对铂耐药的胚系 *BRCA* 突变的有效率为 33%（4/12），与 *BRCA* 铂敏感的肿瘤（50%，10/20）和胚系 *BRCA* 突变铂敏感的肿瘤（60%，3/5）的有效率相似。

寻求强大疗效一直是充满挑战性的。一项小型的随机 Ⅱ 期临床试验（Study 12）比较了 97 例 *BRCA* 突变肿瘤（在铂治疗后 < 12 个月内复发）的患者服用奥拉帕尼 200 mg bid、400 mg bid 和聚乙二醇化脂质体阿霉素 50 mg/m^2 的情况，在疗效或生存率方面没有任何差异[59]。相反，获益的具体证据来自奥拉帕尼维持治疗的研究[60, 61]（请参阅第 6 章）。

卵巢癌患者有广泛的选择而没有罕见病药的地位[62]。2013 年 9 月 4 日宣布进行二次再投资后，奥拉帕尼研究逆转[63]，并带来了临床试验的成功[60, 61]（更多详情请参阅"卵巢癌：新靶点和未来方向"一章）。

FDA 在美国批准了奥拉帕尼可作为姑息疗法，用于治疗有 3 种或 3 种以上化疗方案的患者，其在胚系 *BRCA* 突变患者中的疗效是化疗的 2 倍，有效率为 31%，中位无进展生存期为 7 个月[64]。Myriad 的联合 *BRCA* 突变分析的辅助诊断（CDx）联合获得批准，该检测可识别那些最有可能从破坏 DNA 修复（合成致命）中获益的患者。

相比之下，欧洲药品管理局的批准确实反映了维持研究的数据（Study 19），中位无进展生存期延长了 7 个月[60]。

鉴于维持治疗巨大的获益空间，又开展了另外两项试验：研究奥拉帕尼在一线化疗后对卵巢癌（SOLO）-1 的疗效，以及在铂敏感复发性卵巢癌的二次或随后缓解的 SOLO-2 的疗效[65]。

通过还是不通过的决定

PARP 抑制剂的临床开发像一个戏剧性的过山车。制药公司在承诺后期投资点（LIP）进一步开发时，通常会有一个"LIP"。鉴于美国食品药品管理局（FDA）要求提高生存率或临床效益，他们可能会为需要显著疗效信号的第二阶段设定一个高标准。鉴于所显示的效果较小，阿斯利康于 2012 年 12 月 20 日宣布，奥拉帕尼将不会进入第三阶段：面临的挑战是 *BRCA1/2* 相关癌症患者只占很小的目标人群，因此限制了经济效益，因为 iniparib 未能证明对三阴性乳腺癌有效，并且奥拉帕尼因其对复发性

注　册　策　略

FDA 批准具有令人信服的生存优势或临床益处的新药物。2014 年贝伐单抗和奥拉帕尼获得批准，这标志着 8 年来首个被批准用于卵巢癌的新药。在获得批准适应证的道路上，已发现的实际障碍主要集中在使用无进展生存期作为替代终点的问题上。在临床实践中，有多种姑息治疗可供选择，患者在复发后享有相对较长的生存期，这使情况更加复杂。图 7.3 展示了不同的方法。最佳策略仍存在争议，特别是基于 Ⅱ 期汇总数据加速了奥拉帕尼的获批。许多临床试验发起人仍然关注维持治疗的方法，因为在缓解期

毒性会对患者健康相关的生活质量产生负面影响。

联 合 疗 法

由于 PARP 抑制剂具有血液毒性，因此难以与骨髓抑制性化疗联合使用。实际上，将奥拉帕尼添加到卡铂中时需要减少 33% 的铂剂量（AUC 从 6 减至 4）[61]。与其他没有重叠毒性的生物制剂联合应用具有更大的潜力。Liu 等在一项随机 II 期研究中，联合口服抗血管生成药西地拉尼和奥拉帕尼治疗复发性铂敏感卵巢癌[66]。受试者具有可衡量的铂敏感、复发、高级别浆液性或子宫内膜样卵巢癌、输卵管癌或原发性腹膜癌，或胚系 BRCA1/2 突变，被随机分配到奥拉帕尼 400 mg bid 组（n=46）或奥拉帕尼 200 mg bid 联合西地拉尼 30 mg qd 组（n=44）。西地尼布联合奥拉帕尼治疗的患者中位无进展生存期为 17.7 个月（95% CI=14.7～Inf），而奥拉帕尼单药治疗的中位无进展生存期为 9 个月（95% CI=5.7～16.5）。3 级和 4 级不良事件在联合治疗组比单药组更常见，包括疲劳（12 例 vs. 5 例）、腹泻（10 例 vs. 0 例）和高血压（18 例 vs. 0 例）。现已开始对铂敏感和耐药的卵巢癌进行 III 期试验，与贝伐单抗的联合用药亦进入 III 期试验。

相比之下，维拉帕尼可以与全剂量卡铂（AUC 6）和每周紫杉醇联合使用（Bell-McGuinn；图 7.3）。这可能是因为维拉帕尼 PARPi Ki（抑制常数）为 5 nM，而奥拉帕尼为 1.1 nM，鲁卡帕利为 0.8 nM。维利帕利与口服环磷酰胺合用时效果不佳，很可能是由于剂量不足（60 mg qd），尽管这是第一阶段联合用药的限定剂量。鲁卡帕尼联合卡铂治疗的第一阶段，遇到了与奥拉帕尼类似的问题。

其他 PARP 抑制剂

随着药物组合的迅速扩展，PARP 抑制剂受到了广泛的关注（表 7.1）。鲁卡帕利是唯一具有临床数据的其他类型 PARP 抑制剂。鲁卡帕利的 II 期临床试验 ARIEL2 的主要目标还在于利用肿瘤基因分析进行前瞻性预测性试验[67]。某些与同源重组缺陷相关的基因型（如 RAD51C 突变）与 BRCA 突变一样可以预测反应，而其他基因型（如 ATM）则不能。副作用与奥拉帕尼非常相似（恶心和疲劳），肝功能异常增多，但无骨髓增生异常。它还导致更多的贫血，但中性粒细胞减少较少，35% 需要减少剂量。与奥拉帕尼的最后一个对比是，鲁卡帕利还抑制端锚聚合酶 Tankyrase（PARP-5 和 PARP-7），尽管尚不清楚这是否为一个重要的靶标。在 BRCA 突变组（n=35）中，无进展生存期为 9.4 个月，相关风险为 69%（实体瘤疗效评价标准）。

最近，ENGOT-OV16/NOVA 试验证实了与安慰剂相比，尼拉帕利对铂敏感复发性卵巢癌患者的维持治疗疗效。在试验中，根据胚系 BRCA 突变的存在与否对患者进行分层，所有治疗队列的无进展生存期中位持续时间均显著长于安慰剂组：胚系 BRCA 队列中的无进展生存期中位持续时间为 21.0 个月 vs. 5.5 个月（HR 0.27；95% CI=0.17～0.41）；非胚系 BRCA 队列（具有同源重组缺陷的肿瘤）为 12.9 个月 vs. 3.8 个月（HR 0.38；95% CI=0.24～0.59），而非胚系 BRCA 总体队列为 9.3 个月 vs. 3.9 个月（HR 0.45；95% CI=0.34～0.61；P <

(A) 研究设计：同步或维持

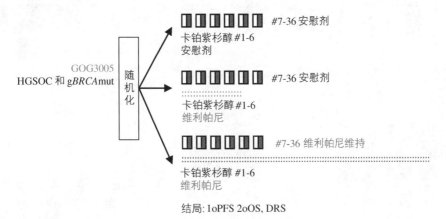

(B) 研究设计：维持

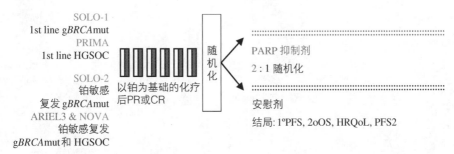

(C) 研究设计：治疗

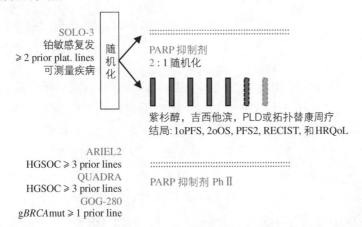

图 7.3　治疗策略的临床研究。SOLO-1（奥拉帕尼在卵巢癌中的研究 NCT01844986）；NRG-GOG3005（NCT02470585）；SOLO-2（NCT01874353）；ARIEL3（NCT01968213）；NOVA（尼拉普利二线治疗用于复发性卵巢癌维持治疗 NCT01847274）；SOLO-3（NCT02282020）；QUADRA（NCT02354586）；PFS2 包括对第一次后续治疗时间（TFST）和第二次后续治疗时间（TSST）的分析。HGSOC，高级别浆液性卵巢癌；DRS，疾病相关症状评分

表 7.1　PARP 抑制剂

PARP 抑制剂	阶　段	公　司	给药途径	研　究
BMN-673	I	Medivation	po	单药
Talazoparib CEP-8983（Prodrug CEP-9722）	I	Cephalon	po	停滞 单药联合替莫唑胺
E7016	I	Eisai	po	单药联合替莫唑胺 停滞
GPI-21016	临床前	MGI-pharma	po/iv	改善了顺铂肾毒性 停滞
Iniparib BSI-201	II～III	BiPar/Sanofi	iv	单药及联合：卡铂、吉西他滨、拓扑替康-遗传学乳腺卵巢综合征
INO-1001	I	Inotek Genentech	iv	失败 搁置
Niraparib MK4827 Tesaro	III	Merck Tesaro	po	卡铂 / 紫杉醇、替莫唑胺单药及联合用药
Olaparib AG14361 KU0058684 AZD-2281	III	Agouron KuDOS AstraZeneca	po	单药（RPhil）和联合西地拉尼、顺铂、卡铂、环磷酰胺。阿霉素、carboTax 和其他小分子
Rucaparib AG014699 CO-338	III	Agouron Pfizer	iv	单药 原 3-氨基苯甲酰胺衍生物
Veliparib ABT-888	III	Clovis Abbott	po	单药（日本）和联合环磷酰胺，替莫唑胺，卡铂阿霉素，吉西他滨 ± 卡铂，拓扑替康，伊立霉素，丝裂霉素和 RT

注：po，口服；iv，静脉注射。

0.001）。治疗组存在中等程度的骨髓毒性：在治疗组中观察到 3 或 4 级不良事件，其中 1/3 的病例出现血小板减少，1/4 的病例出现贫血，1/5 的病例出现中性粒细胞减少[68]。

预测 PARP 抑制剂的疗效

预测标志物可能有助于避免无效治疗，但更重要的是，它增加了其他患者亚群和疾病受益的可能性。Swisher 等已经开发了一种"DNA 瘢痕"测试，前瞻性地识别对鲁卡帕利有反应的卵巢癌患者[69]。评估肿瘤杂合性丢失（LOH）作为同源重组缺陷的标志物（"DNA 瘢痕"）预测疗效。体系 BRCA LOH 的 HR 为 0.61，高 BRCA-wt/LOH 组（n=56）的无进展生存期为 7.1 个月，而低 BRCA-wt/LOH 组（n=44）为 3.7 个月，有效率分别为 30% 和 13%[67]。这种预测性生物标志物似乎对所有 PARP 抑制剂都有应用前景[70]。

Abkevich、Mills 和 Lanchbury 还开发了同源重组缺陷分数，该分数反映了长 LOH 区域的数量[71]。它们不会随着时间的推移而恢复，因此是真正的"瘢痕"，这些杂合的基因组丢失模式可预测上皮性卵巢癌中的同源重组修复缺陷。一个紧迫的目标是扩展这类 DNA 修复的评估，以更广泛地确定 PARP 抑制剂的潜在益处[72]。

PARP 抑制剂耐药机制的研究进展

PARP 抑制剂治疗的一个重要临床问题是耐药性的产生。已经证实的经典耐药机制和药物特异性逃逸途径包括 PARP-1 表达上调和丢失[73]。其他机制也正在探索中，包括通过过表达 P-糖蛋白转运蛋白导致药物外排[74]，以及 PARP-1 和其他 PARP 表达的增加[75]。有趣的是，由于 DNA 修复受损而引起的基因组可塑性增加也会导致克隆变异，称为"达尔文逃逸"[76]。

53BP1 和 RIF1 与 BRCA1 具有相反的活性，可阻止 DNA 切除和同源重组，因此对非同源末端链接的需求更大。这种和其他平衡的 DNA 修复机制还没有被证实为 PARP 抑制剂抵抗的机制，但很有可能在其中发挥作用。

也许最简明的耐药机制是 *BRCA* 等位基因的二级突变，这些突变可以恢复野生型 *BRCA* 活性[77]。它们通过在截短突变的近端进行移码来实现，然后得到一个扭曲但完整的转录本。这些类型的次级突变也产生了铂耐药性，而肿瘤遗传不稳定性的相互作用是一个重要的研究焦点[18]。

其他潜在机遇

最关键和最直接的挑战是确定其他可能受益于 PARP 抑制剂的患者群体。最新发表在《新英格兰医学杂志》上的一项随机 II 期试验评估了奥拉帕尼在转移性、去势难治性前列腺癌患者中的疗效[78]，其中 33%（95% *CI*=20%～48%）有反应。总体有反应的患者中，88% 的患者有 DNA 修复基因突变。在 II 期试验中，还证明了 ATM 水平较低的胃癌患者对奥拉帕尼敏感；与安慰剂相比，联合紫杉醇治疗和奥拉帕尼维持治疗在总人群中（HR 0.56；80% *CI*=0.41～0.75；*P*=0.005；总生存期中位数为 13.1 个月 vs. 8.3 个月）和 ATM 较低的人群（HR 0.35；80% *CI*=0.22～0.56；*P*=0.002；总生存期中位数未达到 vs. 8.2 个月）中的总生存期均有所提高。

PTEN 缺失或突变作为同源重组缺陷标志物的作用仍存在争议。在一项 I 期试验中报道了一个令人激动的病例，一名患有转移性子宫内膜样腺癌、对铂极为敏感的患者，奥拉帕尼的疗效显著（DFI 8 个月）[79]。

有趣的是，高级别浆液性卵巢癌中存在 PD-L1 的上调，因而新的前沿探索也包括了 PARP 抑制剂与免疫检查点抑制剂的联合使用[80]。

其他 DNA 修复靶向治疗

许多肿瘤含有肿瘤抑制基因 *TP53* 的突变，使得细胞的生长和增殖不受调控，这仍然是一个主要的靶点，迄今尚无治疗药物。化合物 *APR-246* 带来了新的希望，这是新的喹喔啉酮化学物质的一部分。*APR-246* 能够诱导突变的无功能 *TP53* 形成更稳定的功能分子。这种"重新激活"的 p53 能够发挥抑癌功能，并消除肿瘤细胞[54]。事实上，已经开展了 *APR-246* 对诸如尤文肉瘤等肿瘤作用的研究[55]。PiSARRO 是一

项 Ⅰb/Ⅱ期试验，即 *APR-246* 联合卡铂（AUC 5）和聚乙二醇化阿霉素（30 mg/m²）联合使用，用于复发性铂敏感的高级别浆液性卵巢癌的二线化疗方案。

其他研究表明，PARP 抑制剂在可以影响同源重组的非 *BRCA* 突变（即 FA-BRCA 途径中的基因）的细胞中使用可能是有益的[81]。例如，研究人员已经证明，缺乏 *RAD51D* 的细胞对 PARP 抑制剂的敏感性增加，这突出了在 *CHEK2*、*ATM* 和 *RAD51D* 等基因可识别突变的患者中进行靶向治疗的未来潜力[35]。

抑制 *CHK1/wee1* 可触发 G2/M 停滞并引起有丝分裂细胞死亡[82]。在急性白血病中，AZ1775 与奥拉帕尼联合使用，它们分别具有细胞生长抑制作用，但联合则表现出细胞毒性。

VX970 是一种有前途的 DNA 修复抑制剂，*ATR* 抑制剂 VE-821 和 VX-970 通过阻断 DNA 复制起始和分叉延伸反应，使肿瘤细胞对拓扑异构酶Ⅰ抑制剂敏感[83]。

如前所述，*CHK1* 抑制剂 UCN-01 已显示出在 G2 检查点可增加 *TP53* 突变细胞对电离辐射的敏感性，并有望成为与 PARP 抑制剂协同作用的潜在药物[30]。CHK2 抑制剂（PF47736，AZD7762）也显示出类似的潜力。CHK2 和 ATM 共同参与了向 p53 传递 DNA 损伤信号[84]。事实上，许多研究表明 CHK2 抑制剂可以诱导化疗敏感性[85, 86]。ATM（CP466722，KU55933）抑制剂也在开发中，并已被证明能增强电离辐射的作用，引起损伤诱导的细胞周期停滞[87]。人们可以想象这样一个时代的到来：基因分型足够成熟，可以针对每个独特的基因型背景实时推荐一种特定靶向的抑制剂混合物[88]。

结　语

自从癌症基因组图谱完成以来，我们已经对癌症的遗传学和分子生物学有了更好的了解。PARP 抑制剂的故事是一个最好的例子，通过转化研究，既体现了遵循科学所带来的回报，使患者受益，也展现了阻碍进步的多重挑战。对人类生物学复杂性的深入认识加速了新药开发的步伐，FDA 在 2014 年批准奥拉帕尼上市，标志着治疗这些致死性疾病有了新的希望。

参考文献

［1］Hoeijmakers JH. Genome maintenance mechanisms for preventing cancer. Nature 2001; 411(6835): 366-74.

［2］Matsuoka S, Ballif BA, Smogorzewska A, McDonald 3rd ER, Hurov KE, Luo J, et al. ATM and ATR substrate analysis reveals extensive protein networks responsive to DNA damage. Science 2007; 316(5828): 1160-6.

［3］Jasin M. Accolades for the DNA damage response. N Engl J Med 2015; 373(16): 1492-5.

［4］Ding J, Miao ZH, Meng LH, Geng MY. Emerging cancer therapeutic opportunities target DNA-repair systems. Trends Pharmacol Sci 2006; 27(6): 338-44.

［5］Walsh T, King MC. Ten genes for inherited breast cancer. Cancer Cell 2007; 11(2): 103-5.

［6］Yang D, Khan S, Sun Y, Hess K, Shmulevich I, Sood AK, et al. Association of BRCA1 and BRCA2 mutations with survival, chemotherapy sensitivity, and gene mutator phenotype in patients with ovarian cancer. JAMA 2011; 306(14): 1557-65.

［7］Lindor NM, McMaster ML, Lindor CJ, Greene MH, National Cancer Institute DoCPCO, Prevention Trials Research Group Concise handbook of familial cancer susceptibility syndromes-second edition. J Natl Cancer Inst Monogr 2008; 38: 1-93.

［8］Fortini P, Dogliotti E. Base damage and single-strand break repair: mechanisms and functional significance of short- and long-patch repair subpathways. DNA Repair (Amst) 2007;

6(4): 398-409.

[9] Somasundaram K. Breast cancer gene 1 (BRCA1): role in cell cycle regulation and DNA repair—perhaps through transcription. J Cell Biochem 2003; 88(6): 1084-91.

[10] Mavaddat N, Peock S, Frost D, Ellis S, Platte R, Fineberg E, et al. Cancer risks for BRCA1 and BRCA2 mutation carriers: results from prospective analysis of EMBRACE. J Natl Cancer Inst 2013; 105(11): 812-22.

[11] Chetrit A, Hirsh-Yechezkel G, Ben-David Y, Lubin F, Friedman E, Sadetzki S. Effect of BRCA1/2 mutations on long-term survival of patients with invasive ovarian cancer: the national Israeli study of ovarian cancer. J Clin Oncol 2008; 26(1): 20-5.

[12] Thompson D, Easton DF, Breast Cancer Linkage C Cancer Incidence in BRCA1 mutation carriers. J Natl Cancer Inst 2002; 94(18): 1358-65.

[13] Boyd J, Sonoda Y, Federici MG, Bogomolniy F, Rhei E, Maresco DL, et al. Clinicopathologic features of BRCA-linked and sporadic ovarian cancer. JAMA 2000; 283(17): 2260-5.

[14] Bolton KL, Chenevix-Trench G, Goh C, Sadetzki S, Ramus SJ, Karlan BY, et al. Association between BRCA1 and BRCA2 mutations and survival in women with invasive epithelial ovarian cancer. JAMA 2012; 307(4): 382-90.

[15] Safra T, Lai W, Borgato L, Nicoletto M, Berman T, Reich E, et al. BRCA mutations and outcome in epithelial ovarian cancer (EOC): experience in ethnically diverse groups. Ann Oncol 2013; 24(Suppl. 8): viii, 63-8.

[16] Gibson BA, Kraus WL. New insights into the molecular and cellular functions of poly(ADPribose) and PARPs. Nat Rev Mol Cell Biol 2012; 13(7): 411-24.

[17] Drost R, Bouwman P, Rottenberg S, Boon U, Schut E, Klarenbeek S, et al. BRCA1 RING function is essential for tumor suppression but dispensable for therapy resistance. Cancer Cell 2011; 20(6): 797-809.

[18] Sakai W, Swisher EM, Karlan BY, Agarwal MK, Higgins J, Friedman C, et al. Secondary mutations as a mechanism of cisplatin resistance in BRCA2-mutated cancers. Nature 2008; 451(7182): 1116-20.

[19] Fojo T, Bates S. Mechanisms of resistance to PARP inhibitors—three and counting. Cancer Discov 2013; 3(1): 20-3.

[20] Pennington KP, Swisher EM. Hereditary ovarian cancer: beyond the usual suspects. Gynecol Oncol 2012; 124(2): 347-53.

[21] Roberts NJ, Jiao Y, Yu J, Kopelovich L, Petersen GM, Bondy ML, et al. ATM mutations in patients with hereditary pancreatic cancer. Cancer Discov 2012; 2(1): 41-6.

[22] Huzarski T, Cybulski C, Wokolorczyk D, Jakubowska A, Byrski T, Gronwald J, et al. Survival from breast cancer in patients with CHEK2 mutations. Breast Cancer Res Treat 2014; 144(2): 397-403.

[23] Antoniou AC, Casadei S, Heikkinen T, Barrowdale D, Pylkas K, Roberts J, et al. Breast-cancer risk in families with mutations in PALB2. N Engl J Med 2014; 371(6): 497-506.

[24] Hwang SJ, Lozano G, Amos CI, Strong LC. Germline p53 mutations in a cohort with childhood sarcoma: sex differences in cancer risk. Am J Hum Genet 2003; 72(4): 975-83.

[25] Birch JM, Hartley AL, Tricker KJ, Prosser J, Condie A, Kelsey AM, et al. Prevalence and diversity of constitutional mutations in the p53 gene among 21 Li-Fraumeni families. Cancer Res 1994; 54(5): 1298-304.

[26] Giardiello FM, Brensinger JD, Tersmette AC, Goodman SN, Petersen GM, Booker SV, et al. Very high risk of cancer in familial Peutz-Jeghers syndrome. Gastroenterology 2000; 119(6): 1447-53.

[27] Tan MH, Mester JL, Ngeow J, Rybicki LA, Orloff MS, Eng C. Lifetime cancer risks in individuals with germline PTEN mutations. Clin Cancer Res 2012; 18(2): 400-7.

[28] Meijers-Heijboer H, van den Ouweland A, Klijn J, Wasielewski M, de Snoo A, Oldenburg R, et al. Low-penetrance susceptibility to breast cancer due to CHEK2(*)1100delC in noncarriers of BRCA1 or BRCA2 mutations. Nat Genet 2002; 31(1): 55-9.

[29] Shimamura A, Montes de Oca R, Svenson JL, Haining N, Moreau LA, Nathan DG, et al. A novel diagnostic screen for defects in the Fanconi anemia pathway. Blood 2002; 100(13): 4649-54.

[30] Graves PR, Yu L, Schwarz JK, Gales J, Sausville EA, O'Connor PM, et al. The Chk1 protein kinase and the Cdc25C regulatory pathways are targets of the anticancer agent UCN-01. J Biol Chem 2000; 275(8): 5600-5.

[31] Renwick A, Thompson D, Seal S, Kelly P, Chagtai T, Ahmed M, et al. ATM mutations that cause ataxia-telangiectasia are breast cancer susceptibility alleles. Nat Genet 2006; 38(8): 873-5.

[32] Seal S, Thompson D, Renwick A, Elliott A, Kelly P, Barfoot R, et al. Truncating mutations in the Fanconi anemia J gene BRIP1 are low-penetrance breast cancer susceptibility alleles. Nat Genet 2006; 38(11): 1239-41.

[33] Shin DS, Pellegrini L, Daniels DS, Yelent B, Craig L, Bates D, et al. Full-length archaeal Rad51 structure and mutants: mechanisms for RAD51 assembly and control by BRCA2. EMBO J 2003; 22(17): 4566-76.

[34] Meindl A, Hellebrand H, Wiek C, Erven V, Wappenschmidt B, Niederacher D, et al. Germline mutations in breast and ovarian cancer pedigrees establish RAD51C as a human cancer susceptibility gene. Nat Genet 2010; 42(5): 410-14.

[35] Loveday C, Turnbull C, Ramsay E, Hughes D, Ruark E, Frankum JR, et al. Germline mutations in RAD51D confer susceptibility to ovarian cancer. Nat Genet 2011; 43(9): 879-82.

[36] Pal T, Permuth-Wey J, Betts JA, Krischer JP, Fiorica J, Arango H, et al. BRCA1 and BRCA2 mutations account for a large proportion of ovarian carcinoma cases. Cancer 2005; 104(12): 2807−16.

[37] Alsop K, Fereday S, Meldrum C, deFazio A, Emmanuel C, George J, et al. BRCA mutation frequency and patterns of treatment response in BRCA mutation-positive women with ovarian cancer: a report from the Australian Ovarian Cancer Study Group. J Clin Oncol 2012; 30(21): 2654−63.

[38] Song H, Cicek MS, Dicks E, Harrington P, Ramus SJ, Cunningham JM, et al. The contribution of deleterious germline mutations in BRCA1, BRCA2 and the mismatch repair genes to ovarian cancer in the population. Hum Mol Genet 2014; 23(17): 4703−9.

[39] Abkevich V, Timms KM, Hennessy BT, Potter J, Carey MS, Meyer LA, et al. Patterns of genomic loss of heterozygosity predict homologous recombination repair defects in epithelial ovarian cancer. Br J Cancer 2012; 107(10): 1776−82.

[40] Ikuko Sakamoto I, et al. BRCA1 and BRCA2 mutations in Japanese patients with ovarian, fallopian tube, and primary peritoneal cancer. Cancer Biol Ther 2015 Published online: <http://dx.doi.org/10.1002/cncr.29707>.

[41] Cancer Genome Atlas Research Network Integrated genomic analyses of ovarian carcinoma. Nature 2011; 474(7353): 609−15.

[42] Saslow D, Boetes C, Burke W, Harms S, Leach MO, Lehman CD, et al. American Cancer Society guidelines for breast screening with MRI as an adjunct to mammography. CA Cancer J Clin 2007; 57(2): 75−89.

[43] Hakme A, Wong HK, Dantzer F, Schreiber V. The expanding field of poly(ADP-ribosyl)ation reactions. 'Protein Modifications: Beyond the Usual Suspects' Review Series. EMBO Rep 2008; 9(11): 1094−100.

[44] Farmer H, McCabe N, Lord CJ, Tutt AN, Johnson DA, Richardson TB, et al. Targeting the DNA repair defect in BRCA mutant cells as a therapeutic strategy. Nature 2005; 434(7035): 917−21.

[45] Curtin NJ, Wang LZ, Yiakouvaki A, Kyle S, Arris CA, Canan-Koch S, et al. Novel poly(ADP-ribose) polymerase-1 inhibitor, AG14361, restores sensitivity to temozolomide in mismatch repair-deficient cells. Clin Cancer Res 2004; 10(3): 881−9.

[46] Peng G, Lin SY. Exploiting the homologous recombination DNA repair network for targeted cancer therapy. World J Clin Oncol 2011; 2(2): 73−9.

[47] Mateo J, Ong M, Tan DS, Gonzalez MA, de Bono JS. Appraising iniparib, the PARP inhibitor that never was— what must we learn? Nat Rev Clin Oncol 2013; 10(12): 688−96.

[48] O'Shaughnessy J, Osborne C, Pippen JE, Yoffe M, Patt D, Rocha C, et al. Iniparib plus chemotherapy in metastatic triple-negative breast cancer. N Engl J Med 2011; 364(3): 205−14.

[49] Hennessy BT, Timms KM, Carey MS, Gutin A, Meyer LA, Flake Ⅱ DD, et al. Somatic mutations in BRCA1 and BRCA2 could expand the number of patients that benefit from poly (ADP ribose) polymerase inhibitors in ovarian cancer. J Clin Oncol 2010; 28(22): 3570−6.

[50] Patel AG, Sarkaria JN, Kaufmann SH. Nonhomologous end joining drives poly(ADP-ribose) polymerase (PARP) inhibitor lethality in homologous recombination-deficient cells. Proc Natl Acad Sci U S A 2011; 108(8): 3406−11.

[51] Iglehart JD, Silver DP. Synthetic lethality—a new direction in cancer-drug development. N Engl J Med 2009; 361(2): 189−91.

[52] Shrivastav M, De Haro LP, Nickoloff JA. Regulation of DNA double-strand break repair pathway choice. Cell Res 2008; 18(1): 134−47.

[53] Murai J, Huang SY, Das BB, Renaud A, Zhang Y, Doroshow JH, et al. Trapping of PARP1 and PARP2 by clinical PARP inhibitors. Cancer Res 2012; 72(21): 5588−99.

[54] Murai J, Huang SY, Renaud A, Zhang Y, Ji J, Takeda S, et al. Stereospecific PARP trapping by BMN 673 and comparison with olaparib and rucaparib. Mol Cancer Ther 2014; 13(2): 433−43.

[55] Fong PC, Yap TA, Boss DS, Carden CP, Mergui-Roelvink M, Gourley C, et al. Poly(ADP)-ribose polymerase inhibition: frequent durable responses in BRCA carrier ovarian cancer correlating with platinum-free interval. J Clin Oncol 2010; 28(15): 2512−19.

[56] Fong PC, Boss DS, Yap TA, Tutt A, Wu P, Mergui-Roelvink M, et al. Inhibition of poly(ADP-ribose) polymerase in tumors from BRCA mutation carriers. N Engl J Med 2009; 361(2): 123−34.

[57] Audeh MW, Carmichael J, Penson RT, Friedlander M, Powell B, Bell-McGuinn KM, et al. Oral poly(ADP-ribose) polymerase inhibitor olaparib in patients with BRCA1 or BRCA2 mutations and recurrent ovarian cancer: a proof-of-concept trial. Lancet 2010; 376(9737): 245−51.

[58] Gelmon KA, Tischkowitz M, Mackay H, Swenerton K, Robidoux A, Tonkin K, et al. Olaparib in patients with recurrent high-grade serous or poorly differentiated ovarian carcinoma or triple-negative breast cancer: a phase 2, multicentre, open-label, non-randomised study. Lancet Oncol 2011; 12(9): 852−61.

[59] Kaye S, Kaufman B, Lubinski J, Matulonis U, Gourley C, Karlan B, et al. Phase Ⅱ study of the oral PARP inhibitor olaparib (AZD2281) versus liposomal doxorubicin in ovarian cancer patients with BRCA1 and/or BRCA2 mutations [abstract]. Ann Oncol 2010; 21(Suppl. 8): viii, 304−13.

[60] Ledermann J, Harter P, Gourley C, Friedlander M, Vergote I, Rustin G, et al. Olaparib maintenance therapy in platinum-sensitive relapsed ovarian cancer. N Engl J Med

2012; 366(15): 1382-92.

［61］Oza AM, Cibula D, Benzaquen AO, Poole C, Mathijssen RH, Sonke GS, et al. Olaparib combined with chemotherapy for recurrent platinum-sensitive ovarian cancer: a randomised phase 2 trial. Lancet Oncol 2015; 16(1): 87-97.

［62］Domchek SM, Mitchell G, Lindeman GJ, Tung NM, Balmana J, Isakoff SJ, et al. Challenges to the development of new agents for molecularly defined patient subsets: lessons from BRCA1/2-associated breast cancer. J Clin Oncol 2011; 29(32): 4224-6.

［63］<http://uk.reuters.com>［accessed 09.04.13］.

［64］Kaufman B, Shapira-Frommer R, Schmutzler RK, Audeh MW, Friedlander M, Balmana J, et al. Olaparib monotherapy in patients with advanced cancer and a germline BRCA1/2 mutation. J Clin Oncol 2015; 33(3): 244-50.

［65］FDA Briefing Document. <http://www.fda.gov/downloads/ AdvisoryCommittees/CommitteesMeetingMaterials/Drugs/ OncologicDrugsAdvisoryCommittee/UCM402207.pdf>.

［66］Liu JF, Barry WT, Birrer M, Lee JM, Buckanovich RJ, Fleming GF, et al. Combination cediranib and olaparib versus olaparib alone for women with recurrent platinum-sensitive ovarian cancer: a randomised phase 2 study. Lancet Oncol 2014; 15(11): 1207-14.

［67］McNeish I, Oza A, Coleman R, editors. A phase 2 trial to prospectively identify ovarian cancer patients likely to respond to rucaparib using tumor genetic analysis. Chicago (IL): ASCO; 2015.

［68］Mirza MR, Monk BJ, Herrstedt J, Oza AM, Mahner S, Redondo A, et al. Niraparib maintenance therapy in platinum-sensitive, recurrent ovarian cancer. N Engl J Med 2016; 375(10): 2154-64.

［69］ARIEL2: a phase 2 study to prospectively identify ovarian cancer patients likely to respond to rucaparibSwisher E, editor. 26th EORTC-NCI-AACR Symposium on Molecular Targets and Cancer Therapeutics. Barcelona: AACR; 2015.

［70］Michels J, Vitale I, Saparbaev M, Castedo M, Kroemer G. Predictive biomarkers for cancer therapy with PARP inhibitors. Oncogene 2014; 33(30): 3894-907.

［71］Abkevich V, Timms KM, Hennessy BT, Potter J, Carey MS, Meyer LA, et al. Patterns of genomic loss of heterozygosity predict homologous recombination repair defects in epithelial ovarian cancer. Br J Cancer 2012; 107(10): 1776-82.

［72］McLornan DP, List A, Mufti GJ. Applying synthetic lethality for the selective targeting of cancer. N Engl J Med 2014; 371(18): 1725-35.

［73］Ashworth A. Drug resistance caused by reversion mutation. Cancer Res 2008; 68(24): 10021-3.

［74］Rottenberg S, Jaspers JE, Kersbergen A, van der Burg E, Nygren AO, Zander SA, et al. High sensitivity of BRCA1-deficient mammary tumors to the PARP inhibitor AZD2281 alone and in combination with platinum drugs. Proc Natl Acad Sci U S A 2008; 105(44): 17079-84.

［75］Lord CJ, Ashworth A. Mechanisms of resistance to therapies targeting BRCA-mutant cancers. Nat Med 2013; 19(11): 1381-8.

［76］Greaves M, Maley CC. Clonal evolution in cancer. Nature 2012; 481(7381): 306-13.

［77］Norquist B, Wurz KA, Pennil CC, Garcia R, Gross J, Sakai W, et al. Secondary somatic mutations restoring BRCA1/2 predict chemotherapy resistance in hereditary ovarian carcinomas. J Clin Oncol 2011; 29(22): 3008-15.

［78］Mateo J, Carreira S, Sandhu S, et al. DNA-Repair Defects and Olaparib in Metastatic Prostate Cancer. N Engl J Med 2015; 373: 1697-708.

［79］Forster MD, Dedes KJ, Sandhu S, Frentzas S, Kristeleit R, Ashworth A, et al. Treatment with olaparib in a patient with PTEN-deficient endometrioid endometrial cancer. Nat Rev Clin Oncol 2011; 8(5): 302-6.

［80］Mantia-Smaldone G, Ronner L, Blair A, Gamerman V, Morse C, Orsulic S, et al. The immunomodulatory effects of pegylated liposomal doxorubicin are amplified in BRCA1—deficient ovarian tumors and can be exploited to improve treatment response in a mouse model. Gynecol Oncol 2014; 133(3): 584-90.

［81］McCabe N, Turner NC, Lord CJ, Kluzek K, Bialkowska A, Swift S, et al. Deficiency in the repair of DNA damage by homologous recombination and sensitivity to poly(ADP-ribose) polymerase inhibition. Cancer Res 2006; 66(16): 8109-15.

［82］Morgan MA, Parsels LA, Maybaum J, Lawrence TS. Improving the efficacy of chemoradiation with targeted agents. Cancer Discov 2014; 4(3): 280-91.

［83］Josse R, Martin SE, Guha R, Ormanoglu P, Pfister TD, Reaper PM, et al. ATR inhibitors VE-821 and VX-970 sensitize cancer cells to topoisomerase i inhibitors by disabling DNA replication initiation and fork elongation responses. Cancer Res 2014; 74(23): 6968-79.

［84］Kawabe T. G2 checkpoint abrogators as anticancer drugs. Mol Cancer Ther 2004; 3(4): 513-19.

［85］Carlessi L, Buscemi G, Larson G, Hong Z, Wu JZ, Delia D. Biochemical and cellular characterization of VRX0466617, a novel and selective inhibitor for the checkpoint kinase Chk2. Mol Cancer Ther 2007; 6(3): 935-44.

［86］Arienti KL, Brunmark A, Axe FU, McClure K, Lee A, Blevitt J, et al. Checkpoint kinase inhibitors: SAR and radioprotective properties of a series of 2-arylbenzimidazoles. J Med Chem 2005; 48(6): 1873-85.

［87］Hickson I, Zhao Y, Richardson CJ, Green SJ, Martin NM, Orr AI, et al. Identification and characterization of a novel and specific inhibitor of the ataxia-telangiectasia mutated kinase ATM. Cancer Res 2004; 64(24): 9152-9.

［88］Lapenna S, Giordano A. Cell cycle kinases as therapeutic targets for cancer. Nat Rev Drug Discov 2009; 8(7): 547-66.

第8章
卵巢癌：新靶点和未来方向

L. P. Martin[1] and R. J. Schilder[2]

[1] Fox Chase Cancer Center, Philadelphia, PA, United States
[2] Thomas Jefferson University, Philadelphia, PA, United States

导　言

随着对肿瘤细胞的分子组成、遗传和表观遗传学改变、细胞表面受体、异常激活途径以及肿瘤微环境的认识不断提高，在多种癌症中出现了临床前和临床应用的新型靶向疗法。上皮性卵巢癌（OC）依旧是妇科恶性肿瘤中的主要死亡原因，虽然在过去十年中 5 年生存率有所提高，但只有大约一半的复发性患者可以生存 5 年[1]。虽然许多上皮性卵巢癌患者在诊断时对传统的细胞毒性化疗反应良好，但大多数患者会复发，并对现有的细胞毒性治疗方案产生耐药性。此外，在复发时，大多数患者将继续接受治疗以控制疾病，这些药物可能具有显著的风险和毒性。虽然在过去十年里，通过调整给药时间或给药途径，在优化细胞毒性化疗的方面取得了一些进展，但这些改进并没有提高治愈率。改善上皮性卵巢癌患者预后的希望在于开发的新疗法。靶向疗法可以为治疗上皮性卵巢癌提供一个机会，减少副作用，提高生活质量，如果确定了正确的靶点，有助于改善临床结局。

免疫疗法

有关本部分讨论的快速参考，请参见表 8.1。

近年来，免疫治疗是最令人兴奋的研究领域之一。在黑色素瘤、前列腺癌、肾细胞癌（renal cell carcinoma，RCC）、淋巴瘤和非小细胞肺癌（non-small cell lung cancer，NSCLC）中，FDA 批准的免疫疗法已取得成功。目前有多项临床试验评估了上皮性卵巢癌中的各种免疫治疗方法。上皮性卵巢癌免疫原性的证据已经存在了十多年。CD3+肿瘤浸润性 T 淋巴细胞（TIL）与生存率改善相关[2]。该领域的工作证实，CD3+ T 细胞的存在，也许更重要的是，CD8+ T 细胞的存在与患者生存率相关，且生存率的提高可能进一步与 T 细胞数量相关[3]。此外，肿瘤微环境中调节性 T 细胞如 CD4+CD25+ T 细胞，抑制了免疫反应并维持对自身抗原的耐受性，使生存率降低[3]。许多由上皮性卵巢癌细胞表达的肿瘤相关抗原已经被鉴定出来。上皮性卵巢癌的新型免疫疗法包括过继细胞疗法、疫苗和免疫检查点抑制剂。

表 8.1 免疫治疗

药　物	药物类型	靶　标	目前包含卵巢癌的临床研究
免疫检查点抑制剂			
伊匹单抗	单克隆抗体	CTLA-4	Ⅰ期和Ⅱ期与其他药物联合使用
纳武单抗	单克隆抗体	PD-1	Ⅰ期和Ⅱ期与其他药物联合使用
IDO 抑制剂			
艾卡哚司他	小分子 小分子	IDO IDO	Ⅰ期 Ⅰ期和Ⅱ期与其他药物联合使用
NLG919	小分子	IDO	—
TCR			
NY-ESO-1c259	TCR	NY-ESO 抗原	Ⅶ期

T 细胞活性受共刺激和抑制信号调节，使免疫系统对抗原做出反应，同时保持自身耐受性。抑制信号包括各种免疫检查点，在某些肿瘤细胞、抗原呈递细胞（antigen-presenting cells，APC）、T 细胞或肿瘤微环境中过表达。此外，免疫抑制可能通过代谢酶的存在而发生，这些代谢酶（如吲哚胺-2,3-二加氧酶）通过消耗肿瘤微环境中淋巴细胞所需的必需氨基酸来抑制肿瘤细胞的免疫反应（有关免疫检查点交互作用的图例，请参见参考文献 [4]）。

细胞毒性 T 淋巴细胞抗原 4（CTLA-4）是早期 T 细胞活化和扩增的负调控因子，在 T 细胞表面表达[5]。它的共刺激受体 CD28 促进 T 细胞活化，对淋巴系统中的抗原递呈做出反应。当 CTLA-4 被抑制时，T 细胞在肿瘤环境和身体其他部位受到刺激，在某些患者中产生抗肿瘤作用和自身免疫性副作用。易普利单抗（ipilimumab）是一种抗 CTLA-4 单克隆抗体（mAb），在转移性黑色素瘤患者中已显示出生存率和持久应答方面的改善，其中 18% 的患者生存期超过

2 年[6]。副作用包括自身免疫性皮疹、甲状腺功能减退、结肠炎和垂体炎。通过联合用药，已努力提高抗癌效果，并将 CTLA-4 抑制相关的毒性降到最低（图 8.1）。

程序性死亡（PD）-1 受体与配体的相互作用是免疫调控的一个主要途径。PD-1 的正常功能是下调不需要的或是过度的免疫反应，包括周围组织中的自身免疫反应[7]。受体表达于活化的 T 细胞、调节性 T 细胞、活化的 B 细胞和 NK 细胞的表面。PD-L1 和 PD-L2（PD-1 的配体）在某些肿瘤中组成型表达或可被诱导表达。这些配体与 PD-1 的结合可抑制 T 细胞活化。PD-L1 在包括血管内皮在内的各种非造血组织中低水平表达，而 PD-L2 仅在淋巴组织或慢性炎症环境中的 APC 表达。PD-L2 控制淋巴器官中的免疫 T 细胞激活，而 PD-L1 影响外周组织中的 T 细胞功能。肿瘤细胞上高表达的 PD-L1（以及较低水平的 PD-L2）与各种癌症的不良预后和生存率相关，包括肾细胞癌[8]、胰腺癌[9]和卵巢癌[10]。多种癌症的临床预后与 PD-L1 表达的相关性提示，

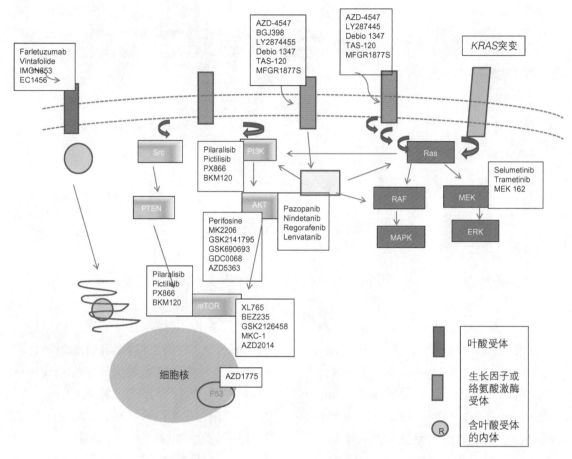

图 8.1　信号通路网络。信号通路被缩写以突出在本章中所讨论的特定信号分子。叠加在信号分子上的文本框标注了靶向药物

PD-1/PD-L1 通路在肿瘤免疫逃逸中起着重要作用，是一个有前景的治疗靶点。PD-1抑制剂的临床试验已经在复发性上皮性卵巢癌中进行。PD-1 抑制剂帕博利珠单抗（pembrolizumab）和 PD-L1 抑制剂阿维鲁单抗（avelumab）已被证明对经过大量其他治疗的复发性上皮性卵巢癌患者有效[11, 12]。在一项针对复发性、铂耐药患者的研究中，评估了纳武单抗（nivolumab）的治疗效果，在 20 例患者中，有 2 例完全缓解（CR）和1 例部分缓解（PR）以及 4 例疾病稳定。这些反应对一些应答者来说是持久的[13, 14]。目前有研究正在评估上皮性卵巢癌免疫检查点抑制剂的联合治疗方案，其中包括NRG-GY003，这是一项Ⅱ期随机试验，用于评估易普利单抗和纳武单抗联合治疗与纳武单抗单独治疗复发性上皮性卵巢癌的疗效（NCT02498600）。

吲哚胺 2，3-二加氧酶-1（IDO1）是第一个被发现参与代谢必需氨基酸色氨酸的限制酶[15]。IDO1 在肿瘤细胞中的表达与预后不良有关，并且与 TIL 数量降低有关[16-18]。这种酶通常在免疫细胞中是无活性的，直至被细胞因子诱导。激活后，它会消耗局部环境中的色氨酸，并相应地积累免疫抑制代谢物（如犬尿氨酸），从而使该区域的 T 细胞无法激活并被抑制[19]。目前有 3 种 IDO 抑制剂正在进行临床评估，分别是吲哚昔莫（1-甲基-D-色氨酸）[20]、依帕司他（INCB24360）和 NLG919（NCT02048709）[21,22]。迄今，参与 IDO 抑制剂试验的患者虽然延长了病情稳定期，但客观反应一直较低[20,21]，因此已有一些试验正在评估这些药物与免疫检查点抑制剂联合使用的效果。

过继性 T 细胞治疗是指从患者体内收集和分离 T 细胞，并在体外生长和扩增，然后将其重新注入该患者体内，以刺激 T 细胞攻击肿瘤细胞[23]。目前在实体瘤研究中的主要方法包括用扩大的 TIL 数量或通过引入嵌合抗原受体（CAR）和基因工程 T 细胞受体（TCR）改造的转基因 T 细胞。TIL 是从外科手术切除的肿瘤和淋巴结中获得的。最初的研究在培养物中培养收集到的 T 细胞，但后来的研究评估了这些细胞中是否存在特定的肿瘤识别抗原，并选择了该细胞亚群进行扩增。然后将扩增的 T 细胞注入患者体内，该患者通常已经接受了消耗淋巴细胞的化疗。尽管大多数 TIL 治疗的研究都集中在黑色素瘤中，但这种方法也已在上皮性卵巢癌中进行了评估[24,25]。在第一项研究中，Fujita 等[24]治疗了 13 名接受辅助疗法的患者，他们在行肿瘤减灭术和顺铂化疗后获得完全缓解。11 名患者作为配对的对照，接受了标准手术和化疗。TIL 组和对照组的中位随访时间分别为 36（23～44）个月和 33（14～48）个月，TIL 组和对照组的 3 年总生存率（OS）分别为 100% 和 67.5%（$P < 0.01$）。另外，TIL 组和对照组的 3 年无病生存率分别为 82.1% 和 54.5%（$P < 0.05$）。Aoki 等[25]从新鲜的卵巢肿瘤中分离出 TIL，用重组白介素-2 进行扩增，并在单次静脉注射环磷酰胺后采用过继转移治疗了 7 名

晚期或复发性上皮性卵巢癌患者。最终，1 例患者完全缓解，4 例患者肿瘤缩小超过 50%。反应持续时间为 3～5 个月。在同一项研究中，10 例患者接受了含顺铂的化疗和过继 TIL 治疗。7 例患者出现完全缓解，2 例患者出现部分缓解。7 例完全缓解患者中有 4 例随访超过 15 个月没有复发。由于需要手术和足够的肿瘤特异性 T 淋巴细胞，所以限制了这种方法的应用[26]。

为了克服这些限制，通过引入抗原特异性 TCR 或 CAR 来改变正常外周血淋巴细胞。TCR 由 α 链和 β 链组成，它们识别由患者自身 APC 递呈的特定抗原，CAR 是经过工程改造的受体，由与细胞内信号链连接的抗重链和轻链组成，可以识别任何细胞表面的抗原并且不局限于 MHC 特异性 APC。这些工程改造的细胞是通过将编码 TCRα/β 异二聚体或 CAR 的基因序列插入先前从外周血中收集的 T 细胞基因组中而产生的。这些策略的挑战之一是识别肿瘤特异性抗原，这些抗原仅限于肿瘤细胞而不在正常细胞上表达，以限制对正常细胞的毒性。目前进行的包括上皮性卵巢癌在内的实体瘤中的一项 Ⅰ / Ⅱa 期临床试验将评估靶向 NY-ESO-1c259 的 TCR 工程自体细胞（NCT01567891），用于携带 HLAA201 等位基因的复发性上皮性卵巢癌且表达 NY-ESO-1 肿瘤抗原的患者中。在这项试验中，患者将在 T 细胞治疗前 7 天接受环磷酰胺预处理方案，以增强免疫治疗。还有正在进行的研究，评估 CAR-T 细胞靶向间皮素（NCT01583686 和 NCT02159716）。

治疗性疫苗开发目的是增强对靶向和根除癌细胞的适应性和固有免疫反应，并防止癌症复发。树突状细胞疫苗、肽疫苗和重组病毒疫苗已在上皮性卵巢癌中进行了研究。

树突状细胞是一类 APC，可处理抗原并将其递呈给幼稚的 T 细胞、B 细胞和 NK 细胞[27]。树突状细胞疫苗已在多种疾病中进行了研究，在化疗后已缓解的复发性上皮性卵巢癌患者中应用靶向黏蛋白 1 的疫苗具有潜在的无进展生存期益处[28]。

叶酸受体靶向治疗

叶酸是 B 族维生素的一员，在细胞分裂过程中对 DNA 复制起关键作用[29]。叶酸可以通过还原型叶酸载体，质子耦联的叶酸转运蛋白或叶酸受体（FR）转运到正常细胞中[30]。FR 有 4 种已知的亚型，其中研究最多的是 FRα。它在胚胎发育期间于近端肾小管、脉络丛、生殖器官、视网膜和下颌下唾液腺的一些上皮细胞中表达。然而，虽然存在于这些区域的上皮细胞管腔表面，但很少接触循环叶酸。FRα 在多种癌症中过度表达，在超过 70% 的上皮性卵巢癌中发现 FRα 过表达，即使在化疗后也维持过表达[31]。在浆液性卵巢癌患者中，超过 80% 的病例过表达，而透明细胞或子宫内膜样卵巢癌组织中的表达略低[31, 32]。近年来，由于在正常细胞中表达有限，而在肿瘤细胞中过度表达[33]，FRα 已成为抗癌治疗的一个有吸引力的靶点。迄今，有两种主要的方法用于靶向 FRα。单克隆抗体和叶酸耦联药物已被开发用于靶向 FRα。例如抗 FRα 抗体 farletuzumab，是一种人源化单克隆 IgG-kappa 抗体，其对 FRα 具有很强的亲和力，与正常组织的结合有限[34]。与 FRα 结合后，由抗体依赖性细胞介导的细胞毒性（antibody-dependent cell-mediated cytotoxity，ADCC）和补体依赖性细胞毒作用触发肿瘤细胞死亡。在一项针对

复发性、铂耐药或难治性上皮性卵巢癌患者的 I 期试验中，未见任何反应，但 36% 的患者病情稳定，高剂量时有更大获益的趋势[34]。Armstrong 等[35]进行了一项 II 期随访研究，评估了 farletuzumab 单药治疗无症状 CA125 复发的患者和 farletuzumab 联合卡铂与紫杉醇治疗的有症状复发性铂敏感卵巢癌患者。单药治疗组无反应，联合治疗组 75% 的患者出现完全缓解或部分缓解，81% 的患者 CA125 正常。需要注意的是，20% 接受联合治疗的患者在一线治疗后获得了超过最初无进展生存期的间隔。一项国际 III 期试验评估了卡铂和紫杉醇联合或不联合 farletuzumab 治疗铂敏感首次复发患者的疗效，发现中位无进展生存期无统计学差异[36]。

最近，研究集中在了 FR 结合物上。vintafolide 是一种小分子耦联药物，去乙酰长春碱肼，由叶酸与强效长春花生物碱结合而成[37, 38]。在 I 期试验中发现该药物具有良好的耐受性，而在上皮性卵巢癌复发患者中进行的 II 期试验表明，在经过大量前期治疗的复发患者中无进展生存期为 15.4 周[39, 40]。鉴于这与先前在复发性上皮性卵巢癌中的活性药物试验具有可比性，一项随机 II 期试验将聚乙二醇脂质体阿霉素单独或与 vintafolide 联合使用进行比较，发现联合治疗组的无进展生存期为 5.0 个月，单药组为 2.7 个月[41]。目前正在进行 III 期临床试验继续评估该组合疗效（NCT01170650）。

另外，靶向 FRα 的其他共轭分子正在开发中，并且 I 期研究也在进行。EC1456 是一种有效的叶酸-微管溶素 B 酰肼（TubBH）小分子药物耦联物，可抑制微管蛋白聚合成微管（类似于紫杉烷）并阻滞细胞进入细胞分裂中期[42]。EC1456 作为细

特异性细胞毒性剂，可优先将 TubBH 靶向表达 FR 的癌细胞。IMGN853 是一种 FRα 靶向 ADC，其包含一种 FRα 结合抗体，与强效的美登素类化合物 DM4 结合[43]。由 IGN 评估的 I 期临床试验（IMGN853）的早期数据显示，在严格治疗的铂耐药性上皮性卵巢癌和 FRα 阳性肿瘤患者的扩大队列中发现，客观缓解率 40%，临床获益率 50%[44]。

成纤维细胞生长因子靶向性

有关本部分讨论的分子，请参见表 8.2。成纤维细胞生长因子（FGF）及其受体（FGFR）与细胞存活和增殖有关，FGFR 的突变和扩增在多种癌症中都有发现，包括上皮性卵巢癌[45]。已报道 5 种 FGFR：FGFR1～FGFR4 和 FGRL1。FGFR1～FGFR4 是跨膜受体，具有细胞外免疫球蛋白样结构域和细胞内酪氨酸激酶结构域，而 FGRL1 没有酪氨酸激酶结构域。这些受体可与已知的 18 种配体结合，从而激活关键的信号通路，包括 MAPK、PI3K/AKT、PLCY 或 STAT。在多种癌症中发现 FGFR 和 FGF 的扩增或突变，并在大约 5% 的上皮性卵巢癌中发现了 *FGFR1* 突变和扩增[46]。虽然这代表一小部分上皮性卵巢癌患者，但是这种突变可导致癌细胞的增殖和扩散，因

表 8.2 靶向 FGFR 的试剂

试 剂	类 别	靶 标	包含 OC 的临床试验
Pazopanib	小分子 TKI	VEGFR1 -3, PDGFR -α 和 PDGFR -β, FGFR -1 和 FGFR-3, KIT	II 期
Nintedanib	小分子 TKI	PDGFR -α/β, FGFR -1/3, VEGFR1-3	III 期联合其他因子
Regorafenib	小分子 TKI	KIT, RET, RAF1, BRAF, VEGFR1-3, TIE2, PDGFR, FGFR	II 期
Lenvatinib	小分子 TKI	VEGFR1-3, FGFR1-4, PDGFRα, RET, KIT	无
AZD4547	小分子 TKI	FGFR1-3	无
BGJ398	小分子 TKI	FGFR1-3	I 期单药治疗，I b 期联合其他药物治疗
LY2874455	小分子 TKI	FGFR1-4	无
Debio 1347	小分子 TKI	FGFR1-3	I 期
TAS-120	小分子 TKI	FGFR1-4	I 期
MFGR1877S	单克隆抗体	FGFR3	无
FP-1039	TRAP 抗体	FGF 配体	无

此针对这种 *FGFR1* 突变亚型的新药上市为这部分患者提供了潜在的可行治疗选择。这类似于非小细胞肺癌中的 *ALK* 突变，这种突变，用克唑替尼（crizotinib）和其他较新的 ALK 抑制剂治疗可改善预后[47]。目前有几种正在研发的药物可作为抗血管生成疗法，靶向多种酪氨酸激酶，包括 FGFR1。例如，帕唑帕尼（pazopanib）是一种多酪氨酸激酶抑制剂（TKI），靶向 VEGFR1-3、PDGFR-α/-β、FGFR-1/-3 和 KIT[48]。du Bois 等[49]对 940 名在主要治疗后没有进展且达到主要终点的患者，进行了为期 24 个月的帕唑帕尼或安慰剂的维持治疗的随机试验，这些接受帕唑帕尼治疗的患者显示无进展生存期获益 5.6 个月（$P=0.002\,1$）。但是，接受帕唑帕尼治疗的患者中有 33% 因不良事件而停止治疗，大多数发生在最初的 12 周内，最常见的原因是高血压（8%）、腹泻（2.9%）、AST（2.5%）或 ALT（2.3%）升高、中性粒细胞减少（2.3%）和掌跖感觉丧失性红斑综合征（1.7%），且未观察到总生存期获益。

尼达尼布（nintedanib）[50]、瑞戈非尼（regorafenib）[51]和仑伐替尼（lenvatinib）[52]都是包含 FGFR 的多 TKI。在这些药物的研发过程中，主要目标并不是抑制 FGFR 信号传导，而最近的研究重点则是开发更特异抑制 FGFR 信号的小分子。AZD4547 是 FGFR1/2/3 的选择性抑制剂，在晚期实体瘤患者的 I 期临床试验中发现了良好耐受性[53]。在随后的一项研究中，生物标志物分析发现选择性扩增 FGFR1 或 2 的肿瘤患者，临床获益增加[54]。BGJ398 是一种选择性泛 FGFR 抑制剂，在一项 I 期临床试验中亦发现其耐受性良好，该试验招募了检测发现肿瘤具有 *FGFR* 突变的患者[55]。

在纳入的 94 例患者中，发现 8 例 *FGFR* 扩增或突变的患者获得应答或疾病稳定超过 16 周。其他一些选择性靶向 FGFR 信号的小分子最近开始了 I 期临床试验，包括 LY2874455、Debio 1347 和 TAS-120。除 TKI 外，MFGR1877S 是靶向 FGFR3 的 mAb，在膀胱癌患者中有一定的疾病稳定作用，该药物将接受进一步的评估[56]。这可能在卵巢透明细胞癌中有特别意义，因为数据表明，FGFR3 在这种组织类型的卵巢癌患者中发挥重要作用[57]。最后，还有一些针对 FGF 配体的药物正在开发。FP-1039 是一种可溶性融合蛋白，可以分离 FGF 配体并阻止其与 FGFR1 结合，目前正在研究这种药物与非小细胞肺癌患者的化疗联合使用[58,59]。

PI3K/AKT/mTOR 信号

有关本部分讨论的分子，请参见表 8.3。

磷脂酰肌醇 3-激酶（PI3K）/蛋白激酶 B（AKT）/哺乳动物雷帕霉素（mTOR）信号通路在多种癌症中都存在异常调节，并参与恶性转化、肿瘤生长、转移及化疗耐药。该通路的失调可以通过多种机制发生，包括 *AKT* 的过表达或激活，负调控基因 *PTEN* 的缺失、突变或扩增导致 *PI3K* 的异常激活，或是结节性硬化症蛋白复合体（TSC 复合体）的缺失或下调[60]。PI3K 的激活是由多种受体酪氨酸激酶驱动，包括 EGFR、HER2、IGF-1R 和 PDGFR。任何一种受体的过表达或激活都会导致 PI3K 活化，并在 *PIK3CA* 和 *PIK3R1* 基因中发现了导致过度激活的突变，从而使得 *AKT* 激活，驱动癌细胞的迁移、侵袭、增殖和上皮-间质转化[61,62]。此外，*AKT* 基因的突变或扩增可导致该通路的激活。mTOR 通

表 8.3 PI3K/AKT/mTOR

试 剂	类 别	靶 标	包含 OC 的临床试验
Pilaralisib	小分子 TKI	PI3Kα,−β,−γ,−δ	无
Pictilisib	小分子 TKI	PI3Kα,−β,−γ,−δ	Ⅰb 期
PX866	小分子 TKI	PI3Kα,−β,−γ,−δ	无
BKM120	小分子 TKI	PI3Kα,−β,−γ,−δ	Ⅰ期和Ⅰb 期联合其他因子
Perifosine	小分子 TKI	AKT	无
MK2206	小分子 TKI	AKT	无
GSK2141795	小分子 TKI	AKT	Ⅰ期/Ⅱ期联合其他因子
GSK690693	小分子 TKI	AKT	无
GDC0068	小分子 TKI	AKT	Ⅰ期联合其他因子
XL765	小分子 TKI	PI3Kα,−β,−γ,−δ 和 mTOR1/2	无
BEZ235	小分子 TKI	PI3Kα,−β,−γ,−δ 和 mTOR	无
GSK2126458	小分子 TKI	PI3K−α,−β,−γ,−δ 和 mTOR1/2	无
MKC−1	小分子 TKI	Importin−β, tubulin, mTOR2	无
AZD2014	小分子 TKI	mTOR1/2	Ⅱ期
AZD5363	小分子 TKI	AKT	Ⅰ期和Ⅰb 期

过 mTORC1（mTOR 复合物 1，雷帕霉素敏感）或 mTORC2（mTOR 复合物 2，雷帕霉素不敏感）两种蛋白信号复合物发挥作用。mTORC1 被 PI3K/AKT 信号激活，mTORC2 的激活机制尚不清楚，但认为 mTORC2 在细胞存活中发挥作用。PI3K/AKT/mTOR 通路激活的肿瘤预后较差，化疗耐药性增强[63, 64]。目前有多种药物靶向这一信号通路的成分。靶向 PI3K 的药物包括泛 PI3K 抑制剂 pilaralisib（XL147）[65]、pictilisib（GDC0941）[66]、PX 866[67] 和

BKM 120[68]。作为 PI3K/AKT/mTOR 信号通路的中心调控因子，靶向 AKT 一种或多种亚型的药物也已被研发出来，并处于早期试验阶段，包括 perifosine、MK2206[69]、GSK2141795、GSK690693 和 GDC0068。尽管在早期试验中已经发现它们在上皮性卵巢癌和其他实体肿瘤的初步作用，但研究工作仍在进行，以确定对这些药物反应的潜在标志物。mTOR 抑制剂已经被 FDA 批准用于治疗肾细胞癌、乳腺癌和胰腺神经内分泌肿瘤。mTOR 抑制作用已在上皮性卵巢

癌中进行了评估，坦罗莫司（temsirolimus）的Ⅱ期试验显示了中等活性，24%的患者无进展生存期大于6个月，但少有客观反应（9.3%）[70]。伊维莫司（everolimus）是一种口服mTOR抑制剂，目前正在研究其与贝伐珠单抗联合治疗复发性晚期妇科癌症。

临床前研究表明，抑制mTOR可导致正反馈回路，使AKT表达增加[71]。鉴于在靶向PI3K或mTOR的试验中发现的温和反应且耐药性迅速发展，已着手研发双重PI3K和mTOR抑制剂，目前正在进行早期试验，包括XL765[72]、BEZ235、GDC 0980和GSK2126458。MKC-1是一种双重mTOR/AKT抑制剂，在复发性妇科癌症患者的Ⅱ期试验中，其单药活性有限[73]。未来的策略包括将PI3K/AKT/mTOR通路抑制剂与化疗或其他靶向药物联合使用。AZD2014是一种mTORC1/2抑制剂，AZD5363是一种AKT抑制剂，目前正联合奥拉帕尼在上皮性卵巢癌和其他癌症患者中进行Ⅰ期临床研究（NCT02208375）。此外，生物标志物用来识别那些最有可能从这些药物中获益的患者，因此，如何选择这些亚群至关重要。临床前研究表明，mTOR可能是卵巢透明细胞癌患者的一个有希望的治疗靶点[74]。尽管在高达12%的浆液性卵巢癌患者中发现了PIK3CA突变，在卵巢透明细胞癌患者中，这种突变更为常见，约为33%，但卵巢透明细胞癌这种组织类型相对罕见，因此很难开展仅限于该组织学类型的临床试验[62,75]。此外，虽然活化的AKT在上皮性卵巢癌中表达的比例较高，但激活的原因可能导致靶向该通路的药物产生不同的反应，因此对该通路抑制剂的耐药机制需要进一步研究。

RAS/RAF/MEK/ERK 通路抑制

该信号通路调节细胞的增殖、存活、凋亡、分化和代谢过程[76]。RAF激酶是普遍存在的丝氨酸/蛋白激酶，可被多种细胞外信号激活，该信号通路及RAS基因的突变或激活是人类癌症中最常见的突变之一[77]。威罗菲尼（vemurafenib）是一种口服BRAF抑制剂，已被批准用于治疗BRAF V600E突变的恶性转移性黑色素瘤[78]。在低级别浆液性卵巢癌患者中已发现了BRAF和KRAS突变，通过抑制其下游效应子MEK来靶向该突变，已在该卵巢癌亚型的患者中取得了一些成功[79]。司美替尼（AZD6244）是一种选择性口服MEK1和MEK2小分子抑制剂，在复发性低级别浆液性卵巢癌患者的Ⅱ期临床试验中显示出了一定疗效[80]。其他正在开发的药物包括曲美替尼（trametinib），一种MEK1和MEK2抑制剂，以及MEK162，目前正在对复发性低级别浆液性卵巢癌的患者进行Ⅲ期临床研究[81]。在另一项Ⅲ期试验中，对于BRAF突变的复发性转移性黑色素瘤患者，联合曲美替尼和达拉非尼（dabrafenib，一种BRAF抑制剂）获得较好的相对风险、无进展生存期和总生存期，并且未增加毒性，这表明双重抑制BRAF、MEK1和MEK2可能会使依赖于此途径的肿瘤患者获益[82]。

p53 基因

TP53是一种编码p53蛋白的肿瘤抑制基因，是人类癌症中最常发生突变的基因，这些突变导致的常见结果便是失活[83]。在高级别浆液性卵巢癌中，p53几乎普遍异常[84]。p53 在多种细胞活动中发挥重要作用，包括细胞周期阻滞、凋亡、细胞代谢和自噬[85]。由于 TP53 突变通常会导致功能丧失，因此很难找到靶向突变型 p53 的方法[86]。此外，已经发现了几种不同的 p53 突变，不同的突变在人类癌症中会产生不同的作用，因此单一恢复 p53 功能的方法不太可能产生广泛效果[87]。热休克蛋白 90（HSP90）控制多个突变型 p53 底物蛋白并阻止其降解[88, 89]。对抑制 HSP90 的临床前研究表明，抑制 HSP90 具有控制癌症生长的活性[90, 91]。HSP90 抑制剂 ganetespib 目前正在复发性上皮性卵巢癌患者中接受评估（NCT01962948）。p53 在细胞周期调控中也很重要，在 DNA 损伤时触发 G1 期阻滞[92]。鉴于这些细胞在细胞周期中更依赖于后期的检查点以进行阻滞和 DNA 损伤修复，抑制额外的检查点可能会导致 p53 突变细胞的合成杀伤。例如，WEE1 是 G2 检查点调控所需的核酪氨酸激酶。AZD1775（原名 MK1775）是一种吡唑嘧啶衍生物，是 WEE1 激酶的强力小分子抑制剂，可通过抑制其底物来抑制 WEE1 活性，并可导致细胞凋亡[93-95]。抑制 WEE1 也可增强化疗的细胞毒效果[94, 96]。AZD1775 目前正在接受两项 Ⅱ 期临床试验的评估，该试验联合多种化疗方案治疗复发性上皮性卵巢癌（NCT02272790 和 NCT02101775）。其他方法可能包括免疫治疗药物，例如靶向突变型 p53 的疫苗。其中一种疫苗在复发性上皮性卵巢癌的患者中表现出 p53 特异性 T 细胞反应；然而，尽管 T 细胞持续存在，该疫苗在初次给药时及随后的治疗中似乎都没有显著的疾病控制效果[97, 98]。虽然突变型 p53 的特异性靶向仍然是一个挑战，但由于它仅存在于肿瘤细胞，因此仍然是卵巢癌治疗的潜在研究目标。

结　语

目前，细胞毒性化疗仍然是治疗初发和复发性上皮性卵巢癌的主要方式；然而，大多数患者死于晚期复发性癌症，因此亟须新的治疗方法。本章重点介绍了与上皮性卵巢癌相关或正在进行积极研究的实体瘤治疗的一些新方向。这些药物中有些可能具有广泛的作用，而另一些可能有益于上皮性卵巢癌患者的一小部分亚群。未来的挑战是开发预测性标志物，以确定上皮性卵巢癌患者的最佳治疗方案。此外，随着我们对肿瘤及其微环境了解的增多，新的重要靶点将被确定。此外，新疗法的组合可能会产生协同效应，而确定最有效的组合将需要更多有关这些癌症通路的知识，以及我们试图控制它们所使用的药物的具体作用。

参考文献

[1] Siegel RL, Miller KD, Jemal A. Cancer statistics, 2015. CA Cancer J Clin 2015; 65(1): 5-29.

[2] Zhang L, Conejo-Garcia JR, Katsaros D, Gimotty PA, Massobrio M, Regnani G, et al. Intratumoral T cells, recurrence, and survival in epithelial ovarian cancer. New EnglJ Med 2003; 348(3): 203-13.

[3] Curiel TJ, Coukos G, Zou L, Alvarez X, Cheng P, Mottram P, et al. Specific recruitment of regulatory T cells in ovarian carcinoma fosters immune privilege and predicts reduced survival. Nat Med 2004; 10(9): 942-9.

[4] Freeman GJ, Sharpe AH. A new therapeutic strategy for malaria: targeting T cell exhaustion. Nat Immunol 2012; 13(2): 113-15.

[5] Egen JG, Kuhns MS, Allison JP. CTLA-4: new insights

into its biological function and use in tumor immunotherapy. Nat Immunol 2002; 3(7): 611−18.

[6] Hodi FS, O'Day SJ, McDermott DF, Weber RW, Sosman JA, Haanen JB, et al. Improved survival with ipilimumab in patients with metastatic melanoma. New Engl J Med 2010; 363(8): 711−23.

[7] Francisco LM, Sage PT, Sharpe AH. The PD-1 pathway in tolerance and autoimmunity. Immunol Rev 2010; 236: 219−42.

[8] Thompson RH, Dong H, Lohse CM, Leibovich BC, Blute ML, Cheville JC, et al. PD-1 is expressed by tumor-infiltrating immune cells and is associated with poor outcome for patients with renal cell carcinoma. Clin Cancer Res 2007; 13(6): 1757−61.

[9] Nomi T, Sho M, Akahori T, Hamada K, Kubo A, Kanehiro H, et al. Clinical significance and therapeutic potential of the programmed death-1 ligand/programmed death-1 pathway in human pancreatic cancer. Clin Cancer Res 2007; 13(7): 2151−7.

[10] Hamanishi J, Mandai M, Iwasaki M, Okazaki T, Tanaka Y, Yamaguchi K, et al. Programmed cell death 1 ligand 1 and tumor-infiltrating CD8+ T lymphocytes are prognostic factors of human ovarian cancer. Proc Natl Acad Sci 2007; 104(9): 3360−5.

[11] Varga A, Piha-Paul SA, Ott PA, Mehnert JM, Berton-Rigaud D, Johnson EA, et al. Antitumor activity and safety of pembrolizumab in patients (pts) with PD-L1 positive advanced ovarian cancer: interim results from a phase Ib study. J Clin Oncol 2015; 33(15 Suppl.)［abstract 5510］.

[12] Disis ML, Patel MR, Pant S, Infante JR, Lockhart AC, Kelly K, et al. Avelumab (MSB0010718C), an anti-PD-L1 antibody, in patients with previously treated, recurrent or refractory ovarian cancer: a phase Ib, open-label expansion trial. J Clin Oncol. 2015; 33(15 Suppl.)［abstract 5509］.

[13] Hamanishi J, Mandai M, Ikeda T, Minami M, Kawaguchi A, Matsumura N, et al. Efficacy and safety of anti-PD-1 antibody (nivolumab: BMS-936558, ONO-4538) in patients with platinum-resistant ovarian cancer. J Clin Oncol. 2014; 32(15 Suppl.)［abstract 5511］.

[14] Hamanishi J, Mandai M, Ikeda T, Minami M, Kawaguchi A, Murayama T, et al. Safety and antitumor activity of anti-PD−1 antibody, nivolumab, in patients with platinum-resistant ovarian cancer. J Clin Oncol 2015.

[15] Taylor MW, Feng GS. Relationship between interferon-gamma, indoleamine 2, 3-dioxygenase, and tryptophan catabolism. FASEB J 1991; 5(11): 2516−22.

[16] de Jong RA, Kema IP, Boerma A, Boezen HM, der Want JJLv Gooden MJM, et al. Prognostic role of indoleamine 2, 3-dioxygenase in endometrial carcinoma. Gynecol Oncol 2012; 126(3): 474−80.

[17] Godin-Ethier J, Hanafi L-A, Piccirillo CA, Lapointe R. Indoleamine 2, 3-dioxygenase expression in human cancers: clinical and immunologic perspectives. Clin Cancer Res 2011; 17(22): 6985−91.

[18] Brandacher G, Perathoner A, Ladurner R, Schneeberger S, Obrist P, Winkler C, et al. Prognostic value of indoleamine 2, 3-dioxygenase expression in colorectal cancer: effect on tumor-infiltrating T cells. Clin Cancer Res 2006; 12(4): 1144−51.

[19] Munn DH, Shafizadeh E, Attwood JT, Bondarev I, Pashine A, Mellor AL. Inhibition of T cell proliferation by macrophage tryptophan catabolism. J Exp Med 1999; 189(9): 1363−72.

[20] Soliman HH, Neuger A, Noyes D, Vahanian NN, Link CJ, Munn D, et al. A phase I study of 1-methyl-D-tryptophan in patients with advanced malignancies. J clin Oncol. 2012; 30(15 Suppl.)［abstract 2501］.

[21] Newton RC, Scherle PA, Bowman K, Liu X, Beatty GL, O'Dwyer PJ, et al. Pharmacodynamic assessment of INCB024360, an inhibitor of indoleamine 2, 3-dioxygenase 1 (IDO1), in advanced cancer patients. J Clin Oncol. 2012; 30(15 Suppl.)［abstract 2500］.

[22] Khleif S, Munn D, Nyak-Kapoor A, Mautino MR, Kennedy E, Vahanian NN, et al. First-inhuman phase 1 study of the novel indoleamine-2, 3-dioxygenase (IDO) inhibitor NLG−919. J Clin Oncol. 2014; 32(15 Suppl.)［abstract TPS3121］.

[23] Feldman SA, Assadipour Y, Kriley I, Goff SL, Rosenberg SA. Adoptive cell therapy — tumor infiltrating lymphocytes, T-cell receptors, and chimeric antigen receptors. Semin Oncol 2015; 42(4): 626−39.

[24] Fujita K, Ikarashi H, Takakuwa K, Kodama S, Tokunaga A, Takahashi T, et al. Prolonged disease-free period in patients with advanced epithelial ovarian cancer after adoptive transfer of tumor-infiltrating lymphocytes. Clin Cancer Res 1995; 1(5): 501−7.

[25] Aoki Y, Takakuwa K, Kodama S, Tanaka K, Takahashi M, Tokunaga A, et al. Use of adoptive transfer of tumor-infiltrating lymphocytes alone or in combination with cisplatin-containing chemotherapy in patients with epithelial ovarian cancer. Cancer Res 1991; 51(7): 1934−9.

[26] Yannelli JR, Hyatt C, McConnell S, Hines K, Jacknin L, Parker L, et al. Growth of tumorinfiltrating lymphocytes from human solid cancers: summary of a 5-year experience. Int J Cancer 1996; 65(4): 413−21.

[27] Vasaturo A, Di Blasio S, Peeters DGA, De Koning CCH, De Vries J, Figdor C, et al. Clinical implications of co-inhibitory molecule expression in the tumor microenvironment for DC vaccination: a game of stop and go. Front Immunol 2013; 4: 417.

[28] Gray HJ, Gargosky SE, CAN-003 Study Team. Progression-free survival in ovarian cancer patients in second remission with mucin-1 autologous dendritic cell therapy. J Clin Oncol. 2014; 32(15 Suppl.)［abstract 5504］.

［29］Stover PJ. Physiology of folate and vitamin B12 in health and disease. Nutr Rev 2004; 62: S3−S12.

［30］Salazar MA, Ratnam M. The folate receptor: What does it promise in tissue-targeted therapeutics? Cancer Metastasis Rev 2007; 26(1): 141−52.

［31］Kalli KR, Oberg AL, Keeney GL, Christianson TJH, Low PS, Knutson KL, et al. Folate receptor alpha as a tumor target in epithelial ovarian cancer. Gynecol Oncol 2008; 108(3): 619−26.

［32］Toffoli G, Cernigoi C, Russo A, Gallo A, Bagnoli M, Boiocchi M. Overexpression of folate binding protein in ovarian cancers. Int. J Cancer 1997; 74(2): 193−8.

［33］Parker N, Turk MJ, Westrick E, Lewis JD, Low PS, Leamon CP. Folate receptor expression in carcinomas and normal tissues determined by a quantitative radioligand binding assay. Anal Biochem 2005; 338(2): 284−93.

［34］Konner JA, Bell-McGuinn KM, Sabbatini P, Hensley ML, Tew WP, Pandit-Taskar N, et al. Farletuzumab, a humanized monoclonal antibody against folate receptor α, in epithelial ovarian cancer: a phase I study. Clin Cancer Res 2010; 16(21): 5288−95.

［35］Armstrong DK, White AJ, Weil SC, Phillips M, Coleman RL. Farletuzumab (a monoclonal antibody against folate receptor alpha) in relapsed platinum-sensitive ovarian cancer. Gynecol Oncol 2013; 129(3): 452−8.

［36］Vergote I, Armstrong D, Scambia G, Fujiwara K, Gorbunova V, Schweizer C, et al. Phase Ⅲ double-blind, placebo-controlled study of weekly farletuzumab with carboplatin/taxane in subjects with platinum-sensitive ovarian cancer in first relapse. European Soceity of Gynaecological Oncology 18th International Meeting; October 19−22, 2013; Liverpool, UK Int J Gynecol Cancer 2013; 23(8 Suppl. 1): 11.

［37］LoRusso PM, Edelman MJ, Bever SL, Forman KM, Pilat M, Quinn MF, et al. Phase I study of folate conjugate EC145 (vintafolide) in patients with refractory solid tumors. J Clin Oncol 2012; 30(32): 4011−16.

［38］Vlahov IR, Santhapuram HKR, Kleindl PJ, Howard SJ, Stanford KM, Leamon CP. Design and regioselective synthesis of a new generation of targeted chemotherapeutics. Part 1: EC145, a folic acid conjugate of desacetylvinblastine monohydrazide. Bioorg Med Chem Lett 2006; 16(19): 5093−6.

［39］Naumann RW, Morris R, Harb W, et al. Protocol EC-FV-02: a Phase Ⅱ study of EC145 in patients with advanced ovarian cancer. International Meeting of the European Society of Gynaecological Oncology Belgrade, Serbia, 11-14 October 2009. Int J Gynecol Cancer. 2009; 19(Suppl. 2) ［abstract 1181］.

［40］Morris RT, Joyrich RN, Naumann RW, Shah NP, Maurer AH, Strauss HW, et al. Phase Ⅱ study of treatment of advanced ovarian cancer with folate-receptor-targeted therapeutic (vintafolide) and companion SPECT-based imaging agent

(99mTc-etarfolatide). Ann Oncol 2014; 25(4): 852−8.

［41］Naumann RW, Coleman RL, Burger RA, Sausville EA, Kutarska E, Ghamande SA, et al. PRECEDENT: A randomized phase Ⅱ trial comparing vintafolide (EC145) and pegylated liposomal doxorubicin (PLD) in combination versus PLD alone in patients with platinum-resistant ovarian cancer. J Clin Oncol 2013; 31(35): 4400−6.

［42］Harb WA, Ramanathan RK, Matei DE, Nguyen B, Sausville EA. A phase 1 dose-escalation study of EC1456, a folic acid-tubulysin small-molecule drug conjugate, in adult patients (pts) with advanced solid tumors. J clin Oncol. 2014; 32(15 Suppl.)［abstract TPS2630］.

［43］Ab O, Whiteman KR, Bartle LM, Sun X, Singh R, Tavares D, et al. IMGN853, a folate receptor-α (FRα)-targeting antibody−drug conjugate, exhibits potent targeted antitumor activity against FRα-expressing tumors. Mol Cancer Ther 2015; 14(7): 1605−13.

［44］Moore KN, Martin LP, Seward SM, Bauer TM, O'Malley DM, Perez RP, et al. Preliminary single agent activity of IMGN853, a folate receptor alpha (FR{alpha})-targeting antibody−drug conjugate (ADC), in platinum-resistant epithelial ovarian cancer (EOC) patients (pts): phase I trial. J clin Oncol. 2015; 33(15 Suppl.)［abstract 5518］.

［45］Helsten T, Schwaederle M, Kurzrock R. Fibroblast growth factor receptor signaling in hereditary and neoplastic disease: biologic and clinical implications. Cancer Metastasis Rev 2015; 34(3): 479−96.

［46］Gorringe KL, Jacobs S, Thompson ER, Sridhar A, Qiu W, Choong DYH, et al. Highresolution single nucleotide polymorphism array analysis of epithelial ovarian cancer reveals numerous microdeletions and amplifications. Clin Cancer Res 2007; 13(16): 4731−9.

［47］Shaw AT, Kim D-W, Nakagawa K, Seto T, Crinó L, Ahn M-J, et al. Crizotinib versus chemotherapy in advanced ALK-positive lung cancer. New Engl J Med 2013; 368(25): 2385−94.

［48］Hurwitz HI, Dowlati A, Saini S, Savage S, Suttle AB, Gibson DM, et al. Phase I trial of pazopanib in patients with advanced cancer. Clin Cancer Res Off J Am Assoc Cancer Res 2009; 15(12): 4220−7.

［49］du Bois A, Floquet A, Kim J-W, Rau J, del Campo JM, Friedlander M, et al. Incorporation of pazopanib in maintenance therapy of ovarian cancer. J Clin Oncol 2014.

［50］Okamoto I, Kaneda H, Satoh T, Okamoto W, Miyazaki M, Morinaga R, et al. Phase I safety, pharmacokinetic, and biomarker study of BIBF 1120, an oral triple tyrosine kinase inhibitor in patients with advanced solid tumors. Mol Cancer Ther 2010; 9(10): 2825−33.

［51］Mross K, Frost A, Steinbild S, Hedbom S, Büchert M, Fasol U, et al. A phase I dose-escalation study of regorafenib (BAY 73−4506), an inhibitor of oncogenic, angiogenic, and stromal kinases, in patients with advanced solid tumors.

Clin Cancer Res 2012; 18(9): 2658−67.

[52] Boss DS, Glen H, Beijnen JH, Keesen M, Morrison R, Tait B, et al. A phase I study of E7080, a multitargeted tyrosine kinase inhibitor, in patients with advanced solid tumours. Br J Cancer 2012; 106(10): 1598−604.

[53] Kilgour E, Ferry D, Saggese M, Arkenau H-T, Rooney C, Smith NR, et al. Exploratory biomarker analysis of a phase I study of AZD4547, an inhibitor of fibroblast growth factor receptor (FGFR), in patients with advanced solid tumors. J Clin Oncol. 2014; 32(15 Suppl.)［abstract 11010］.

[54] Smyth EC, Turner NC, Peckitt C, Pearson A, Brown G, Chua S, et al. Phase Ⅱ multicenter proof of concept study of AZD4547 in FGFR amplified tumours. J Clin Oncol. 2015; 33(15 Suppl.)［abstract 2508］.

[55] Sequist LV, Cassier P, Varga A, Tabernero J, Schellens JH, Delord J-P, et al. Abstract CT326: phase I study of BGJ398, a selective pan-FGFR inhibitor in genetically preselected advanced solid tumors. Cancer Res 2014; 74(19 Suppl.): CT326.

[56] O'Donnell P, Goldman JW, Gordon MS, Shih K, Choi YJ, Lu D, et al. 621 A phase I dose-escalation study of MFGR1877S, a human monoclonal anti-fibroblast growth factor receptor 3 (FGFR3) antibody, in patients (pts) with advanced solid tumors. Eur J Cancer. 2012; 48: 191−2.

[57] Tsang TY, Mohapatra G, Itamochi H, Mok SC, Birrer MJ. Abstract 1528: identification of FGFR3 as a potential therapeutic target gene for human clear cell ovarian cancer by global genomic analysis. Cancer Res 2014; 74(19 Suppl.): 1528.

[58] Zhang H, Lorianne M, Baker K, Sadra A, Bosch E, Brennan T, et al. FP-1039 (FGFR1: Fc), a soluble FGFR1 receptor antagonist, inhibits tumor growth and angiogenesis. Mol Cancer Ther 2007; 6(11 Suppl.): B55.

[59] Garrido Lopez P, Felip E, Delord J-P, Paz-Ares L, Grilley-Olson JE, Gordon MS, et al. Multiarm, nonrandomized, open-label phase IB study to evaluate FP1039/GSK3052230 with chemotherapy in NSCLC and MPM with deregulated FGF pathway signaling. J Clin Oncol. 2014; 32(15 Suppl.)［abstract TPS8120］.

[60] Bjornsti MA, Houghton PJ. The TOR pathway: a target for cancer therapy. Nat Rev Cancer 2004; 4(5): 335−48.

[61] Philp AJ, Campbell IG, Leet C, Vincan E, Rockman SP, Whitehead RH, et al. The phosphatidylinositol 3′-kinase p85αgene is an oncogene in human ovarian and colon tumors. Cancer Res 2001; 61(20): 7426−9.

[62] Levine DA, Bogomolniy F, Yee CJ, Lash A, Barakat RR, Borgen PI, et al. Frequent mutation of the PIK3CA gene in ovarian and breast cancers. Clin Cancer Res 2005; 11(8): 2875−8.

[63] Altomare DA, Wang HQ, Skele KL, De Rienzo A, Klein-Szanto AJ, Godwin AK, et al. AKT and mTOR phosphorylation is frequently detected in ovarian cancer

and can be targeted to disrupt ovarian tumor cell growth. Oncogene 2004; 23(34): 5853−7.

[64] Kolasa IK, Rembiszewska A, Felisiak A, Ziolkowska-Seta I, Murawska M, Moes J, et al. PIK3CA amplification associates with resistance to chemotherapy in ovarian cancer patients. Cancer Biol Ther 2009; 8(1): 21−6.

[65] Shapiro GI, Rodon J, Bedell C, Kwak EL, Baselga J, Braña I, et al. Phase I safety, pharmacokinetic, and pharmacodynamic study of SAR245408 (XL147), an oral pan-class I PI3K inhibitor, in patients with advanced solid tumors. Clin Cancer Res 2014; 20(1): 233−45.

[66] Sarker D, Ang JE, Baird R, Kristeleit R, Shah K, Moreno V, et al. First-in-human phase I study of pictilisib (GDC-0941), a potent pan-class I phosphatidylinositol-3-kinase (PI3K) inhibitor, in patients with advanced solid tumors. Clin Cancer Res 2015; 21(1): 77−86.

[67] Hong DS, Bowles DW, Falchook GS, Messersmith WA, George GC, O'Bryant CL, et al. A multicenter phase I trial of PX-866, an oral irreversible phosphatidylinositol 3-kinase inhibitor, in patients with advanced solid tumors. Clin Cancer Res 2012; 18(15): 4173−82.

[68] Bendell JC, Rodon J, Burris HA, de Jonge M, Verweij J, Birle D, et al. Phase I, dose−escalation study of BKM120, an oral pan-class I PI3K inhibitor, in patients with advanced solid tumors. J Clin Oncol 2012; 30(3): 282−90.

[69] Yap TA, Yan L, Patnaik A, Fearen I, Olmos D, Papadopoulos K, et al. First-in-man clinical trial of the oral pan-AKT inhibitor MK-2206 in patients with advanced solid tumors. J Clin Oncol 2011; 29(35): 4688−95.

[70] Behbakht K, Sill MW, Darcy KM, Rubin SC, Mannel RS, Waggoner S, et al. Phase Ⅱ trial of the mTOR inhibitor, temsirolimus and evaluation of circulating tumor cells and tumor biomarkers in persistent and recurrent epithelial ovarian and primary peritoneal malignancies: a Gynecologic Oncology Group study. Gynecol Oncol 2011; 123(1): 19−26.

[71] O'Reilly KE, Rojo F, She Q-B, Solit D, Mills GB, Smith D, et al. mTOR inhibition induces upstream receptor tyrosine kinase signaling and activates Akt. Cancer Res 2006; 66(3): 1500−8.

[72] Papadopoulos KP, Tabernero J, Markman B, Patnaik A, Tolcher AW, Baselga J, et al. Phase I safety, pharmacokinetic, and pharmacodynamic study of SAR245409 (XL765), a novel, orally administered PI3K/mTOR inhibitor in patients with advanced solid tumors. Clin Cancer Res 2014; 20(9): 2445−56.

[73] Elser C, Hirte H, Kaizer L, Mackay H, Bindra S, Tinker L, et al. Phase Ⅱ study of MKC-1 in patients with metastatic or resistant epithelial ovarian cancer or advanced endometrial cancer. J Clin Oncol. 2009; 27(15 Suppl.)［abstract 5577］.

[74] Hisamatsu T, Mabuchi S, Matsumoto Y, Kawano M, Sasano T, Takahashi R, et al. Potential role of mTORC2 as a therapeutic target in clear cell carcinoma of the ovary. Mol

Cancer Ther 2013; 12(7): 1367–77.

[75] Campbell IG, Russell SE, Choong DY, Montgomery KG, Ciavarella ML, Hooi CS, et al. Mutation of the PIK3CA gene in ovarian and breast cancer. Cancer Res 2004; 64(21): 7678–81.

[76] Boutros T, Chevet E, Metrakos P. Mitogen-activated protein (MAP) kinase/MAP kinase phosphatase regulation: roles in cell growth, death, and cancer. Pharmacol Rev 2008; 60(3): 261–310.

[77] Schubbert S, Shannon K, Bollag G. Hyperactive Ras in developmental disorders and cancer. Nat Rev Cancer 2007; 7(4): 295–308.

[78] Chapman PB, Hauschild A, Robert C, Haanen JB, Ascierto P, Larkin J, et al. Improved survival with vemurafenib in melanoma with BRAF V600E mutation. New Engl J Med 2011; 364(26): 2507–16.

[79] Singer G, Oldt Ⅲ R, Cohen Y, Wang BG, Sidransky D, Kurman RJ, et al. Mutations in BRAF and KRAS characterize the development of low-grade ovarian serous carcinoma. J Natl Cancer Inst 2003; 95(6): 484–6.

[80] Farley J, Brady WE, Vathipadiekal V, Lankes HA, Coleman R, Morgan MA, et al. Selumetinib in women with recurrent low-grade serous carcinoma of the ovary or peritoneum: an openlabel, single-arm, phase 2 study. Lancet Oncol 2013; 14(2): 134–40.

[81] Monk BJ, Grisham RN, Marth C, Banerjee SN, Hilpert F, Coleman RL, et al. The MILO (MEK inhibitor in low-grade serous ovarian cancer)/ENGOT-ov11 study: a multinational, randomized, open-label phase 3 study of binimetinib (MEK162) versus physician's choice chemotherapy in patients with recurrent or persistent low-grade serous carcinomas of the ovary, fallopian tube, or primary peritoneum. J Clin Oncol. 2015; 33(15 Suppl.) [abstract TPS5610].

[82] Robert C, Karaszewska B, Schachter J, Rutkowski P, Mackiewicz A, Stroiakovski D, et al. Improved overall survival in melanoma with combined dabrafenib and trametinib. New Engl J Med 2015; 372(1): 30–9.

[83] Kandoth C, McLellan MD, Vandin F, Ye K, Niu B, Lu C, et al. Mutational landscape and significance across 12 major cancer types. Nature 2013; 502(7471): 333–9.

[84] Ahmed AA, Etemadmoghadam D, Temple J, Lynch AG, Riad M, Sharma R, et al. Driver mutations in TP53 are ubiquitous in high grade serous carcinoma of the ovary. J Pathol 2010; 221(1): 49–56.

[85] Bieging KT, Mello SS, Attardi LD. Unravelling mechanisms of p53-mediated tumour suppression. Nat Rev Cancer 2014; 14(5): 359–70.

[86] Muller Patricia AJ, Vousden Karen H. Mutant p53 in cancer: new functions and therapeutic opportunities. Cancer Cell.2014; 25(3): 304–17.

[87] Brachova P, Thiel K, Leslie K. The consequence of oncomorphic TP53 mutations in ovarian cancer. Int J Mol Sci 2013; 14(9): 19257.

[88] Sepehrnia B, Paz IB, Dasgupta G, Momand J. Heat shock protein 84 forms a complex with mutant p53 protein predominantly within a cytoplasmic compartment of the cell. J Biol Chem 1996; 271(25): 15084–90.

[89] Peng Y, Chen L, Li C, Lu W, Chen J. Inhibition of MDM2 by hsp90 contributes to mutant p53 stabilization. J Biol Chem 2001; 276(44): 40583–90.

[90] Li D, Marchenko ND, Moll UM. SAHA shows preferential cytotoxicity in mutant p53 cancer cells by destabilizing mutant p53 through inhibition of the HDAC6-Hsp90 chaperone axis. Cell Death Differ 2011; 18(12): 1904–13.

[91] Liu H, Xiao F, Serebriiskii IG, O'Brien SW, Maglaty MA, Astsaturov I, et al. Network analysis identifies an HSP90–central hub susceptible in ovarian cancer. Clin Cancer Res 2013; 19(18): 5053–67.

[92] Lane DP. p53, guardian of the genome. Nature 1992; 358(6381): 15–16.

[93] Hirai H, Iwasawa Y, Okada M, Arai T, Nishibata T, Kobayashi M, et al. Small-molecule inhibition of Wee1 kinase by MK-1775 selectively sensitizes p53-deficient tumor cells to DNA-damaging agents. Mol Cancer Ther 2009; 8(11): 2992–3000.

[94] Wang Y, Li J, Booher RN, Kraker A, Lawrence T, Leopold WR, et al. Radiosensitization of p53 mutant cells by PD0166285, a novel G2 checkpoint abrogator. Cancer Res 2001; 61(22): 8211–17.

[95] Do KT, Wilsker D, Balasubramanian P, Zlott J, Jeong W, Lawrence SM, et al. Phase I trial of AZD1775 (MK1775), a wee1 kinase inhibitor, in patients with refractory solid tumors. J Clin Oncol. 2014; 32(15 Suppl.) [abstract 2503].

[96] Leijen S, Beijnen JH, Schellens JH. Abrogation of the G2 checkpoint by inhibition of Wee-1 kinase results in sensitization of p53-deficient tumor cells to DNA-damaging agents. Curr Clin Pharmacol 2010; 5(3): 186–91.

[97] Leffers N, Lambeck AJA, Gooden MJM, Hoogeboom B-N, Wolf R, Hamming IE, et al. Immunization with a p53 synthetic long peptide vaccine induces p53-specific immune responses in ovarian cancer patients, a phase Ⅱ trial. Int J Cancer 2009; 125(9): 2104–13.

[98] Leffers N, Vermeij R, Hoogeboom B-N, Schulze UR, Wolf R, Hamming IE, et al. Long-term clinical and immunological effects of p53-SLP® vaccine in patients with ovarian cancer. Int J Cancer 2012; 130(1): 105–12.

第9章
新化疗法：腹腔内化疗，剂量密集化疗

D. S. Dizon

Harvard Medical School, Boston, MA, United States

导　言

细胞减灭术和化疗在晚期上皮性卵巢癌（EOC）治疗中的作用已得到充分证实[1,2]，一线标准化疗通常包括铂类和紫杉烷类药物[3]。然而，尽管常规治疗是每3周进行一次，但在一些研究中，无论是在生存率还是生活质量上，给药方式和治疗时间的调整对于疗效的改善都显示出了一定益处。在本章中，我们将讨论上皮性卵巢癌一线治疗中的化疗方法，尤其是腹腔内（IP）和每周（或剂量密集）化疗。

腹腔内化疗

上皮性卵巢癌是一种大多数患者在最初诊断时即已发生腹腔扩散的疾病，被认为是癌细胞从原发肿瘤脱落，然后通过腹膜循环播散[4]。癌细胞似乎选择性地侵入腹膜表面的间皮组织，形成微转移，直到它们具有足够的大小来募集血管[5]。由于转移性上皮性卵巢癌的明确定位，通过直接将抗癌药物注入腹腔（腹腔化疗）治疗转移性上皮性卵巢癌一直被认为是一种理想的治疗方法。Dedrick 等提出，腹膜的生理和解剖特征形成了一个屏障，使腹腔内化疗药物的浓度显著提高，同时限制了药物在全身其他部位的浓度[6]。随后的药代动力学研究表明，腹腔化疗可引起较高的腹膜/血浆的峰浓度比，其变化取决于药物相关因素，包括分子大小和脂溶性[7]。例如，腹腔注入紫杉醇的峰值浓度比血清水平高1 000倍，而顺铂的峰值浓度比血清浓度高10～20倍[8,9]。这意味着在转移性癌症最常累及的区域，与静脉注射治疗相比，腹腔化疗可以获得更高的药物浓度和更长的组织暴露时间[10]。

早期人们已经认识到肿瘤的大小会对治疗产生影响。而目前，腹腔化疗的作用仅限于在细胞减灭术后几乎没有残留病灶或没有残留病灶的患者，这是由于化疗药物直接渗透到肿瘤组织很可能只有几毫米的表面。现在普遍认为接受腹腔化疗的有效患者包括那些具有理想细胞减灭术（至≤1.0 cm）的Ⅲ期上皮性卵巢癌患者，以及接受了完全细胞减灭术而没有残留病灶（R0切除术）的患者。然而，其他试验的经验使Ⅱ期患者的纳入范围扩大，因为与Ⅰ期患者相比，Ⅱ期患者的复发风险更高[11,12]。

随机临床试验证实腹腔化疗在一线治疗上皮性卵巢癌患者中的益处，至少有9项随机研究报道了美国妇科肿瘤学组（GOG）对静脉化疗和腹腔化疗的比较（表 9.1）[13-15]。2011 年的一项荟萃分析纳入了这些试验和其他 6 项研究（n=2 119），并得出结论，与静脉注射治疗相比，腹腔化疗可显著降低死亡风险（8 项研究，2 026 名妇女；HR=0.81；95% CI=0.72～0.90）和显著改善无进展生存期（5 项研究，1 311 名女性；HR=0.78；95% CI=0.70～0.86）[16]。

目前大多数患者的治疗标准基于 GOG 172 试验，该试验将具有理想细胞减灭术的 III 期患者随机分配到标准治疗组（第 1 天 24 小时静脉注射紫杉醇 135 mg/m^2，第

2 天静脉注射顺铂 75 mg/m^2），或采用实验组（第 1 天静脉给予紫杉醇，第 2 天接受腹腔注射顺铂 100 mg/m^2，第 8 天接受腹腔注射紫杉醇 60 mg/m^2）[15]。该试验的结果显示了腹腔化疗方案的显著生存优势（表 9.1）。但是，出于多种考虑限制了它的广泛使用，包括与仅静脉注射治疗相比存在更高的毒性，以及在额外使用剂量的情况下（第 8 天腹腔的紫杉醇治疗）有关腹腔化疗益处的问题，表明剂量密集的方法可能是该益处的原因。关于毒性，GOG 对 GOG 9921 中方案的修改更为可行，第 1 天的治疗包括静脉注射紫杉醇（135 mg/m^2）和腹腔注射顺

表 9.1　IP 疗法的 III 期 GOG 试验

试　验	组　别	N	主要结果	毒　性
GOG 104/ SWOG 8501	IV CTX + IV CDDP vs. IV CTX + IP CDDP	279	pCR（%）36% vs. 47%	腹部症状
		287	中位 OS：41 vs. 49 个月	IP 组 2 例死亡，G3/4 中性粒细胞减少（69% vs. 56%）耳鸣 / 听力丧失（29% vs. 12%）
GOG 114/ SWOG 9927/ ECOG GO114	IV PAC + IV CDDP vs. IV Carbo + IV PAC + IP CDDP	227	中位 PFS：22 vs. 28 个月	G4 中性粒细胞减少（13% vs. 28%）G4 血小板减少（1% vs. 24%）
		235	中位 OS：52 vs. 63 个月	G3/4GI 毒性（17% vs. 37%）神经毒性（< 2% vs. 5%）
GOG 172	IV CDDP + IV PAC vs. IV PAC + IP CDDP + IP PAC	215	pCR（%）：41% vs. 57%	G3/4 白细胞减少（63% vs. 74%）G3/4GI 毒性（24% vs. 45%）
		214	中位 PFS：18 vs. 28 个月 中位 OS：50 vs. 67 个月	G3/4 神经毒性（9% vs. 19%）G3/4 疼痛（1% vs. 11%）G3/4 肾毒性（1% vs. 6%）

注：摘自 Alberts DS, Liu PY, Hannigan EV, O'Toole R, Williams SD, Young JA, et al. Intraperitoneal cisplatin plus intravenous cyclophosphamide versus intravenous cisplatin plus intravenous cyclophosphamide for stage III ovarian cancer. N Engl J Med. 1996; 335(26): 1950−5; Markman M, Bundy BN, Alberts DS, Fowler JM, Clark-Pearson DL, Carson LF, et al. Phase III trial of standard-dose intravenous cisplatin plus paclitaxel versus moderately high-dose carboplatin followed by intravenous paclitaxel and intraperitoneal cisplatin in small-volume stage III ovarian carcinoma: an intergroup study of the Gynecologic Oncology Group, Southwestern Oncology Group, and Eastern Cooperative Oncology Group. J Clin Oncol. 2001; 19(4): 1001−7; Armstrong DK, Bundy B, Wenzel L, Huang HQ, Baergen R, Lele S, et al. Intraperitoneal cisplatin and paclitaxel in ovarian cancer. N Engl J Med. 2006; 354(1): 34−43。

铂（75 mg/m²），然后第 8 天进行腹腔紫杉醇化疗（60 mg/m²）[17]。在纳入的 23 例患者中，有 20 例（95%）完成了全部 6 个周期，这比 GOG 172 有了更大的改善，GOG 172 只有 42% 的患者能够完成指定数量（6次）的腹腔化疗。

鉴于顺铂的毒性，人们对卡铂在腹腔化疗中的作用很感兴趣，尽管尚未进行随机试验，但已发表了数项研究。Nagao 等报道了一项可行性研究，包括 20 名接受 GOG 172 类似方案的患者，在第 1 天（静脉注射紫杉醇 135 mg/m² 后）给予卡铂（AUC 6）[18]，该方案完成率为 60%，严重毒性反应包括过敏（n=4）和肠梗阻（n=1）。GOG 在一个扩大队列的 I 期研究中也对腹腔注射卡铂进行了评估[19]。在第 1 天静脉给予紫杉醇和第 8 天腹腔给予紫杉醇时，确定卡铂的最大耐受剂量为 AUC 6。在这个剂量下，35% 的

患者经历了剂量限制性毒性反应，包括 4 级血小板减少症（n=1）、3 级中性粒细胞减少症（n=3）、至少 2 周的中性粒细胞减少症（n=1）、3 级肝功能异常（n=1）和 3 级感染（n=1）。

也许更直接的问题是，在卵巢癌的一线治疗中，腹腔化疗是否比其他治疗更有效，包括了联合或不联合贝伐珠单抗的剂量密集静脉化疗。为此，GOG 完成了 GOG-252（NCT00951496）的试验。该研究招募了 II、III 或 IV 期上皮性卵巢癌患者，并将他们随机分配至 3 组：静脉卡铂＋静脉紫杉醇（每周）联合静脉贝伐单抗（第 1 组）；腹腔卡铂＋静脉紫杉醇（每周）联合静脉贝伐单抗（第 2 组）；静脉紫杉醇＋腹腔顺铂＋腹腔紫杉醇联合静脉贝伐单抗（第 3 组）。本次试验也已完成，结果令人期待。

除了一线给药，人们对腹腔化疗作为巩固疗法的作用也充满兴趣（表 9.2）[20-26]。

表 9.2　卵巢癌 II 期巩固试验

方　案	入组标准	n	PFS	OS
顺铂 200/m² × 3c[a]	St 2～4，cCR	31	35 m	60% 5 年
米拖蒽醌 20 mg × 6c[b]	St 2～4，pCR	50	NR	59.8% 5 年
顺铂 80/m² × 3c 口服米拖蒽醌 10/m² × 3c[c]	St 3，pCR	41	18 m	NR
		10	18 m	—
米拖蒽醌 10/m²q2w × 9c vs. FUDR 3 g/d × 3d q3w × 6c[d]	≤ 1 cm RD SLL 后	39	11 m	21 个月
		28	25 m	38 个月
顺铂 100/m²＋ 依托泊苷 200/m²[e]	St 2～4，pCR	36	NR	NR
顺铂 100/m² × 3c[f]	St 3，pCR	30	50 m	69.1 个月
顺铂 75/m² D1＋ 吉西他滨 500/m² D1 和 D8[g]	St 3，cCR	30	15.9 m	43.5 个月

注：[a] Menczer et al. Gynecol Oncol. 1992; 222–5。

　　[b] Dufour et al. Cancer, 1994; 73: 1865–9。

　　[c] Tarraza et al. Gynecol Oncol. 1993; 50: 287–90。

　　[d] Muggia et al. Gynecol Oncol. 1996; 61: 395–402。

　　[e] Barakat et al. Gynecol Oncol. 1998; 69: 17–22。

　　[f] Topuz et al. Gynecol Oncol. 2004; 92: 147–51。

　　[g] Sabbatini et al. Clin Cancer Res 2004; 10: 2962–7。

但在这方面还没有完成Ⅲ期试验。此外，还进行了一系列小型研究，评估了腹腔化疗在复发性肿瘤中的作用（表 9.3）[27-32]。GOG在 GOG 9921 试验中探讨了卡铂和硼替佐米（21 天的第 1 天给药）的腹腔化疗方案，专门用于卵巢癌复发的患者[33]。最初，卡铂的 AUC 为 5，但由于剂量限制毒性，随着硼替佐米剂量的成功增加，其 AUC 降至 4。共有 33 名患者入选，虽然没有达到硼替佐米的最大耐受剂量，但可测量患者（$n=21$）的总有效率为 19%；另外 67% 的患者病情稳定。硼替佐米的最高剂量为 2.5 mg/m²，与卡铂 AUC 4 合用时，未见剂量限制性毒性（DLT）（0/6 例患者）。

鉴于新辅助化疗在晚期卵巢癌患者中的应用越来越多，在细胞减灭术间隔期的腹腔化疗也值得关注。但是，目前还没有数据说明这一适应证，也不清楚辅助静脉治疗的结果是否适用于这些患者。加拿大国家癌症研究所已经完成了一项随机试验的招募，该试验对该策略进行了试验（OV.21），结果正在等待中。

剂量密集化疗

两个假说为化疗剂量强化的作用提供了基础。第一个是 Goldie-Coldman 假说，该假说认为耐药性是由基因突变引起的，这种突变水平与肿瘤大小成正比[34]。为了防止产生耐药克隆，他们提出使用由交替药物组成的剂量强化方案可能是有效的。另一个 Norton-Simon 假说对此进行了补充，该假说提出肿瘤的生长速度是其大小的函数，因此较小的肿瘤比较大的肿瘤生长速度更快。对于细胞减灭手术是治疗重要组成部分的癌症（如卵巢癌），肿瘤在手术后的再生可能

表 9.3　复发性卵巢癌的Ⅱ期腹腔内注射试验

方　案	周　期	N	RR（%）	PFS	OS	毒　性
顺铂 60～90ª	4	23	56.5	NR	30 个月	8/23 导管并发症
顺铂 100～105 + 阿糖胞苷 600～900ᵇ	5	39	39	NR	NR	13%GI 8% 肾毒性 10% 感染
卡铂 200～300 + 依托泊苷 100ᶜ	6	46	38	NR	NR	17% 导管并发症 23% 呕吐
顺铂 100～200+ 依托泊苷 350ᵈ	6	35	NR	13.7 个月	21.8 个月	肾毒性
米拖蒽醌 20～30ᵉ	NR	19	79	NR	NR	1 例 G4 中性粒细胞减少
顺铂 90/m² + 5-FU 1 040 mgᶠ	8	24	27	7 个月	15.5 个月	11 例 G3～4GI

注：ª ten Tije et al. Oncology 1992; 49: 442-4。
　　ᵇ Markman, JCO 1991; 9: 204-9。
　　ᶜ Markman, Gynecol Oncol. 1992; 47: 353-7。
　　ᵈ Malmström, Gynecol Oncol. 1993; 49: 166-71。
　　ᵉ Lorusso, Eur J Gynecol Oncol. 1994; 15: 75-80。
　　ᶠ Morgan et al. Gynecol Oncol. 2000; 77: 433-8。

增加，出现耐药克隆的机会也更大[35]。因此，建议在尽可能短的时间间隔内进行最佳治疗，以取得最大的效果。剂量密集治疗的概念已在肿瘤学的其他领域广泛确立，尤其是在乳腺癌的治疗中，剂量密集治疗是在辅助治疗和每周紫杉醇化疗作为转移性癌症患者标准治疗时的首选方案。

最近，在日本妇科肿瘤学组（Japanese Gynecologic Oncology Group，JGOG）3016试验中确立了剂量密集治疗在卵巢癌中的作用，该试验评估了600多名Ⅱ～Ⅳ期卵巢癌患者的标准治疗（每21天的紫杉醇180 mg/m²+卡铂AUC 6）与剂量密集疗法（每21天的卡铂AUC 6+每周紫杉醇80 mg/m²）。中位随访时间为6年，剂量密集疗法的5年总生存率显著优于标准疗法（分别为58.7%和51.1%；HR=0.79；95% CI=0.63～0.99）[36]。

GOG开展的GOG 262试验，以进一步评估非亚洲人群的剂量密集治疗[37]。在这项试验中，680多名患有Ⅱ～Ⅳ期上皮性卵巢癌患者（理想或亚理想细胞减灭术后）被随机分配到每3周治疗的标准组和剂量密集治疗组（类似于JGOG试验）。在两组患者中，贝伐单抗的给药是可选的；如果给药，则在化疗期间和作为维持治疗直到疾病进展。与标准疗法相比，剂量密集疗法组的严重神经病变的发生率显著增高（26% vs. 18%，P < 0.001），但3或4级中性粒细胞减少症的发生率显著降低（72% vs. 83%，P=0.012）。在整个队列中，两组间的无进展生存期和总生存期没有差异。然而，在未接受贝伐单抗治疗的患者中（n=112），与标准治疗相比，剂量密集治疗的无进展生存期有显著改善（14个月 vs. 10个月，P=0.033）。

总生存期的结果尚不成熟，不足以得出结论。

另一个剂量密集疗法的例子来自意大利多中心卵巢癌试验（MITO-7），该试验招募了800多名患有ⅠC～Ⅳ期卵巢癌的患者，接受标准治疗（卡铂+紫杉醇每3周1次）或者剂量密集方案（卡铂AUC 2+紫杉醇80 mg/m²），每3周每周进行1次，共6个完整周期[38]。剂量密集治疗组与标准治疗组有相似的无进展生存期（HR=0.96；95% CI=0.80～1.16），2年生存率无差异（HR=1.20；95% CI=0.90～1.61）。然而，随着治疗时间的延长，剂量密集治疗的耐受性更好，患者的生活质量也更好。此外，它与较低的3/4级毒性有关，包括中性粒细胞减少症（42% vs. 50%）、血小板减少症（1% vs. 7%）和神经病变（6% vs. 17%）。虽然本方案与JGOG研究中使用的方案之间没有比较数据，如上文所述，该方案每3周使用卡铂和剂量密集的紫杉醇，但当对标准治疗的耐受性存在担忧时，我们倾向于使用该方案。

结　语

对于卵巢癌患者而言，不再有一种单一的标准治疗方法适用于所有患者。随机试验数据支持腹腔化疗在具有理想细胞减灭的卵巢癌患者中的作用，该疗法比任何辅助治疗都具有最长的生存优势。但是，剂量密集疗法的作用已成为一种潜在的替代选择，特别是对于那些不能选择腹腔化疗的患者。未来将进一步改善这些治疗方案，包括探索在治疗过程中及在延长治疗（或维持治疗）中联合新的药物。

参考文献

［1］Bristow RE, Tomacruz RS, Armstrong DK, Trimble EL, Montz FJ. Survival effect of maximal cytoreductive surgery for advanced ovarian carcinoma during the platinum era: a meta-analysis. J Clin Oncol 2002; 20(5): 1248−59.

［2］Högberg T, Glimelius B, Nygren P, SBU-group Swedish Council of Technology Assessment in Health Care. A systematic overview of chemotherapy effects in ovarian cancer. Acta Oncol Stockh Swed 2001; 40(2−3): 340−60.

［3］Kyrgiou M, Salanti G, Pavlidis N, Paraskevaidis E, Ioannidis JPA. Survival benefits with diverse chemotherapy regimens for ovarian cancer: meta-analysis of multiple treatments. J Natl Cancer Inst 2006; 98(22): 1655−63.

［4］Lengyel E. Ovarian cancer development and metastasis. Am J Pathol 2010; 177(3): 1053−64.

［5］Bamberger ES, Perrett CW. Angiogenesis in epithelial ovarian cancer. Mol Pathol MP 2002; 55(6): 348−59.

［6］Dedrick RL, Myers CE, Bungay PM, DeVita VT. Pharmacokinetic rationale for peritoneal drug administration in the treatment of ovarian cancer. Cancer Treat Rep 1978; 62(1): 1−11.

［7］Markman M. Intraperitoneal chemotherapy in the management of malignant disease. Expert Rev Anticancer Ther 2001; 1(1): 142−8.

［8］Markman M. Intraperitoneal chemotherapy. Semin Oncol 1991; 18(3): 248−54.

［9］Markman M, Rowinsky E, Hakes T, Reichman B, Jones W, Lewis JL, et al. Intraperitoneal administration of Taxol in the management of ovarian cancer. J Natl Cancer Inst Monogr 1993; 15: 103−6.

［10］Markman M. Intraperitoneal drug delivery of antineoplastics. Drugs 2001; 61(8): 1057−65.

［11］Young RC, Brady MF, Nieberg RK, Long HJ, Mayer AR, Lentz SS, et al. Adjuvant treatment for early ovarian cancer: a randomized phase Ⅲ trial of intraperitoneal 32P or intravenous cyclophosphamide and cisplatin—a gynecologic oncology group study. J Clin Oncol 2003; 21(23): 4350−5.

［12］Bell J, Brady MF, Young RC, Lage J, Walker JL, Look KY, et al. Randomized phase Ⅲ trial of three versus six cycles of adjuvant carboplatin and paclitaxel in early stage epithelial ovarian carcinoma: a Gynecologic Oncology Group study. Gynecol Oncol 2006; 102(3): 432−9.

［13］Alberts DS, Liu PY, Hannigan EV, O'Toole R, Williams SD, Young JA, et al. Intraperitoneal cisplatin plus intravenous cyclophosphamide versus intravenous cisplatin plus intravenous cyclophosphamide for stage Ⅲ ovarian cancer. N Engl J Med 1996; 335(26): 1950−5.

［14］Markman M, Bundy BN, Alberts DS, Fowler JM, Clark-Pearson DL, Carson LF, et al. Phase Ⅲ trial of standard-dose intravenous cisplatin plus paclitaxel versus moderately high-dose carboplatin followed by intravenous paclitaxel and intraperitoneal cisplatin in small-volume stage Ⅲ ovarian carcinoma: an intergroup study of the Gynecologic Oncology Group, Southwestern Oncology Group, and Eastern Cooperative Oncology Group. J Clin Oncol 2001; 19(4): 1001−7.

［15］Armstrong DK, Bundy B, Wenzel L, Huang HQ, Baergen R, Lele S, et al. Intraperitoneal cisplatin and paclitaxel in ovarian cancer. N Engl J Med 2006; 354(1): 34−43.

［16］Jaaback K, Johnson N, Lawrie TA. Intraperitoneal chemotherapy for the initial management of primary epithelial ovarian cancer. Cochrane Database Syst Rev 2011(11): CD005340.

［17］Dizon DS, Sill MW, Gould N, Rubin SC, Yamada SD, Debernardo RL, et al. Phase I feasibility study of intraperitoneal cisplatin and intravenous paclitaxel followed by intraperitoneal paclitaxel in untreated ovarian, fallopian tube, and primary peritoneal carcinoma: a gynecologic oncology group study. Gynecol Oncol 2011; 123(2): 182−6.

［18］Nagao S, Iwasa N, Kurosaki A, Nishikawa T, Ohishi R, Hasegawa K, et al. Intravenous/intraperitoneal paclitaxel and intraperitoneal carboplatin in patients with epithelial ovarian, fallopian tube, or peritoneal carcinoma: a feasibility study. Int J Gynecol Cancer 2012; 22(1): 70−5.

［19］Gould N, Sill MW, Mannel RS, Thaker PH, Disilvestro P, Waggoner S, et al. A phase I study with an expanded cohort to assess the feasibility of intravenous paclitaxel, intraperitoneal carboplatin and intraperitoneal paclitaxel in patients with untreated ovarian, fallopian tube or primary peritoneal carcinoma: a Gynecologic Oncology Group study. Gynecol Oncol 2012; 125(1): 54−8.

［20］Menczer J, Ben-Baruch G, Rizel S, Brenner H. Intraperitoneal chemotherapy versus no treatment in patients with ovarian carcinoma who are in complete clinical remission. Cancer 1992; 70(7): 1956−9.

［21］Dufour P, Bergerat JP, Barats JC, Giron C, Duclos B, Dellenbach P, et al. Intraperitoneal mitoxantrone as consolidation treatment for patients with ovarian carcinoma in pathologic complete remission. Cancer 1994; 73(7): 1865−9.

［22］Tarraza HM, Boyce CR, Smith WG, Jones MA. Consolidation intraperitoneal chemotherapy in epithelial ovarian cancer patients following negative second-look laparotomy. Gynecol Oncol 1993; 50(3): 287−90.

［23］Muggia FM, Liu PY, Alberts DS, Wallace DL, O'Toole RV, Terada KY, et al. Intraperitoneal mitoxantrone or floxuridine: effects on time-to-failure and survival in patients with minimal residual ovarian cancer after second-look laparotomy—a randomized phase Ⅱ study by the Southwest Oncology Group. Gynecol Oncol 1996; 61(3): 395−402.

［24］Barakat RR, Almadrones L, Venkatraman ES, Aghajanian C, Brown C, Shapiro F, et al. A phase Ⅱ trial of intraperitoneal cisplatin and etoposide as consolidation therapy in patients with Stage Ⅱ-Ⅳ epithelial ovarian cancer following negative surgical assessment. Gynecol Oncol 1998; 69(1): 17-22.

［25］Topuz E, Eralp Y, Saglam S, Saip P, Aydiner A, Berkman S, et al. Efficacy of intraperitoneal cisplatin as consolidation therapy in patients with pathologic complete remission following front-line therapy for epithelial ovarian cancer. Consolidative intraperitoneal cisplatin in ovarian cancer. Gynecol Oncol 2004; 92(1): 147-51.

［26］Sabbatini P, Aghajanian C, Leitao M, Venkatraman E, Anderson S, Dupont J, et al. Intraperitoneal cisplatin with intraperitoneal gemcitabine in patients with epithelial ovarian cancer: results of a phase Ⅰ/Ⅱ Trial. Clin Cancer Res 2004; 10(9): 2962-7.

［27］ten Tije BJ, Wils J. Intraperitoneal cisplatin in the treatment of refractory or recurrent advanced ovarian carcinoma. Oncology 1992; 49(6): 442-4.

［28］Markman M, Reichman B, Hakes T, Jones W, Lewis JL, Rubin S, et al. Responses to secondline cisplatin-based intraperitoneal therapy in ovarian cancer: influence of a prior response to intravenous cisplatin. J Clin Oncol 1991; 9(10): 1801-5.

［29］Markman M, Reichman B, Hakes T, Rubin S, Jones W, Lewis JL, et al. Phase 2 trial of intraperitoneal carboplatin and etoposide as salvage treatment of advanced epithelial ovarian cancer. Gynecol Oncol 1992; 47(3): 353-7.

［30］Malmström H, Rasmussen S, Simonsen E. Intraperitoneal high-dose cisplatin and etoposide with systemic thiosulfate protection in second-line treatment of advanced ovarian cancer. Gynecol Oncol 1993; 49(2): 166-71.

［31］Lorusso V, Catino A, Gargano G, Fioretto A, Berardi F, de Lena M. Mitoxantrone in the treatment of recurrent ascites of pretreated ovarian carcinoma. Eur J Gynaecol Oncol 1994; 15(1): 75-80.

［32］Morgan RJ, Braly P, Leong L, Shibata S, Margolin K, Somlo G, et al. Phase Ⅱ trial of combination intraperitoneal cisplatin and 5-fluorouracil in previously treated patients with advanced ovarian cancer: long-term follow-up. Gynecol Oncol 2000; 77(3): 433-8.

［33］Dizon DS, Brady WE, Lankes HA, Jandial DD, Howell, S. B., Schilder RJ. Results of a phase I pharmacokinetic study of intraperitoneal bortezomib (B) and carboplatin (C) in patients with persistent or recurrent ovarian cancer (OC): An NRG/Gynecologic Oncology Group study. Available from: http://meetinglibrary.asco.org/content/145407-156; ［accessed 29.11.15］.

［34］Coldman AJ, Goldie JH. Impact of dose-intense chemotherapy on the development of permanent drug resistance. Semin Oncol 1987; 14(Suppl. 4): 29-33.

［35］Simon R, Norton L. The Norton-Simon hypothesis: designing more effective and less toxic chemotherapeutic regimens. Nat Clin Pract Oncol 2006; 3(8): 406-7.

［36］Katsumata N, Yasuda M, Isonishi S, Takahashi F, Michimae H, Kimura E, et al. Long-term results of dose-dense paclitaxel and carboplatin versus conventional paclitaxel and carboplatin for treatment of advanced epithelial ovarian, fallopian tube, or primary peritoneal cancer (JGOG 3016): a randomised, controlled, open-label trial. Lancet Oncol 2013; 14(10): 1020-6.

［37］Chan JK, Brady MF, Penson RT, Huang H, Birrer MJ, Walker JL, et al. Weekly vs. every-3-week paclitaxel and carboplatin for ovarian cancer. N Engl J Med 2016; 374(8): 738-48.

［38］Pignata S, Scambia G, Katsaros D, Gallo C, Pujade-Lauraine E, De Placido S, et al. Carboplatin plus paclitaxel once a week versus every 3 weeks in patients with advanced ovarian cancer (MITO-7): a randomised, multicentre, open-label, phase 3 trial. Lancet Oncol 2014; 15(4): 396-405.

第10章
少见上皮性卵巢癌的最新进展

J. Bergstrom, I. -M. Shih and A. N. Fader

Johns Hopkins Medicine, Baltimore, MD, United States

导言：上皮性卵巢癌亚型

在美国，2015 年约有 21 290 例卵巢癌新确诊病例，超过 14 000 名女性死于卵巢癌[1]。卵巢癌是女性癌症死亡的第五大原因，也是妇科恶性肿瘤中最常见的因癌症致死的原因[2]。大约 90% 的卵巢恶性肿瘤起源于上皮，在本章中，我们将回顾 5 种最常见的上皮性卵巢癌（EOC）亚型，包括高级别浆液性癌（HGSC）、低级别浆液性癌（LGSC）、子宫内膜样癌、黏液性癌和透明细胞癌（CCC）。这些亚型在分子遗传学、发病机制、临床行为和总体预后方面各不相同[3]。高级别浆液性癌是上皮性卵巢癌中最常见的亚型，约占 70%，其次是透明细胞癌（12%）、子宫内膜样癌（11%）、黏液性癌（3%）和低级别浆液性癌（3%）。与高级别浆液性癌相比，透明细胞癌、子宫内膜样癌、低级别浆液性癌和黏液性癌相对不常见，因此，它们通常被称为少见的上皮性卵巢癌。尽管卵巢癌不同亚型的临床病理特征存在显著异质性，但卵巢癌患者的治疗方法相似。如今，全基因组分析和分子遗传学研究有助于阐明不同亚型卵巢癌的分子特征，从而为卵巢癌的治疗提供更有针对性的方法[4]。

Kurman 和 Shih[5] 建议可将上皮性卵巢癌分为两类：Ⅰ型和Ⅱ型肿瘤。Ⅰ型肿瘤包括 3 个亚组：① 与子宫内膜异位症相关的肿瘤，包括子宫内膜样癌、透明细胞癌和浆液性癌。② 低级别浆液性癌。③ 黏液性癌和恶性 Brenner 瘤。Ⅱ型肿瘤包括高级别浆液性癌、癌肉瘤和未分化癌。与Ⅱ型肿瘤相比，Ⅰ型肿瘤更为惰性，且具有遗传稳定性。此外，Ⅰ型卵巢癌常具有 CTNNB1、ARID1A、KRAS、BRAF、PIK3CA、PTEN、ERBB2 和错配修复基因的体细胞突变，诊断较早。相反，高级别浆液性癌是Ⅱ型癌症的原型，具有高度侵袭性，常在晚期诊断，且几乎在所有的病例中都存在 TP53 体细胞改变。

随着我们对少见上皮性卵巢癌的认识不断加深，治疗策略也随之不断发展。由于这些少见恶性肿瘤的低发病率，因此有关它们的研究仍具有挑战性。但是，在美国妇科肿瘤学组（GOG）罕见肿瘤委员会中开展的针对低级别浆液性癌、透明细胞癌和黏液性癌的临床试验，正是朝着研发新的治疗策略迈出的重要一步[3]。在本章中，我们将回顾少见上皮性卵巢癌独特的分子、遗传和临床特征，并批判性评价关于这些肿瘤的最佳治疗方案文献。

低级别浆液性癌

流行病学

浆液性癌约占所有上皮性卵巢癌的75%，其中约3%表现为低级别[3]。与高级别疾病相比，低级别浆液性癌患者的诊断年龄往往更小。此外，尽管低级别浆液性癌患者的生存期通常比高级别浆液性癌患者长，但鉴于大多数患者确诊时已到晚期，且由于低级别浆液性癌对常规化疗药物的反应差，因此该类肿瘤的总体生存结局仍然较差[6]。

组织学 / 发病机制

两级分级系统已被用来描述浆液性卵巢癌：低级别和高级别。该系统主要基于核不典型性的评估，以有丝分裂率作为次要特征。低级别浆液性癌的有丝分裂率为每10个高倍视野少于12个有丝分裂，而高级别浆液性癌的有丝分裂率为每10个高倍视野大于12个有丝分裂。低级别癌可见轻度至中度的核异型，而高级别癌则可见明显的细胞核异型（表10.1）[7,8]。

大多数高级别浆液性癌被认为起源于前体病变——浆液性输卵管上皮内癌（STIC）。最常见于输卵管远端的伞端部分。现在人们认为，大多数高级别浆液性"卵巢"癌起源于输卵管，由来自输卵管癌的恶性细胞移植迁移至相邻的卵巢[5,9]。相反，低级别浆液性卵巢癌的前体病变被认为是浆液性交界性肿瘤[5,10,11]。

分子通路

由于这些肿瘤存在明显的分子和遗传差异，越来越多的证据表明低级别浆液性癌与高级别浆液性癌存在双重通路[11,12]。应用免疫组化比较发现，两者的蛋白质表达有明显差异。与低级别浆液性癌相比，高级别浆液性癌中 MIB1、c-KIT、HER-2/neu 和 p53 突变的表达显著增高。相反，KRAS 和 BRAF 在低级别浆液性癌中更为常见[11]。雌激素和孕激素受体也更可能在低级别浆液性癌中表达（表10.1）[10]。有趣的是，BRCA1 和 BRCA2 突变在低级别浆液性癌中并不常见，但在高级别浆液性癌中更常见[13,14]。磷脂酰肌醇3-激酶（PI3K）和AKT，胰岛素样生长因子途径的下游效应物，也被认为在低级别浆液性癌的发病中发挥重要作用[10]。

临床意义

与高级别浆液性癌相比，低级别浆液性癌患者在诊断时往往更为年轻，总体生存率也更高[7,15]。回顾性研究表明，低级别浆液性癌的3年无进展生存率为55.9%，而高级别浆液性癌为27.7%。低级别浆液性癌患者的3年总生存率为90.5%，而高级别浆液性癌则为67.6%。但是，这些较好的预后并不是在所有的低级别浆液性癌患者中都能观察到，因为许多患者在晚期才被诊断出来，并经历至少一次癌症复发。此外，低级别浆液性癌相对缓慢的增殖活性使其对常规细胞毒性化疗的反应低于高级别浆液性癌。

在新诊断为上皮性卵巢癌的患者中，有75%已为Ⅲ期或Ⅳ期。在这种情况下，随着细胞减灭术后残余病变体积的减少，生存率逐渐提高。这形成了一种外科范式，提倡根治性技术，以期在初始减瘤术和中间型减瘤术中获得理想肿瘤减灭。对于罹患低级别

表 10.1　Ⅰ型和Ⅱ型上皮性卵巢癌亚型的区别

组织学	高级别浆液性	低级别浆液性	透明细胞癌	黏液性	子宫内膜样
占比	70%	3%	12%	3%	11%
核不典型	+++	+			
癌前病变	浆液性输卵管上皮内癌	浆液性交界性肿瘤	子宫内膜异位症		铁过载引起的氧化应激
有丝分裂分子和蛋白质表达	> 12	≤ 12	≤ 12		
雌 / 孕激素受体	−	+	−		+
KRAS	−	+		+	+
BRAF	−	+		+	+
NRAS		+			
Ki67	+	−		−	−
P16	+				
P53 突变	+	−	−	−	−
MAP 激酶	−	+		+	+
Wilms 瘤 1（WT1）			−		−
PI3K 通路	−	+（40%）	+		+
PTEN 失活突变		+（3%～8%）			+
IFG 受体表达		+	+	+	
PAX-2 表达		+			
PAX-8					+
Her 2				+	
Beta-catenin					+
PID3CA					+
ARID1A			+		+
MSI			+		+
髓过氧化物酶				+	
组织纤溶酶原激活因子				+	
基质金属蛋白酶 9				+	
Vimentin					+

浆液性癌的女性，细胞减灭至微观病灶至关重要。Fader 等[6] 强调了细胞减灭术在该人群中的重要性。在一项随机研究中，与任何有残留病灶的患者相比，细胞减灭术至无明显残留病灶的低级别浆液性癌患者的中位无进展生存期（33.2 个月 vs. 14.1 个月）和总生存期（96 个月 vs. 42 个月）增加了 1 倍。实际上，在这项 GOG Ⅲ 期临床试验的分析中，与生存相关的唯一因素是低级别浆液性癌患者初始减瘤术后的残留病灶[6]。

治疗

肿瘤根治性细胞减灭术是低级别浆液性癌的主要治疗手段。有令人信服的证据表明，低级别浆液性癌对细胞毒性化疗相对耐药，如常用的卡铂和紫杉醇，以及顺铂、吉西他滨和环磷酰胺[16]。

一项 Ⅱ 期研究表明，使用 RECIST 标准，MEK1/2 抑制剂司美替尼（selumetinib）治疗复发性低级别浆液性癌具有客观的肿瘤反应，显示了良好的结果。在 51 名患者中，15% 的患者对治疗有反应，65% 的患者病情稳定，总体临床获益为 80%[17]。Gershenson 等[18] 研究了激素治疗低级别浆液性癌的临床效果，总有效率为 9%，61% 的患者至少有 6 个月的无进展生存期。

NCCN 指南建议，所有上皮性卵巢癌的首选治疗方法是根治性细胞减灭术，然后进行铂 / 紫杉烷化疗[19]。然而，鉴于低级别浆液性癌的相对化疗耐药性，可以选择其他治疗方案[16]。考虑到低级别浆液性癌中 ER/PR 高表达及激素治疗显示的中等抗肿瘤活性，这可能成为一种替代的选择方案[18]。激素治疗的最佳持续时间尚不清楚，但可以考虑无限期使用，直到疾病复发、进展或出现不良反应。

如果患者符合手术条件或者适合进行细胞减灭手术，也应采用根治性细胞减灭手术，其目的是尽可能不产生残留病灶。手术不可行时及手术后的治疗方案包括激素治疗、贝伐珠单抗、临床试验或细胞毒性化疗[10]。

透明细胞癌

流行病学

卵巢透明细胞癌约占所有上皮性卵巢癌的 12%。在美国，透明细胞癌是仅次于高级别浆液性癌的第二大卵巢癌亚型，在日本更为常见，占亚洲女性上皮性卵巢癌的 20%[20]。对 1988 年至 2001 年底的卵巢透明细胞癌监测数据和流行病学资料评估发现，28 082 例上皮性卵巢癌患者中有 1 411 例（5%）为透明细胞癌。诊断为卵巢透明细胞癌的患者往往更年轻，更有可能是亚洲人群[21]。研究表明，卵巢透明细胞癌易在早期被诊断，因此总体生存率较高，但如果根据分期进行调整，晚期患者的情况要比浆液性卵巢癌更差[22, 23]。

组织学 / 发病机制

在组织学上，卵巢透明细胞癌可显示出乳头状、小管状和实心型。在显微镜下，卵巢透明细胞癌的特征是透明细胞和钉状细胞。它们在遗传上比高级别浆液性癌更稳定，有丝分裂率较低，只有 1/4 的病例每 10 个高倍视野超过 10 个有丝分裂。卵巢透明细胞癌没有分级，在所有情况下均被视为高级别[10, 24]，其细胞与激素诱导下增生性变化的妊娠期子宫内膜具有一些共同的表型和形态学特征，又称为 Arias-Stella 反应。有大量数据表明，卵巢透明细胞癌是伴有子宫内膜异位症女性最常见的卵巢癌亚型[25]。子宫内膜异位症的反复出血会引起铁介导的氧化应激，通过改变宿主基因组 DNA 的稳定性加速了该人群的癌变[25]。此外，卵巢透明细胞癌倾向于激素非依赖性，因此很少表达 ER/PR，但往往过表达肝细胞核因子（HNF-1B）。HNF-1B 影响多个重要的信号通路基因改变，包括子宫内膜分化和再生、糖原合成、解毒、离子交换、蜕膜化和细胞周期调节[10, 25]。

分子通路

卵巢透明细胞癌最常见的分子遗传改变是编码富含 AT 的相互作用域 1A（*ARID1A*）基因的体细胞失活突变。这些突变导致肿瘤抑制因子 SWI/SNF 染色质重构复合物亚基 ARID1A 蛋白的表达缺失[26]。PI3K/AKT 也常在卵巢透明细胞癌中被激活。PI3K 的激活通过多种机制诱导癌变，包括促进增殖、抑制凋亡、介导细胞黏附和转化[5, 26]。在高级别浆液性卵巢癌（＜ 5%）中，由于 *PTEN* 表达缺失而激活 PI3K/AKT 通路的情况很少见，但在卵巢透明细胞癌（高达 40%）中却很常见[26]。PCR 结果显示，37% 的卵巢透明细胞癌中存在 *MET* 基因扩增，这种扩增的卵巢透明细胞癌患者预后较差[27]。

临床意义

卵巢透明细胞癌常在早期诊断。然而，当在晚期才被诊断时，病情较浆液性卵巢癌患者更差[22, 23]。这部分原因可能是由于卵巢透明细胞癌具有相对的化疗耐药性[28]。在回顾分析 1944—1981 年被诊断为卵巢透明细胞癌的患者时发现，与浆液性癌相比，卵巢透明细胞癌患者更可能被诊断为 I 期（50% vs. 31%），表现为大于 10 cm 的盆腔原发性肿瘤（73% vs. 29%）。在比较复发性疾病时，40% 的卵巢透明细胞癌患者有淋巴结受累，而浆液性卵巢癌只有 7%。实质器官受累在卵巢透明细胞癌组也更常见（40% vs. 13%）[29]。患有卵巢透明细胞癌的女性静脉血栓栓塞症也增加了 2.5 倍[26]。

治疗

如果可以施行理想的肿瘤细胞减灭术，则能显著提高生存率，因此，根治性手术仍是主要治疗手段[28]。如前所述，卵巢透明细胞癌相对化疗耐药，与这种耐药性有关的理论包括：药物蓄积减少、细胞增殖降低和药物解毒能力增强[10]。Rose 等[30]研究了铂和吉西他滨的联合应用，以增强铂药物的疗效，克服铂类耐药。MD 安德森癌症中心的一项研究使用了外放射疗法，该研究显示了局部复发控制的改善效果，尤其是卵巢透明细胞癌患者，这表明放射疗法可以在疾病复发和初始治疗中发挥作用[31]。血管内皮生长因子（VEGF）常在卵巢透明细胞癌中表达，VEGF 高表达者生存期较短。贝伐珠单抗（VEGF 抑制剂）是一种很有前景的治疗方法，可用于初次治疗和复发治疗[32]。根据 NCCN 指南，当前的建议是对早期患者进行手术分期，对晚期患者进行细胞减灭术，然后施以基于铂类/紫杉烷类的化疗[19]。

子宫内膜样卵巢癌

流行病学

子宫内膜样卵巢癌占所有上皮性卵巢癌的 11%[3]。与其他上皮性卵巢癌相比，它们通常在早期被诊断出来，具有典型的高分化，并与子宫内膜异位症相关[33, 34]，诊断的平均年龄为 56 岁[30]。

组织学 / 发病机制

在组织学上，子宫内膜样卵巢癌通常是腺体，具有类似于子宫癌的筛状或网状形式，细胞异型性通常为轻度至中度[33]。子宫内膜样卵巢癌至少具有以下特征之一：子宫内膜样腺癌的典型腺体、鳞状分化灶和（或）腺纤维瘤成分[35]。子宫内膜异位症是子宫内膜样癌和透明细胞癌的癌前病变。目前认为，导致癌症 DNA 突变是由与子宫内膜异位症相关的铁过载所致的氧化应激引起[36]。

分子通路

在子宫内膜样卵巢癌中发现了多种基因突变。1/3 的病例中发现了肿瘤抑制因子 *ARID1A* 的体细胞突变。*PTEN* 和 *β-catenin* 的基因改变在低级别子宫内膜样卵巢癌中常见，这与子宫内膜的子宫内膜样癌相似[37,38]。*PTEN* 位于染色体 10q23 上，是一种在子宫内膜样癌中经常改变的抑癌基因，但在浆液性子宫癌中没有突变。*PTEN* 的突变在子宫内膜样卵巢癌亚型中更为常见，这提出了一种假设，即与其他上皮性卵巢癌亚型相比，子宫内膜样癌起源于不同的分子通路，可能与异位子宫内膜组织或子宫内膜异位症有关[39]。微卫星不稳定性在 12.5%～50% 的子宫内膜样卵巢癌中被发现，在卵巢和子宫的原发癌中更常见[40]。

临床意义

子宫内膜样卵巢癌的患者诊断时的中位年龄为 56 岁，而其他卵巢癌亚型诊断时的中位年龄为 64 岁。47% 的子宫内膜样卵巢癌在诊断时为Ⅰ期，约 15% 为Ⅱ期[30]。如

前所述，子宫内膜样卵巢癌与子宫内膜异位症有关。在子宫内膜异位症相关卵巢癌中，患者往往在绝经前且处于早期阶段，与非子宫内膜异位相关的卵巢癌患者相比，该人群的预后结局较好[41]。与浆液性卵巢癌相比，尽管对铂化疗的反应率相似，但子宫内膜样的组织学因素与总生存率的提高有关[42]。

治疗

目前，子宫内膜样卵巢癌患者的治疗标准是进行手术分期和肿瘤细胞减灭术。对于那些发现具有Ⅰ A 期 3 级或Ⅰ B～Ⅰ C 期 2～3 级的患者，应考虑卡铂 / 紫杉醇化疗。对于Ⅱ～Ⅳ期患者，应考虑进行腹腔内化疗[19]。GOG 157 研究了早期非浆液性癌 6 个周期化疗和 3 个周期化疗的益处。结果表明，早期非浆液性癌 3 个化疗周期的无复发生存率与 6 个化疗周期的相似[43]。鉴于子宫内膜样卵巢癌通常是 ER/PR 阳性的，可考虑激素治疗，特别是在复发情况下[10]。若病灶局限，也可考虑进行二次细胞减灭手术来治疗复发。

黏液性卵巢癌

流行病学

黏液性卵巢癌约占所有上皮性卵巢癌的 3%[3]。历史文献描述黏液性卵巢癌的发病率高达 11%～16%，但实际上，其发病率接近 3%～4%。这种差异被认为是由于胃肠道原发肿瘤的错误分类，黏液性交界性肿瘤被错误分类为浸润性癌，以及大型转诊医院的选择偏差所致[44,45]。高达 80% 的卵巢黏液性上皮肿瘤来自卵巢外原发灶[45]。引起转移性黏液性卵巢癌的原发肿瘤部位为胃肠道（45%）、胰腺（20%）、子宫颈（13%）、

乳腺癌（8%）、子宫（5%）和未知原发灶（10%）。多数原发黏液性卵巢癌在早期被诊断[45,46]。

组织学/发病机制

黏液性卵巢癌分为上皮内（非浸润性）癌和浸润性癌。当间质浸润超过 5 mm 时，提示为浸润性癌。上皮内或非浸润性黏液癌的特征在于明显的上皮异型性，但不存在间质浸润。浸润性黏液癌进一步分为扩张型和浸润型。浸润型与扩张型相比更具侵袭性[45,47,48]。常见的是在浸润性黏液性卵巢癌附近发现黏液性交界性肿瘤或良性黏液性囊腺瘤，提示后者可能是癌前病变[45,50]。

分子通路

RAS 家族 G 蛋白是介导细胞表面到细胞核信号转导的重要部分。RAS 的激活突变可使 GTPase 蛋白组成型激活，产生不受抑制的生长模式。已经发现的 RAS 基因突变，特别是 KRAS 基因突变，常见于黏液性卵巢癌，但不见于其他卵巢癌亚型。这些突变在高达 50% 的黏液性卵巢癌中被发现，而在浆液性卵巢癌和子宫内膜样癌中仅为 5% 和 10%[45,49]。

BRCA 突变在浆液性卵巢癌中很常见，但在黏液性卵巢癌中很少发现[51,52]。抑癌基因 p53 在浆液性卵巢癌的发病机制中也发挥重要作用，但目前认为 p53 在黏液性癌中并未发挥重要作用。高达 58% 的浆液性卵巢癌中发现 p53 突变，但只有 17% 的黏液性卵巢癌中存在 p53 突变[45,53]。此外，近 19% 的黏液性卵巢癌中可见 HER2 扩增[54]。

临床意义

如前所述，与原发性卵巢癌相比，大多

数累及卵巢的黏液癌是来自其他器官的转移性疾病。约 94% 的病例存在双侧黏液性肿瘤转移。单侧肿瘤的大小有助于预测原发性卵巢癌是否存在。对于 10 cm 以上的单侧肿瘤，80% 以上为原发性卵巢恶性肿瘤，而小于 10 cm 的肿瘤则有 88% 为转移[45,55]。83% 的黏液性卵巢癌患者诊断时为 I 期，相比之下，只有 4% 的浆液性卵巢癌[44]在 I 期时被诊断。Schmeler 等的回顾性研究发现[56]，I A 期原发性黏液性卵巢癌中没有孤立淋巴转移的病例，这意味着该人群可能不需要常规行淋巴结切除术。

治疗

与其他上皮性卵巢癌不同，在初次手术中，由于淋巴结转移的发生率低（< 1%），对明显的早期黏液性卵巢癌不建议进行常规淋巴结切除术[56]。尽管黏液性卵巢癌很少在晚期被发现，但如果到了晚期，病情要比浆液性卵巢癌严重得多。

黏液性卵巢癌被认为是铂类耐药的[57]。采用 Hess 方法对接受标准铂类化疗的晚期黏液性卵巢癌患者与其他组织学亚型上皮性卵巢癌进行比较，结果显示，与其他亚型相比，黏液性卵巢癌的总生存率较低（12 个月 vs. 36.7 个月），这表明应该考虑其他治疗方法[58]。Winter 等[59]回顾了 6 个 GOG III 期临床试验的数据，这些试验使用了铂类/紫杉醇为基础的辅助化疗，其中只有 2% 的病例为黏液性卵巢癌。与浆液性卵巢癌相比，黏液性卵巢癌的无进展生存期和总生存期明显更差，分别为 10.5 个月 vs. 16.9 个月和 14.8 个月 vs. 45.2 个月。

一项使用伊立替康和丝裂霉素 C 治疗铂难治的透明细胞癌和黏液性卵巢癌的 II 期研究显示了有希望的结果。这些铂难治性患者的总生存期为 15.3 个月[60]。在卵巢黏液性腺癌中，奥沙利铂和 5-氟尿嘧啶（5-FU）联合治疗有望在小鼠模型中取得可喜的结果[61]。考虑到在其他黏液性癌亚型中的疗效，在 ⅠC～Ⅳ期患者中，6 个周期静脉注射奥沙利铂和 5-FU 联合或不联合贝伐珠单抗的治疗方案是合理的[10]。

未来的发展方向

目前，有多个令人兴奋的临床试验正在进行，以探索少见的 Ⅰ 型上皮性卵巢癌新的治疗策略。对于卵巢或腹膜的低级别浆液性癌，MEK 抑制剂和 PI3K/AKT 抑制剂的作用正在被研究。MEK 抑制剂在低级别浆液性卵巢癌中的应用是一项多国、随机试验，该研究比较在复发性或持续性低级别浆液性癌患者中使用比美替尼（一种 MEK1/2 抑制剂）与化疗方案[62]。另一项 Ⅱ / Ⅲ期试验 GOG/NRG 281 研究 MEK1/2 抑制剂曲美替尼治疗复发或进展性低级别浆液性卵巢癌，并与芳香化酶抑制剂或细胞毒性化疗治疗进行比较[63, 64]。

对于卵巢透明细胞癌，目前的试验主要集中在研究 VEGF 和血小板衍生生长因子（PDGF）抑制剂的疗效。GOG 254 是一项舒尼替尼（多靶点酪氨酸激酶抑制剂）治疗持续性或复发性卵巢透明细胞癌的 Ⅱ 期研究，数据正在进行分析[65, 66]。

目前关于卵巢子宫内膜样癌的研究很

少。潜在的方向包括对原发性和复发性癌的激素治疗和放射治疗的研究。考虑到卵巢子宫内膜样癌的罕见性，研究工作需要广泛合作。

最后，在日本的一项 Ⅱ 期临床研究中，晚期或复发性黏液性卵巢癌的患者正在接受奥沙利铂和 S1 治疗，后者是一种口服活性药物，联合替加氟（转化为氟尿嘧啶）、吉美拉西（二氢嘧啶脱氢酶抑制剂）和奥特拉西（被认为可以改善治疗相关的胃肠道副作用）。不幸的是，一项国际性 GOG 研究比较了卡铂和紫杉醇，联合 / 不联合贝伐珠单抗与卡培他滨和奥沙利铂，或单独联合 / 不联合贝伐珠单抗，治疗 Ⅱ～Ⅳ期黏液性卵巢癌患者的疗效，最终因低获益而终止。

结　语

Ⅰ 型卵巢癌包括低级别浆液性癌、透明细胞癌、子宫内膜样癌和黏液性癌，是一组少见但临床上很重要的卵巢癌亚型。如前所述，每个亚型在组织学、分子通路、遗传学、发病机制和临床行为等方面都有明显的差异。由于我们对这些亚型的差异有了更深入的了解，用同样的方式治疗这些不同的亚型已成为过去时。对于医疗机构和科研团体而言，至关重要的是继续合作，以加深我们对少见妇科恶性肿瘤治疗最佳实践的理解，并制订创新的个性化治疗方案，提高妇科少见癌症患者的预后和生存率。

参考文献

[1] http://seer.cancer.gov/statfacts/html/ovary.html［accessed October 2015］.

[2] http://www.cancer.org/cancer/ovariancancer/index［accessed October 2015］.

[3] http://www.gog.org/Spring2013newsletter.pdf［accessed October 2015］.

[4] Farley J, Ozbun L, Birrer M. Genomic analysis of epithelial ovarian cancer. Cell Res 2008; 18(5): 538-48.

［ 5 ］ Kurman R, Shih I. The origin and pathogenesis of epithelial ovarian cancer: a proposed unifying theory. Am J Surg Pathol 2010; 34(3): 433−43.

［ 6 ］ Fader AN, Java J, Ueda S, Bristow R, Armstrong D, Bookman M, et al. Survival in women with grade 1 serous ovarian carcinoma. Obstetr Gynecol 2013; 122(2, Part 1): 225−32.

［ 7 ］ Bodurka D, Deavers M, Tian C, Sun C, Malpica A, Coleman R, et al. Reclassification of serous ovarian carcinoma by a 2−tier system. Cancer 2011; 118(12): 3087−94.

［ 8 ］ Malpica A, Deavers M, Lu K, Bodurka D, Atkinson E, Gershenson D, et al. Grading ovarian serous carcinoma using a two-tier system. Am J Surg Pathol 2004; 28(4): 496−504.

［ 9 ］ Medeiros F, Muto M, Lee Y, Elvin J, Callahan M, Feltmate C, et al. The tubal fimbria is a preferred site for early adenocarcinoma in women with familial ovarian cancer syndrome. Am J Surg Pathol 2006; 30(2): 230−6.

［10］ Groen R, Gershenson D, Fader A. Updates and emerging therapies for rare epithelial ovarian cancers: one size no longer fits all. Gynecol Oncol 2015; 136(2): 373−83.

［11］ Mishra S, Crasta J. An immunohistochemical comparison of P53 and Bcl-2 as apoptotic and MIB1 as proliferative markers in low-grade and high-grade ovarian serous carcinomas. Int J Gynecol Cancer 2010; 20(4): 537−41.

［12］ Singer G, Cope L, Dehari R, Hartmann A, Cao D, et al. Patterns of p53 mutations separate ovarian serous borderline tumors and low-and high-grade carcinomas and provide support for a new model of ovarian carcinogenesis. Am J Surg Pathol 2005; 29(2): 218−24.

［13］ Risch H, McLaughlin J, Cole D, Rosen B, Bradley L, Kwan E, et al. Prevalence and penetrance of germline BRCA1 and BRCA2 mutations in a population series of 649 women with ovarian cancer. Am J Hum Genet 2001; 68(3): 700−10.

［14］ Press J, De Luca A, Boyd N, Young S, Troussard A, Ridge Y, et al. Ovarian carcinomas with genetic and epigenetic BRCA1 loss have distinct molecular abnormalities. BMC Cancer 2008; 8(1): 17.

［15］ Gershenson D, Sun C, Lu K, Coleman R, Sood A, Malpica A, et al. Clinical behavior of stage Ⅱ−Ⅳ low-grade serous carcinoma of the ovary. Obstetr Gynecol 2006; 108(2): 361−8.

［16］ Santillan A, Kim Y, Zahurak M, Gardner G, Giuntoli R, Shih I, et al. Differences of chemoresistance assay between invasive micropapillary/low-grade serous ovarian carcinoma and high-grade serous ovarian carcinoma. Int J Gynecol Cancer 2007; 17(3): 601−6.

［17］ Farley J, Brady W, Vathipadiekal V, Lankes H, Coleman R, Morgan M, et al. Selumetinib in women with recurrent low-grade serous carcinoma of the ovary or peritoneum: an openlabel, single-arm, phase 2 study. Lancet Oncol 2013; 14(2): 134−40.

［18］ Gershenson D, Sun C, Iyer R, Wong K, Kavanagh J, Malpica A, et al. Hormonal therapy for recurrent low-grade serous carcinoma of the ovary or peritoneum. Gynecol Oncol 2012; 125: S35.

［19］ http://www.nccn.org/professionals/physician_gls/pdf/ovarian.pdf［accessed October 2015］.

［20］ Itamochi H, Kigawa J, Terakawa N. Mechanisms of chemoresistance and poor prognosis in ovarian clear cell carcinoma. Cancer Sci 2008; 99(4): 653−8.

［21］ Chan J, Teoh D, Hu J, Shin J, Osann K, Kapp D. Do clear cell ovarian carcinomas have poorer prognosis compared to other epithelial cell types? A study of 1411 clear cell ovarian cancers. Gynecol Oncol 2008; 109(3): 370−6.

［22］ Kennedy A, Biscotti C, Hart W, Webster K. Ovarian clear cell adenocarcinoma. Gynecol Oncol 1989; 32(3): 342−9.

［23］ Mizuno M, Kikkawa F, Shibata K, Kajiyama H, Ino K, Kawai M, et al. Long-term followup and prognostic factor analysis in clear cell adenocarcinoma of the ovary. J Surg Oncol 2006; 94(2): 138−43.

［24］ Barakat R. Principles and practice of gynecologic oncology. Philadelphia, PA: Wolters Kluwer Health/Lippincott Williams & Wilkins; 2013.

［25］ Kobayashi H. Toward an understanding of the pathophysiology of clear cell carcinoma of the ovary (Review). Oncol Lett 2013.

［26］ Samartzis E, Noske A, Dedes K, Fink D, Imesch P. ARID1A mutations and PI3K/AKT pathway alterations in endometriosis and endometriosis-associated ovarian carcinomas. IJMS 2013; 14(9): 18824−49.

［27］ Yamashita Y, Akatsuka S, Shinjo K, Yatabe Y, Kobayashi H, Seko H, et al. Met is the most frequently amplified gene in endometriosis-associated ovarian clear cell adenocarcinoma and correlates with worsened prognosis. PLoS ONE 2013; 8(3): e57724.

［28］ Takano M, Tsuda H, Sugiyama T. Clear cell carcinoma of the ovary: Is there a role of histology-specific treatment? J Exp Clin Cancer Res 2012; 31(1): 53.

［29］ Jenison E, Montag A, Griffiths C, Welch W, Lavin P, Greer J, et al. Clear cell adenocarcinoma of the ovary: a clinical analysis and comparison with serous carcinoma. Gynecol Oncol 1989; 32(1): 65−71.

［30］ Rose P. Gemcitabine reverses platinum resistance in platinum-resistant ovarian and peritoneal carcinoma. Int J Gynecol Cancer 2005; 15(s1): 18−22.

［31］ Brown A, Jhingran A, Klopp A, Schmeler K, Ramirez P, Eifel P. Involved-field radiation therapy for locoregionally recurrent ovarian cancer. Gynecol Oncol 2013; 130(2): 300−5.

［32］ Mabuchi S, Kawase C, Altomare D, Morishige K, Hayashi M, Sawada K, et al. Vascular endothelial growth factor is a promising therapeutic target for the treatment of clear cell carcinoma of the ovary. Mol Cancer Ther 2010; 9(8): 2411−22.

［33］ Seidman J, Horkayne-Szakaly I, Haiba M, Boice C, Kurman

R, Ronnett B. The histologic type and stage distribution of ovarian carcinomas of surface epithelial origin. Int J Gynecol Pathol 2004; 23(1): 41-4.

[34] Kline R, Wharton J, Atkinson E, Burke T, Gershenson D, Edwards C. Endometrioid carcinoma of the ovary: retrospective review of 145 cases. Int J Gynecol Obstetr 1991; 36(2): 169-70.

[35] Tornos C, Silva E, Ordonez N, Gershenson D, Young R, Scully R. Endometrioid carcinoma of the ovary with a prominent spindle-cell component, a source of diagnostic confusion a report of 14 cases. Am J Surg Pathol 1995; 19(12): 1343-53.

[36] Yamada Y, Shigetomi H, Onogi A, Haruta S, Kawaguchi R, Yoshida S, et al. Redox-active iron-induced oxidative stress in the pathogenesis of clear cell carcinoma of the ovary. Int J Gynecol Cancer 2011; 14(1): 32-40.

[37] Catasús L, Bussaglia E, Rodríguez I, Gallardo A, Pons C, Irving J, et al. Molecular genetic alterations in endometrioid carcinomas of the ovary: similar frequency of beta-catenin abnormalities but lower rate of microsatellite instability and PTEN alterations than in uterine endometrioid carcinomas. Hum Pathol 2004; 35(11): 1360-8.

[38] Palacios J, Gamallo C. Mutations in beta-catenin gene (CTNNB1) in endometrioid ovarian carcinomas. Cancer Res 1998; 58: 2095.

[39] Obata K, Morlan S, Watson R, Hitchcock A, Chenevix-Trech G, Thomas E. Frequent PTEN/MMAC mutations in endometrioid but not serous or mucinous epithelial ovarian tumors. Cancer Res 1998; 58: 1334.

[40] Irving J, Catasús L, Gallardo A, Bussaglia E, Romero M, Matias-Guiu X, et al. Synchronous endometrioid carcinomas of the uterine corpus and ovary: alterations in the β-catenin (CTNNB1) pathway are associated with independent primary tumors and favorable prognosis. Hum Pathol 2005; 36(6): 605-19.

[41] Modesitt S. Ovarian and extraovarian endometriosis-associated cancer. Obstetr Gynecol 2002; 100(4): 788-95.

[42] Storey D, Rush R, Stewart M, Rye T, Al-Nafussi A, Williams A, et al. Endometrioid epithelial ovarian cancer. Cancer 2008; 112(10): 2211-20.

[43] Chan J, Tian C, Fleming G, Monk B, Herzog T, Kapp D, et al. The potential benefit of 6 vs. 3 cycles of chemotherapy in subsets of women with early-stage high-risk epithelial ovarian cancer: an exploratory analysis of a Gynecologic Oncology Group study. Gynecol Oncol 2010; 116(3): 301-6.

[44] Seidman J, Horkayne-Szakaly I, Haiba M, Boice C, Kurman R, Ronnett B. The histologic type and stage distribution of ovarian carcinomas of surface epithelial origin. Int J Gynecol Pathol 2004; 23(1): 41-4.

[45] Frumovitz M, Schmeler K, Malpica A, Sood A, Gershenson D. Unmasking the complexities of mucinous ovarian carcinoma. Gynecol Oncol 2010; 117(3): 491-6.

[46] Shimada M, Kigawa J, Ohishi Y, Yasuda M, Suzuki M, Hiura M, et al. Clinicopathological characteristics of mucinous adenocarcinoma of the ovary. Gynecol Oncol 2009; 113(3): 331-4.

[47] Lee K, Scully R. Mucinous tumors of the ovary. Am J Surg Pathol 2000; 24(11): 1447-64.

[48] Riopel M, Ronnett B, Kurman R. Evaluation of diagnostic criteria and behavior of ovarian intestinal-type mucinous tumors. Am J Surg Pathol 1999; 23(6): 617-35.

[49] Gemignani M, Schlaerth A, Bogomolniy F, Barakat R, Lin O, Soslow R, et al. Role of KRAS and BRAF gene mutations in mucinous ovarian carcinoma. Gynecol Oncol 2003; 90(2): 378-81.

[50] Mok S, Bell D, Knapp R, Fishbaugh P, Welch W, Muto M. Mutation of K-ras protooncogene in human ovarian epithelial tumors of borderline malignancy. Cancer Res 1993; 53: 1489-92.

[51] Tonin P, Maugard C, Perret C, Mes-Masson A, Provencher D. A review of histopathological subtypes of ovarian cancer in BRCA-related French Canadian cancer families. Fam Cancer 2007; 6(4): 491-7.

[52] Evans D, Young K, Bulman M, Shenton A, Wallace A, Lalloo F. Probability of BRCA1/2 mutation varies with ovarian histology: results from screening 442 ovarian cancer families. Clin Genet 2008; 73(4): 338-45.

[53] Schuijer M, Berns E. TP53 and ovarian cancer. Hum Mut 2003; 21(3): 285-91.

[54] McAlpine J, Wiegand K, Miller M, Adamiak A, Koebel M, Vang R, et al. HER2 overexpression and amplification is present in a subset of ovarian mucinous carcinomas and can be targeted with trastuzumab therapy. Gynecol Oncol 2010; 116(3): 593-4.

[55] Seidman J, Kurman R, Ronnett B. Primary and metastatic mucinous adenocarcinomas in the ovaries. Am J Surg Pathol 2003; 27(7): 985-93.

[56] Schmeler K, Tao X, Frumovitz M, Deavers M, Sun C, Sood A, et al. Prevalence of lymph node metastasis in primary mucinous carcinoma of the ovary. Obstetr Gynecol 2010; 116(2, Part 1): 269-73.

[57] Zaino R, Brady M, Lele S, Michael H, Greer B, Bookman M. Advanced stage mucinous adenocarcinoma of the ovary is both rare and highly lethal. Cancer 2010; 117(3): 554-62.

[58] Hess V. Mucinous epithelial ovarian cancer: a separate entity requiring specific treatment. Journal of Clinical Oncology 2004; 22(6): 1040-4.

[59] Winter W, Maxwell G, Tian C, Carlson J, Ozols R, Rose P, et al. Prognostic factors for stage III epithelial ovarian cancer: a Gynecologic Oncology Group study. J Clin Oncol 2007; 25(24): 3621-7.

[60] Shimizu Y, Umezawa S, Hasumi K, Yamauchi K, Silverberg S. Efficacy of a combination of irinotecan (CPT-11) with mitomycin-C (MMC) for clear cell carcinoma of the ovary

(OCCA) which is intrinsically platinum-resistant. Eur J Cancer 1997; 33: S119.

［61］Sato S, Itamochi H, Kigawa J, Oishi T, Shimada M, Sato S, et al. Combination chemotherapy of oxaliplatin and 5-fluorouracil may be an effective regimen for mucinous adenocarcinoma of the ovary: a potential treatment strategy. Cancer Sci 2009; 100(3): 546−51.

［62］http://meetinglibrary.asco.org/content/98477［accessed October 2015］.

［63］https://www.clinicaltrials.gov/ct2/show/NCT02101788 ［accessed October 2015］.

［64］Miller C, Oliver K, Farley J. MEK1/2 inhibitors in the treatment of gynecologic malignancies. Gynecol Oncol 2014; 133(1): 128−37.

［65］Wei W, Dizon D, Vathipadiekal V, Birrer M. Ovarian cancer: genomic analysis. Ann Oncol 2013; 24(Suppl. 10): x7−x15.

［66］https://www.clinicaltrial.gov［accessed October 2015］.

第 2 篇

子宮內膜癌
Endometrial Cancer

第11章
子宫内膜癌基因组学

M. E. Urick and D.W. Bell

National Institutes of Health, Bethesda, MD, United States

导　言

子宫癌是常见的妇科恶性肿瘤之一，全球每年有超过 30 万的新发病例[1, 2]。几乎所有子宫癌都是子宫内膜癌（endometrial carcinomas，EC），其余的子宫肿瘤包括间质肿瘤和滋养细胞肿瘤[3]。子宫内膜癌可进一步分为几种不同的组织病理学亚型，包括子宫内膜样子宫内膜癌（endometrioid EC，EEC）、子宫内膜浆液性癌（serous EC，SEC）、子宫内膜透明细胞癌（clear cell EC，CCEC）和子宫癌肉瘤（uterine carcinosarcomas，UCS）[4]。还有一些由两种或多种组织学类型混合组成，增加了子宫内膜癌的复杂性[5-11]。根据组织病理学对某些子宫内膜癌进行分类具有一定困难性[12-15]，特别是对于高级别肿瘤，因此需要分子标志物来辅助当前的诊断方法。

子宫内膜样子宫内膜癌是子宫内膜癌中最常见的组织学亚型，占确诊病例的 85%～90%[3, 16, 17]。与非子宫内膜样子宫内膜癌相比，其通常与无拮抗的雌激素暴露和子宫内膜增生有关，且发病年龄相对较轻（平均年龄 56～64 岁）[18-20]。罹患子宫内膜样子宫内膜癌的女性 5 年无复发生存率

为 68%～83.1%[19, 21-23]，表明内膜样癌通常可以通过外科手术治愈[17, 24]，预后较好。然而，高级别（G3）内膜样癌的预后明显差于低级别内膜样癌[25, 26]。一项研究表明，在子宫内膜癌中，高级别内膜样癌占确诊的子宫内膜癌的 15%，但占与子宫内膜癌相关死亡的 27%，而较低级别（G1 和 G2）内膜样癌占确诊的 72%，而仅占死亡病例的 26%[27]。就总体生存和疾病特异性生存期而言，尚不清楚高级别内膜样癌和非子宫内膜样癌是否存在不同[27-33]。

与内膜样癌相比，子宫内膜浆液性癌和透明细胞癌往往发生于老年绝经后妇女（平均年龄 53～75 岁）[5-8, 27, 34-40]，通常与无拮抗的雌激素暴露或增生无关，常与宫外疾病相关，且有较高的复发倾向[6, 41]。浆液性癌在非子宫内膜样腺癌中最常见，但也仅占 2%～12%[16, 22, 27, 35, 37, 42-45]。尽管很罕见，但浆液性癌导致子宫内膜癌相关死亡率的比例却非常高（在一项研究中为 39%）[27]。浆液性癌患者的 5 年无病生存率为 18%～55%[22, 23, 27, 37]，复发率为 38%～52%[46-48]。浆液性癌加上透明细胞癌约占子宫内膜癌复发的 50%[49]。透明细胞癌占确诊子宫内膜癌的 2%～7%[16, 22, 44, 50-54]，

约占子宫内膜癌死亡的 8%[27]。就其临床表现而言，透明细胞癌介于内膜样癌和子宫内膜浆液性癌之间，5 年无病生存率为 38%～50%[23,53,55]，复发率为 5%～42%[47,48,51,53,55]。

子宫癌肉瘤，过去被称为子宫的恶性混合中胚层（或 Müllerian）肿瘤（malignant mixed mesodermal tumors，MMMT），较罕见，占子宫内膜癌确诊病例的 2%～4%[56-58]。子宫癌肉瘤是具有癌（上皮）和肉瘤（间充质）成分的双相肿瘤，通常认为它们是单克隆起源[59-68]。组织学上，癌组分常常是中级别（G2）内膜样癌、高级别（G3）内膜样癌、浆液性癌或透明细胞癌[69]。肉瘤成分可以是同源的或异源的[61,67]，包括梭形细胞、横纹肌肉瘤、软骨肉瘤、骨肉瘤、平滑肌肉瘤和（或）脂肪肉瘤[69,70]。目前尚不清楚肉瘤成分的同源性是否可作为预后的指标[58,69-76]。

子宫癌肉瘤是最具临床侵袭性的子宫内膜癌之一。与浆液性癌、透明细胞癌或高级别内膜样腺癌的患者相比，该种肿瘤类型的患者预后更差[48,77,78]。子宫癌肉瘤患者的总体 5 年生存率仅为 6%～38%[58,79,80]。几乎一半（41%～45%）的子宫癌肉瘤患者诊断时即为晚期，而浆液性癌为 38%～52%，透明细胞癌为 36%，高级别内膜样癌为29%～31%[27,77,81]。不幸的是，41%～59% 的子宫癌肉瘤患者会出现复发[48,58,73,77,82-84]。

随着大规模平行测序（也称二代测序，NGS）的发展，癌症病因的驱动基因研究模式也发生改变[85]。利用这种方法，全外显子测序（WES）可以实现系统寻找人类基因组中所有编码蛋白质基因的体细胞突变。现已将导致子宫内膜样癌、浆液性癌和癌肉瘤的主要基因组学改变进行分类，并揭示了组织学亚型内部和之间的重要区别和共性（图11.1）[33,68,86-91]。癌症基因组图谱（TCGA）对内膜样癌和浆液性癌进行的基因组分析表明，这两种组织学亚型可分为 4 个不同的分子亚组：POLE 亚型（超突变），微卫星不稳定性亚型（MSI）（超突变），低拷贝数变异型（MSS）和高拷贝数亚型（浆液样）[86]。在这种分类中，内膜样癌占据了 4个亚组中的每一个，而几乎所有（98%）浆液性癌都位于高拷贝数（浆液样）分子亚组中（表 11.1）[86]。

在本章中，我们将讨论子宫内膜癌中内膜样癌、浆液性癌和癌肉瘤的基因组主要特征；我们将介绍有关透明细胞癌分子致病机制的新知识。到目前为止，对透明细胞癌基因组特征的了解还远不够详细[13,23,66,89,92-100]。我们回顾了在内膜样癌中的基因组学，POLE 亚型（超突变）、微卫星不稳定性亚型（超突变）和低拷贝数变异型，并将回顾在浆液性癌中的浆液样分子亚组。

子宫内膜样癌的基因组学

与浆液性癌和正常子宫内膜相比，内膜样癌的总体基因组学特征主要包括体细胞突变、频繁的微卫星不稳定性、很少的拷贝数异常（表 11.2）和甲基化水平增加[86]。这些特征最初是在候选基因的研究中发现，随后在全面基因组研究中得到了证实。这些特征包括频繁的微卫星不稳定性（17%～54%）和体细胞突变，如 *PTEN*（15%～78%）、*PIK3CA*（16%～53%）、*PIK3R1*（33%～43%）、*ARID1A*（35%～58%）、*KRAS*（7%～26%）、*FGFR2*（3%～12%）和 *CTNNB1*（8%～37%）（表 11.2）。与浆液性癌相比，这些变化在内膜样癌中更常见[86]（表 11.2 和表 11.4）。

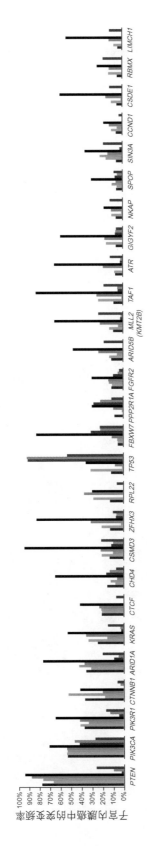

图 11.1　TCGA 子宫内膜样癌和浆液性子宫内膜癌中显著突变基因（SMG）的突变频率（TCGA-FDR-CT＜0.02）。该图仅显示至少一种子宫内膜癌亚型中频率＞10% 突变的 SMG。表 11.2～表 11.5 中显示了频率＜10% 的 SMG 突变。UCS 值为至少一种子宫内膜癌亚型中的组合频率

表 11.1　子宫内膜癌的分子亚群分布

类　　型	POLE 亚型（超突变）（n＝17）	微卫星不稳定性亚型（n＝65）	低拷贝数变异型（n＝90）	高拷贝贝数（浆液样）亚型（n＝60）
内膜样癌	9（53%）	41（63%）	82（91%）	7（12%）
高级别内膜样癌	8（47%）	24（37%）	6（7%）	9（15%）
内膜浆液性癌	0	0	1（1%）	41（68%）
混合性癌	0	0	1（1%）	3（5%）

表 11.2　子宫内膜样癌的分子改变

基　因	变　化	TCGA 突变频率	非 TCGA 报道的突变频率范围	参考文献
突变				
PTEN	突变	78%（136/175）	15%～69%	［23，33］ a~f
PIK3CA	突变	53%（93/175）	16%～52%	［23, 33, 99, 101］ a, c, d, e, g
PIK3R1	突变	37%（65/175）	33%～43%	［100］ a
CTNNB1	突变	37%（64/175）	8%～28%	［23, 33, 101］ a, e, h, i
ARID1A	突变	35%（62/175）	48%～58%	［33］ i
KRAS	突变	25%（43/175）	7%～26%	［23, 33, 101, 102］ a, c, e, i
CTCF	突变	21%（36/175）	25%～85%	［103］ j
CSMD3	突变	13%（23/175）	—	—
RPL22	突变	13%（22/175）	50%～52%	［104］ k
ZFHX3	突变	13%（22/175）	20%	［103］
TP53	突变	11%（20/175）	3%～32%	［33, 102］ a, c, i
FGFR2	突变	11%（19/175）	3%～12%	［23, 101］ a
ARID5B	突变	11%（19/175）	—	—
MLL4	突变	9%（16/175）	—	—
BCOR	突变	8%（14/175）	—	—
FAM135B	突变	7%（12/175）	—	—
GIGYF2	突变	6%（11/175）	—	—
NFE2L2	突变	6%（11/175）	—	—
SPOP	突变	6%（10/175）	0%	［89］
SIN3A	突变	6%（10/175）	—	—
CCND1	突变	6%（10/175）	—	—
FBXW7	突变	5%（9/175）	3%～10%	［23, 89］ c
FOXA2	突变	5%（9/175）	—	—
INPP4A	突变	5%（9/175）	—	—
CSDE1	突变	5%（9/175）	—	—
RBMX	突变	5%（8/175）	—	—
SGK1	突变	5%（8/175）	—	—
LIMCH1	突变	4%（7/175）	—	—
RRN3P2	突变	4%（7/175）	—	—
SOX17	突变	4%（7/175）	—	—

续 表

基　因	变　化	TCGA 突变频率	非 TCGA 报道的突变频率范围	参考文献
MECOM	突变	3%（6/175）	—	—
HIST1H2BD	突变	3%（5/175）	—	—
SMTNL2	突变	3%（5/175）	—	—
METL14	突变	2%（4/175）	—	—
RRAS2	突变	2%（4/175）	—	—
MIR543	突变	2%（3/175）	—	—
PNN	突变	2%（3/175）	—	—
拷贝数变化				
CCND1	扩增	3%（5/186）	3%	l
IGFR1	扩增	1%（2/186）	—	—
WWOX	丢失	3%（5/186）	38%	m
PTEN	丢失	2%（4/186）	—	—
微卫星不稳定状态				
MSI	MSI	40%	17%～54%	［89, 101, 102, 105, 106］ [e, f, n]

注：本表显示在 TCGA 非超突变内膜样癌和拷贝簇 2/3 中的显著突变（FDR–CT ＜ 0.02）及拷贝数异常（FDR–CT ＜ 0.15）基因。

a Cheung LW, et al., High frequency of PIK3R1 and PIK3R2 mutations in endometrial cancer elucidates a novel mechanism for regulation of PTEN protein stability. Cancer Discov 2011; 2: 170–85.

b Djordjevic B, et al., Clinical assessment of PTEN loss in endometrial carcinoma: immunohistochemistry outperforms gene sequencing. Mod Pathol 2012; 25(5): 699–708.

c Garcia-Dios DA, et al., High-throughput interrogation of PIK3CA, PTEN, KRAS, FBXW7 and TP53 mutations in primary endometrial carcinoma. Gynecol Oncol 2013; 128(2): 327–34.

d Hayes MP, et al., PIK3CA and PTEN mutations in uterine endometrioid carcinoma and complex atypical hyperplasia. Clin Cancer Res 2006; 12(20 Pt 1): 5932–5.

e Konopka B, et al., PIK3CA mutations and amplification in endometrioid endometrial carcinomas: relation to other genetic defects and clinicopathologic status of the tumors. Hum Pathol 2011; 42(11): 1710–19.

f Tashiro H, et al., Mutations in PTEN are frequent in endometrial carcinoma but rare in other common gynecological malignancies. Cancer Res 1997; 57(18): 3935–40.

g Velasco A, et al., PIK3CA gene mutations in endometrial carcinoma: correlation with PTEN and K-RAS alterations. Hum Pathol 2006; 37(11): 1465–72.

h Fukuchi T, et al., Beta-catenin mutation in carcinoma of the uterine endometrium. Cancer Res 1998; 58(16): 3526–8.

i McConechy MK, et al., Ovarian and endometrial endometrioid carcinomas have distinct CTNNB1 and PTEN mutation profiles. Mod Pathol 2014; 27(1): 128–34.

j Hoivik EA, et al., Hypomethylation of the CTCFL/BORIS promoter and aberrant expression during endometrial cancer progression suggests a role as an Epi-driver gene. Oncotarget 2014; 5(4): 1052–61.

k Ferreira AM, et al., High frequency of RPL22 mutations in microsatellite-unstable colorectal and endometrial tumors. Hum Mutat 2014; 35(12): 1442–5.

l Moreno-Bueno G, et al., Cyclin D1 gene (CCND1) mutations in endometrial cancer. Oncogene 2003; 22(38): 6115–18.

m Pluciennik E, et al., The WWOX tumor suppressor gene in endometrial adenocarcinoma. Int J Mol Med 2013; 32(6): 1458–64.

n Kanopiene D, et al., Impact of microsatellite instability on survival of endometrial cancer patients. Medicina 2014; 50(4): 216–21.

微卫星不稳定性反映了一种由 DNA 错配修复（MMR）的潜在缺陷引起的突变表型。在散发性子宫内膜样癌中，大多数微卫星不稳定性是由 MLH1 启动子的超甲基化引起[107, 108]，这是一个早期事件[109]。在子宫内膜样癌中，微卫星不稳定性与更高的肿瘤分级显著相关[105]。然而，微卫星不稳定性状态是否与子宫内膜癌患者临床结局相关，目前仍存在争议[110]。

PIK3CA、PIK3R1 和 PTEN 编码 PI3K 通路的关键组成部分，它调节一系列细胞过程，包括增殖 / 生长、存活、代谢、葡萄糖稳态、转录和蛋白质合成。总体而言，68%～93% 的子宫内膜样癌在这些基因中至少有一个突变[86, 99, 100, 111]。值得注意的是，与其他组织的癌症相比，PIK3CA 和 PTEN 在子宫内膜样癌中表现出独特的突变谱。尽管在大多数癌症中，PIK3CA 外显子 1～7 的突变是很罕见的，但是子宫内膜样癌在这些外显子中表现出频繁的 PIK3CA 突变，在第一个编码外显子中有特定的聚集，并且在氨基酸 R130 位点 PTEN 突变的频率很高[86, 99]。子宫内膜样癌还显示出更高的 PIK3R1 突变频率[100]，大多数 PIK3CA 和 PIK3R1 突变的互斥性意味着激活 PI3K 通路的功能冗余[86, 100]。与其他谱系的肿瘤相比，PTEN 和 PIK3CA 突变的频繁共存是子宫内膜样癌的独特基因组属性[99, 100, 112]。总的来说，PI3K 通路中畸变的高频率和复发性表明该通路在子宫内膜样癌中的重要性，并具有潜在的治疗意义。PI3K 通路异常的独特特征提示在子宫内膜样癌患者的临床研究中我们需重视多个 PI3K 通路成员的分子表征。

ARID1A 编码 SWI/SNF 染色质重塑复合体的 BAF250A 亚基，被认为是一个抑癌基因[113]。BAF250A 表达缺失发生在 26%～

40% 的子宫内膜样癌中[114-116]，并且与 ARID1A 突变相关[116]。在 16% 的非典型子宫内膜增生中，BAF250A 也存在表达缺失，因此这可能是内膜样癌发展的早期事件[117]。微卫星不稳定性内膜样癌和 DNA 错配修复缺陷型内膜样癌中 BAF250A 缺失的发生率高于低拷贝数变异型或 DNA 错配修复功能型内膜样癌[118-120]。据推测，BAF250A 的缺失可能导致 MLH1 启动子甲基化[119]。在子宫内膜样癌中，ARID1A 突变经常与 PIK3CA 和 PTEN 突变同时发生[33, 90]。ARID1A 改变是否与子宫内膜癌临床相关仍有待确定。但是，值得注意的是，在结肠癌和乳腺癌细胞系和异体移植瘤中的研究表明，敲除 ARID1A 会增加对 PARP 抑制的敏感性[121]。

CTNNB1 编码的 β-catenin，是经典 WNT 信号通路的关键组成部分。与微卫星不稳定性子宫内膜样癌相比，低拷贝数变异型子宫内膜样癌中 CTNNB1 突变更为常见。同样，与高级别内膜样癌相比，低级别内膜样癌中 CTNNB1 突变更为常见[86, 101]。TCGA 研究中，内膜样癌的 RNA 表达数据的聚类分析确定了 4 个转录组簇，其中 1 个特征是低级别和低期别肿瘤、年轻的肥胖患者存在高频率（87%）CTNNB1 突变[122]。与以低级别和低分期肿瘤为主，但 CTNNB1 突变相对较少[86] 的群集相比，该组患者的总体生存期较低。KRAS GTP 酶是 MAPK 激酶信号通路的关键组成部分，在某些细胞环境中也参与了 WNT 通路的调控[123]。在子宫内膜样癌和主要由内膜样癌组成的分子亚型中，观察到 CTNNB1 和 KRAS 突变之间的互斥性，提示功能冗余[86, 101]。

子宫内膜样癌中主要的基因组亚组

如前所述，TCGA 对子宫内膜样癌和子

宫内膜浆液性癌进行了全面基因组分析，发现这些组织学亚型的整体基因组特征，并定义了具有独特的基因组和表观基因组特征的 4 个分子亚组。除浆液样亚组外，子宫内膜样癌在其他所有分子亚组中占绝大多数。浆液样亚组包含 19% 的 G3 内膜样癌和 5% 的非 G3 内膜样癌（表 11.1）。高级别内膜样癌的基因组特征通常更类似于子宫内膜样癌而非浆液性癌。例如，与浆液性子宫内膜癌相比，G3 内膜样癌的 ARID1A、PTEN、PIK3CA、CTCF、KRAS 和 CTNNB1 突变以及 POLE 核酸外切酶结构域突变和微卫星不稳定性的发生率更高（表 11.3 和表 11.4）[33, 86, 102]。如本章稍后所述，尽管大多数高级别（G3）内膜样癌与其他级别的内膜样癌在总体上相似，但是有一部分

表 11.3　子宫高级别内膜样癌的分子改变

基　因	变　化	TCGA 突变频率	非 TCGA 报道的突变频率范围	参考文献
突变				
PTEN	突变	67%（26/39）	19%～90%	[33] [a～d]
PIK3CA	突变	54%（21/39）	20%～57%	[33] [a, c, d]
PIK3R1	突变	41%（16/39）	—	—
KRAS	突变	33%（11/39）	7%～27%	[33] [a, c, d]
TP53	突变	31%（12/39）	3%～43%	[33, 102] [a, c]
ARID1A	突变	31%（12/39）	60%	[33]
RPL22	突变	28%（11/39）	—	—
CTCF	突变	20%（8/39）	—	—
CTNNB1	突变	18%（7/39）	14%～20%	[33] [a, d]
FAM135B	突变	15%（6/39）	—	—
SIN3A	突变	15%（6/39）	—	—
RBMX	突变	13%（5/39）	—	—
FGFR2	突变	10%（4/39）	14%	[a]
PNN	突变	3%（1/39）	—	—
微卫星不稳定状态				
MSI	MSI	64%（25/39）	36%	[102]

注：本表显示 TCGA 中显著突变（FDR-CT < 0.02）基因。

[a] Cheung LW, et al., High frequency of PIK3R1 and PIK3R2 mutations in endometrial cancer elucidates a novel mechanism for regulation of PTEN protein stability. Cancer Discov 2011; 1(2): 170-85.

[b] Djordjevic B, et al., Clinical assessment of PTEN loss in endometrial carcinoma: immunohistochemistry outperforms gene sequencing. Mod Pathol 2012; 25(5): 699-708.

[c] Garcia-Dios DA, et al., High-throughput interrogation of PIK3CA, PTEN, KRAS, FBXW7 and TP53 mutations in primary endometrial carcinoma. Gynecol Oncol 2013; 128(2): 327-34.

[d] McConechy MK, et al., Ovarian and endometrial endometrioid carcinomas have distinct CTNNB1 and PTEN mutation profiles. Mod Pathol 2014; 27(1): 128-34.

表 11.4　子宫内膜浆液性癌的分子改变

基　因	变　化	TCGA 突变频率	非 TCGA 报道的突变频率范围	参考文献
突变				
TP53	突变	90.7%（39/43）	60%～100%	［23, 33, 88, 89, 91, 102, 124］
PIK3CA	突变	41.9%（18/43）	15%～56%	［33, 66, 88–91］[a～c]
FBXW7	突变	30.2%（13/43）	17%～29%	［88, 89, 91］
PPP2R1A	突变	27.9%（12/43）	15%～43%	［23, 33, 88, 89, 91］[d～f]
CHD4	突变	16.3%（7/43）	10%～19%	［88, 89, 91］
CSMD3	突变	11.6%（5/43）	8%	［89］
SLC9A11	突变	4.6%（2/43）	—	—
拷贝数变化				
ERBB2	扩增	26%（14/53）	17%～57%	［91］[g～m]
CCNE1	扩增	26%（14/53）	26%～48%	［88, 91］[n]
MYC	扩增	23%（12/53）	40%	［91］
SOX17	扩增	15%（8/53）	—	—
ZNF12	扩增	15%（8/53）	—	—
MCL1	扩增	13%（7/53）	—	—
PAX8	扩增	11%（6/53）	—	—
MECOM（TERT）	扩增	9%（5/53）	—	—
ERBB3	扩增	9%（5/53）	—	—
FGFR3	扩增	9%（5/53）	—	—
NEDD9	扩增	7%（4/53）	—	—
FGFR1	扩增	7%（4/53）	—	—
NF1	丢失	7%（4/53）	—	—
PARK2	丢失	2%（1/53）	—	—
RB1	丢失	2%（1/53）	—	—
微卫星不稳定状态				
MSI	MSI	10%（4/41）	2%	［89］

注：本表显示在 TCGA 非超突变浆液性癌和拷贝数簇 4 中的显著突变（FDR–CT ＜ 0.02）及拷贝数异常（FDR–CT ＜ 0.15）基因。

[a] Cheung LW, et al., High frequency of PIK3R1 and PIK3R2 mutations in endometrial cancer elucidates a novel mechanism for regulation of PTEN protein stability. Cancer Discov 2011; 1(2): 170–85.

[b] Hayes MP, Douglas W, Ellenson LH, Molecular alterations of EGFR and PIK3CA in uterine serous carcinoma. Gynecol Oncol 2009; 113(3): 370–3.

[c] Peterson LM, et al., Molecular characterization of endometrial cancer: a correlative study assessing microsatellite instability, MLH1 hypermethylation, DNA mismatch repair protein expression, and PTEN, PIK3CA, KRAS, and BRAF mutation analysis. Int J Gynecol Pathol 2012; 31(3): 195–205.

d McConechy MK, et al., Subtype-specific mutation of PPP2R1A in endometrial and ovarian carcinomas. J Pathol 2011; 223(4): 567–73.

e Nagendra DC, Burke J. 3rd, Maxwell GL, Risinger JI, PPP2R1A mutations are common in the serous type of endometrial cancer. Mol Carcinogen 2012; 51(10): 826–31.

f Shih IM, et al., Somatic mutations of PPP2R1A in ovarian and uterine carcinomas. Am J Pathol 2011; 178(4): 1442–7.

g Konecny GE, et al., HER2 gene amplification and EGFR expression in a large cohort of surgically staged patients with nonendometrioid (type II) endometrial cancer. Brit J Cancer 2009; 100(1): 89–95.

h Morrison C, et al., HER–2 is an independent prognostic factor in endometrial cancer: Association with outcome in a large cohort of surgically staged patients. J Clin Oncol 2006; 24(15): 2376–85.

i Odicino FE, et al., HER–2/neu overexpression and amplification in uterine serous papillary carcinoma: comparative analysis of immunohistochemistry, real-time reverse transcription-polymerase chain reaction, and fluorescence in situ hybridization. Int J Gynecol Cancer 2008; 18(1): 14–21.

j Santin AD, et al., Amplification of c-erbB2 oncogene: a major prognostic indicator in uterine serous papillary carcinoma. Cancer 2005; 104(7): 1391–7.

k Fleming GF, et al., Phase II trial of trastuzumab in women with advanced or recurrent, HER2– positive endometrial carcinoma: a Gynecologic Oncology Group study. Gynecol Oncol 2010; 116(1): 15–20.

l Grushko TA, et al., An exploratory analysis of HER–2 amplification and overexpression in advanced endometrial carcinoma: a Gynecologic Oncology Group study. Gynecol Oncol 2008; 108(1): 3–9.

m Slomovitz BM, et al., Her–2/neu overexpression and amplification in uterine papillary serous carcinoma. J Clin Oncol 2004; 22(15): 3126–32.

n Kuhn E, Bahadirli-Talbott A, Shih IM, Frequent CCNE1 amplification in endometrial intraepithelial carcinoma and uterine serous carcinoma. Mod Pathol 2014; 27(7): 1014–19.

高级别子宫内膜样癌在分子上类似于子宫内膜浆液性癌，特别是在高频率的拷贝数畸变和频繁的 *TP53* 突变方面，因此将之归于浆液样分子亚组（表 11.1）[86]。在本部分的其余内容，我们将描述几乎完全由子宫内膜样癌组成的亚组：MSS（低拷贝数）、MSI（超突变）和 *POLE*（超突变）肿瘤。

低拷贝数变异型分子亚组

TCGA 定义的低拷贝数亚组中，绝大多数（98%）是子宫内膜样癌（表 11.1）。就肿瘤级别而言，该亚组主要由较低级别（G1 和 G2）的子宫内膜样癌组成，占 91%（表 11.1）[86]。顾名思义，低拷贝数变异型子宫内膜癌表现出很少的拷贝数变化和低拷贝数表型（图 11.2）。该组的其他特征包括几乎完全缺乏 *TP53* 突变，和比微卫星不稳定性亚组更频繁的 *CTNNB1* 突变（分别为 52% 和 20%）（图 11.1）[86]。低拷贝数变异型肿瘤也表现出统计学上显著

的突变率（FDR–CT ＜ 0.02），包括 *PTEN*（77%）、*PIK3CA*（53%）、*CTNNB1*（52%）、*ARID1A*（42%）、*PIK3R1*（33%）、*CTCF*（21%）、*KRAS*（16%）、*FGFR2*（13%）、*CHD4*（12%）、*SPOP*（10%）、*CSMD3*（10%）、*SOX17*（8%）及其他 5 个基因（突变为频率＜ 8%）（图 11.2）[86]。除了高频率的 PI3K 通路基因突变外，该亚组还表现出 *PIK3CA* 和 *PIK3R1* 突变的互斥性，但这些基因的突变与 *PTEN* 突变同时存在[86]。最后，*CTNNB1*、*KRAS* 和 *SOX17* 突变之间的强互斥性提示 *KRAS* 和 *SOX17* 突变与低拷贝数变异型肿瘤 WNT 信号失调有关[86]。

微卫星不稳定性分子亚组

微卫星不稳定性分子亚组仅由子宫内膜样癌组成，其中 37% 是 G3 子宫内膜样癌（表 11.1）。微卫星不稳定性分子亚组和低拷贝数变异型亚组的患者在无进展生存率（PFS）上没有差异[86]，这与子宫内膜

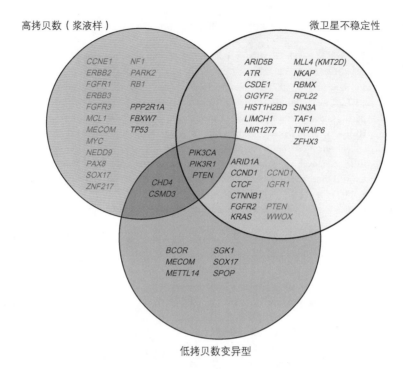

图 11.2　TCGA 在非超突变分子亚群中鉴定出显著突变（FDR-CT ＜ 0.02）（黑色）、拷贝数扩增（Q ＜ 0.15）（红色）和拷贝数丢失（Q ＜ 0.15）（蓝色）基因。高拷贝数（浆液样）分子亚组中的拷贝数扩增基因是 TCGA 拷贝数簇 4 中的基因，其他两个亚组之间共享的拷贝数扩增 / 丢失基因是 TCGA 拷贝数簇 2 和 3 中的基因[86]

样癌中微卫星不稳定性状态缺乏预后意义的研究相一致[105, 106, 125-127]。早期研究发现散发的子宫内膜癌中的微卫星不稳定性是由 MLH1 启动子超甲基化引起的[107, 108]，与此一致的是，微卫星不稳定性子宫内膜样癌表现出大量的 CpG 甲基化和 MLH1 超甲基化[86]。该分子亚组内的子宫内膜样癌突变率为每 Mb 18×10^{-6}，是低拷贝数变异型子宫内膜样癌中的 10 倍。微卫星不稳定性子宫内膜样癌在 24 个基因中具有统计上显著的突变率（FDR-CT ＜ 0.02），突变频率最高的是 PTEN（88%）、PIK3CA（54%）、PIK3R1（41%）、ARID1A（37%）、RPL22（37%）、KRAS（35%）和 ZFHX3（31%）[86]。ARID1A、KRAS 和 PI3K 通路基因的突变频率与这些基因先前作为子宫内膜样癌的驱动因子所涉及的一致，如本部分内容前面

所述。微卫星不稳定性肿瘤表现出 PIK3CA 和 PIK3R1 突变的互斥性，但这些基因中的突变与 PTEN 突变并存。在该亚组中，这些突变的相关功能有赖于高磷酸化 AKT 和低 PTEN 表达[86]。

　　RPL22 基因编码核糖体蛋白亚基的一个重复移码突变（43delA）发生在微卫星不稳定性（约 52%）的高突变肿瘤中，但在低拷贝数变异型肿瘤中未发现[86, 104, 128]。类似地，与低拷贝数变异型子宫内膜样癌相比，微卫星不稳定性子宫内膜样癌在 ZFHX3/ATBF1 中表现出更频繁的突变，该突变编码一种转录因子和推定的肿瘤抑制因子[103]。在一项研究中，与野生型 ZFHX3 患者相比，携带 ZFHX3 突变和（或）等位基因缺失的患者（微卫星不稳定性和低拷贝数变异型联合）无复发生存期显著降低[103]。与低拷

贝数变异型肿瘤相比，微卫星不稳定性中 *RPL22* 和 *ZFHX3/ATBF1* 的突变率更高，这意味着这些基因是子宫内膜癌中 DNA 错配修复缺陷的靶向驱动因子。其他可能也是子宫内膜癌中 DNA 错配修复缺陷的靶基因包括 *c15orf40*、*TFAM* 和 *JAK1* 激酶基因[128]。

POLE（超突变）分子亚组

POLE（超突变）分子亚组由子宫内膜样癌组成，其中 47% 是 G3 子宫内膜样癌（表 11.1）。据报道，*POLE* 突变的子宫内膜样癌的突变率最高（每 Mb 232×10^{-6} 突变率）[129]，因此被称为"超突变"[86]。该分子亚组中的肿瘤以 *POLE* 外切酶结构域的体细胞突变为典型，其编码 ε 聚合酶的催化亚基，这是一种涉及核苷酸切除修复和碱基切除修复的复制聚合酶[130]。*POLE* 中体细胞突变的发生是超突变表型的基础。该亚组中的大多数子宫内膜样癌（76%；17 个中的 13 个）在 *POLE* 核酸外切酶结构域热点（P286R 和 V411L）处发生了突变，表现出 C > A 转换频率增加，并且是低拷贝数变异型[86]。除 *POLE* 突变外，超突变子宫内膜样癌在 320 个基因中也显示出统计学上显著的（FDR-CT < 0.02）突变率。这些基因中最常见的突变是 *PTEN*（94%）、*FBXW7*（82%）、*ARID1A*（76%）、*PIK3CA*（71%）、*PIK3R1*（65%）和 *KRAS*（53%）[86]。

子宫浆液性癌的基因组学

长期的研究表明，浆液性癌的突变以 *TP53* 突变为主，占 60%～100%（表 11.4）。p53 功能的缺失被认为在疾病的发展中起着至关重要的作用[102, 124, 131-134]。p53 蛋白的稳定性与 *TP53* 突变在发生频率上类似[132, 133, 135]，并与激素受体表达的丢失有关[132]，这是浆液性癌与内膜样癌相区别的分子特征[136, 137]。在子宫内膜腺发育不良（EmGD）和前体病变子宫内膜上皮内癌（EIC）中发现存在 *TP53* 突变和 p53 表达[131-135]，证实了 *TP53*/p53 异常是子宫内膜浆液性癌发生发展的早期事件。

ERBB2/HER2 受体酪氨酸激酶的扩增和（或）过表达发生在 17%～57% 的浆液性癌中，但在其他子宫内膜癌亚型中却很少见[138]。候选基因测序还提示浆液性癌中 *PIK3CA*、*PIK3R1*、*PTEN* 和 *PPP2R1A* 基因的体细胞突变发生率很高（表 11.4）。最近对浆液性癌全外显子组测序发现了一些其他主要候选驱动基因，包括 *FBXW7*、*CHD4*、*SPOP* 和 *TAF1*（表 11.4）[86, 88, 89, 91]。TCGA 对浆液性癌的全面基因组分析证实了这些发现。如前所述，对子宫浆液性癌和子宫内膜样癌综合基因组分析表明，几乎所有浆液性癌都属于一个称为"高拷贝数"（浆液样）亚组（表 11.1）。

高拷贝数（类浆液样）分子亚群

在 TCGA 所分类的子宫内膜癌的 4 个分子亚群中，高拷贝数（浆液样）亚群的无进展生存预后最差[86]。大多数（88%）浆液样肿瘤为子宫内膜浆液性癌、G3 子宫内膜样癌和混合性肿瘤（表 11.1）。区分浆液样子宫内膜癌和其他分子亚群的主要基因组特征是频繁的 *TP53* 突变和拷贝数改变、相对较低的总体突变负荷、低微卫星不稳定率和低 DNA 甲基化改变[86]。除 *TP53* 外，在浆液样肿瘤中发现了其他 7 个明显突变的基因（FDR-CT < 0.02）。这些基因及其突变频率包括 *PIK3CA*（47%）、*FBXW7*（22%）、*PPP2R1A*（22%）、*PIK3R1*（13%）、*CHD4*

（13%）和 *PTEN*（10%）（图 11.2）[86]。PI3K 通路基因 *PIK3CA*、*PIK3R1* 和 *PTEN* 在 58% 的浆液样子宫内膜癌中发生突变[86]。*PPP2R1A*（编码 PP2A 磷酸酶的成分）和 *FBXW7*（编码 SCF^FBXW7 泛素连接酶复合物的底物识别单元）在子宫内膜浆液性癌和类浆液样子宫内膜癌中的突变频率高于其他非超突变子宫内膜癌亚型（图 11.1）。*CHD4* 编码 NuRD 染色质重塑复合体的催化亚基，其在非超突变子宫内膜癌亚组中发生相同频率突变（图 11.1）。

在浆液性子宫内膜癌拷贝数改变中，基因组区域 *ERBB2*（*HER2*）的扩增是常见的局灶性突变（表 11.4）；在 26% 的浆液样内膜癌中发现了 *ERBB2*（*HER2*）局灶性扩增[86]，具有统计学意义。正如在其他文献[139]中所讨论的，*ERBB2*（*HER2*）作为浆液性子宫内膜癌中的一个药物靶点在临床前和临床研究中受到广泛关注。由于激活的 *ERBB2*（*HER2*）可以通过 PI3K 通路发出信号，值得注意的是，浆液样肿瘤中经常同时发生 *ERBB2*（*HER2*）扩增和 *PIK3CA* 突变[112]，在此基因组环境中，提高了同时抑制 ERBB2（HER2）和 PI3K 的可能性，并与临床结局相关。

据报道，在 23% 的浆液样肿瘤中，存在 *CCNE1* 和 *MYC* 的基因组区域扩增[86]。*Cyclin E1* 和 *MYC* 是癌蛋白，分别调节细胞周期和转录。它们的转换是由 SEC 的驱动者 *FBXW7* 介导的[86, 88, 89, 91]。尽管在类浆液样分子亚组中观察到 *FBXW7* 突变 / 缺失与 *CCNE1* 扩增共存趋势[88]，但在浆液性子宫内膜癌中 *FBXW7* 突变 / 缺失与 *CCNE1* 扩增的互斥性表明功能冗余[112]。相反，类浆液样肿瘤倾向于 *MYC* 扩增和 *FBXW7* 突变的互斥性，这意味着这些突变具有功能冗余[112]。

子宫内膜癌中基因异常的潜在临床应用

重要的是，子宫内膜样癌和浆液性子宫内膜癌的分子分型可能具有预后意义。在 TCGA 研究的分子亚型中，*POLE*（超突变）内膜样癌的患者无进展生存期最长，而浆液样肿瘤的患者无进展生存期最短[86]。目前尚不清楚 *POLE*（超突变）肿瘤的良好预后是由于超突变肿瘤对化疗的敏感性增加还是肿瘤的其他属性，例如高免疫细胞浸润[140-142]。尽管 *POLE* 核酸外切酶结构域突变的子宫内膜样癌[23, 97] 和 *POLE* 突变的浆液性子宫内膜癌[143] 的患者预后良好，但无法发现在子宫内膜样癌中 *POLE* 突变与无进展生存和总生存率之间的显著关联[144, 145]，这意味着可能需要超越 *POLE* 突变状态的分子谱来解释 TCGA 分类的 *POLE* 突变亚组的预后意义。在这方面，最近提出了一种实用的基于分子的分类方法，该分类方法可以概括 TCGA 观察到的预后关联，而无须全外显子测序[140]。在这种方法中，首先使用免疫组织化学（IHC）评估 DNA 错配修复状态，然后使用靶向二代测序评估低拷贝数变异型患者的 *POLE* 突变状态，最后通过 IHC 评估 *POLE* 野生型患者的 p53 状态[140]。在此分类中，微卫星不稳定性、*POLE* 突变或 p53 表达低的患者代表低危队列，该队列将接受最少的治疗（阴道近距离放射疗法或骨盆放疗）或不接受任何治疗；低拷贝数变异型、*POLE* 野生型和 p53 过表达的患者是高风险人群，被指定接受化疗和（或）肿瘤定向放疗[140]。这种方法重现了 TCGA 定义的预后亚组，具有在临床上用于患者风险分层的潜力[140]。这一模型与一项国际联盟针对高危型子宫内膜癌进行的转化研究相一致，

该研究发现与 *TP53* 突变亚组内或无特定分子谱的亚组中的患者相比，微卫星不稳定性亚组或 *POLE* 突变亚组内的患者远处转移明显减少，5 年无复发生存率显著提高[23]。

子宫癌肉瘤 / 恶性混合中胚层子宫肿瘤的基因组学

与子宫内膜样癌和浆液性癌相比，促进子宫癌肉瘤发生的基因组学还不够明确。对

子宫癌肉瘤中的癌症基因进行靶向测序发现了 *TP53*（23%～88%）、*PIK3CA*（11%～38%）、*PTEN*（8%～47%）、*KRAS*（5%～29%）、*PIK3R1*（6%～24%）和 *PPP2R1A*（0～21%）的频繁突变及不常见的微卫星不稳定性[68]（表 11.5）。McConechy 等指出一些子宫癌肉瘤类似于子宫内膜样癌，存在 *ARID1A*、*PTEN*、*PIK3CA* 和（或）*KRAS* 突变，而另一些类似于浆液性子宫内膜癌，具有 *TP53* 和 *PPP2R1A* 突变[68]。迄今，已

表 11.5 子宫癌肉瘤的分子改变

基 因	变 化	TCGA 突变频率	非 TCGA 报道的突变频率范围	参考文献
突变				
TP53	突变	53%（92/174）	23%～88%	[33, 61, 64, 67, 68, 87][a]
MLL3（*KMT2C*）	突变	29%（5/17）	—	[87]
PIK3CA	突变	27%（48/175）	11%～38%	[33, 66-68, 87][a, b]
PTEN	突变	26%（36/140）	8%～47%	[33, 68, 87][a, c, d]
FBXW7	突变	22%（10/46）	21%～23%	[68, 87]
CSMD3	突变	21%（6/29）	20.7%	[68]
ARID1A	突变	20%（18/88）	14%～24%	[33, 68, 87]
ARID1B	突变	20%（12/59）	12%～24%	[33, 87]
BAZ1A	突变	18%（3/17）	—	[87]
MSH6	突变	18%（3/17）	—	[87]
PIK3R1	突变	17%（11/64）	6%～24%	[68, 87][a]
KRAS	突变	15%（77/505）	5%～29%	[33, 64, 67, 68, 87][a, b]
BRCA2	突变	14%（3/22）	—	[87]
PPP2R1A	突变	11%（13/117）	0～21%	[33, 68, 87][e]
ZFHX3	突变	10%（3/29）	—	[68]
FANCM	突变	9%（2/22）	—	[87]
SPOP	突变	8%（4/51）	3%～14%	[68, 87]
*POLE**	突变	7%（2/29）	—	[68]

续　表

基　因	变　化	TCGA 突变频率	非 TCGA 报道的突变频率范围	参考文献
CHD4	突变	7%（2/29）	—	［68］
CTCF	突变	7%（2/29）	—	［68］
AKT3	突变	7%（2/29）	—	［68］
CTNNB1	突变	6%（5/87）	3%～12%	［33, 67, 87］
MLH1	突变	6%（1/17）	—	［87］
ERBB3	突变	4%（1/22）	—	［87］
BRCA1	突变	4%（1/22）	—	［87］
MED12	突变	3%（1/29）	—	［68］
CCND1	突变	3%（1/29）	—	［68］
EP300	突变	3%（1/29）	—	［68］
PIK3R2	突变	3%（1/29）	—	［68］
GRLF1	突变	3%（1/29）	—	［68］
NRAS	突变	3%（1/31）	—	［67］
FGFR2	突变	3%（1/29）	—	［68］
BRAF	突变	2%（1/42）	—	［68］
拷贝数变化				
URI1	扩增	40%（23/57）	—	f
ERBB2	扩增	18%（14/77）	14%～20%	g, h
TP53	丢失	52%（21/40）	50%～54%	［61, 146］
微卫星不稳定状态				
MSI	MSI	17%（2/12）	—	［61］

注：* 非脱氧核酶 *POLE* 突变。

a Cheung LW, et al., High frequency of PIK3R1 and PIK3R2 mutations in endometrial cancer elucidates a novel mechanism for regulation of PTEN protein stability. Cancer Discov 2011; 1(2): 170−85.

b Murray S, et al., Low frequency of somatic mutations in uterine sarcomas: a molecular analysis and review of the literature. Mutat Res 2010; 686(1−2): 68−73.

c Djordjevic B, et al., Clinical assessment of PTEN loss in endometrial carcinoma: immunohistochemistry outperforms gene sequencing. Mod Pathol 2012; 25(5): 699−708.

d Amant F, et al., PTEN mutations in uterine sarcomas. Gynecol Oncol 2002; 85(1): 165−9.

e Nagendra DC, Burke J. 3rd, Maxwell GL, Risinger JI, PPP2R1A mutations are common in the serous type of endometrial cancer. Mol Carcinogen 2012; 51(10): 826−31.

f Wang Y, Garabedian MJ, Logan SK, URI1 amplification in uterine carcinosarcoma associates with chemo-resistance and poor prognosis. Am J Cancer Res 2015; 5(7): 2320−9.

g Amant F, et al., ERBB−2 gene overexpression and amplification in uterine sarcomas. Gynecol Oncol 2004; 95(3): 583−7.

h Livasy CA, et al., EGFR expression and HER2/neu overexpression/amplification in endometrial carcinosarcoma. Gynecol Oncol 2006; 100(1): 101−6.

经报道了 17 种子宫癌肉瘤的全外显子测序结果[87]，证实了 *TP53*（88%）、*PTEN*（47%）、*PIK3CA*（41%）、*KRAS*（29%）和 *PIK3R1*（18%）的频繁突变，并显示出染色质重塑基因 *ARID1A*（23%）、*ARID1B*（12%）、*MLL3*（*KMT2C*）（29%）、*BAZ1A*（18%）及泛素连接酶复合基因 *FBXW7*（23%）和 *SPOP* 频繁突变（14%）[87]。类似于浆液性子宫内膜癌，*TP53* 突变是子宫癌肉瘤癌和肉瘤组分病因的早期事件[62, 146]。目前，TCGA 已对 57 例子宫癌肉瘤进行全面的基因组分析，这将提供其基因组的完整图谱，并可能揭示导致其侵袭性的额外突变。

子宫内膜癌的遗传倾向

虽然大多数子宫内膜癌是散发性的，并由体细胞基因组异常引起，但仍有一小部分病例（1.8%～8.2%）归因于遗传易感性[147-149]。大多数遗传性子宫内膜癌发生在 Lynch 综合征家族[150,151]，并与 DNA 错配修复基因 *MSH2*[150]、*MLH1*[152,153]、*MSH6*[154] 和 *PMS2*[150, 155] 中的胚系突变遗传有关。少数遗传性子宫内膜癌与 Cowden 综合征[156-160] 和 Peutz-Jeghers 综合征[161-163] 相关，多数情况下分别与 *PTEN*[157, 158] 和 *STK11*[161] 的胚系突变有关。子宫内膜癌与遗传性乳腺癌-卵巢癌之间的潜在相关性[164] 归因于他莫昔芬的使用而非遗传易感性[165]。最近，二代测序用于寻找癌症的遗传易感性，发现 *POLD1* 的种系突变与聚合酶校正相关表型的结直肠和子宫内膜癌风险的增加有关[166]。

结　语

应用二代测序解码子宫内膜样癌、浆液性子宫内膜癌和子宫癌肉瘤的突变图谱揭示了与传统组织病理亚型的共性，包括 PI3K 通路基因（如 *PIK3CA*、*PIK3R1* 和 *PTEN*），染色质重塑基因（如 *ARID1A* 和 *CHD4*）和泛素连接酶基因（如 *FBXW7* 和 *SPOP*）的突变，以及区分子宫内膜样癌和浆液性子宫内膜癌的分子特征。总的来说，系统的外显子组测序研究以及 TCGA 的综合基因组分析为子宫内膜癌基因组学提供了一个新的知识基础，产生了关于潜在预后、预测性的假设，和（或）子宫内膜癌特有的基因组改变的治疗意义，尤其是针对频繁的基因组改变。然而，需要注意的是，子宫内膜癌的低频驱动改变可能尚未被发现。对于浆液性子宫内膜癌和子宫癌肉瘤尤其如此，在现有研究中，这些肿瘤的测序相对较少。对这些罕见肿瘤进行测序，甚至对子宫内膜样癌所占优势的 3 个分子亚群中的每一个进行测序，都可能鉴定新的驱动基因。在大规模测序的同时，使用所谓的"突变面板"来专门筛选子宫内膜肿瘤中临床上可操作的基因组突变，为确定基因组靶点提供了一种方法，无论这些靶点在整个子宫内膜癌中出现的频率如何，但这些靶点可能对个体患者具有临床意义。总而言之，自 2012 年以来，对原发性子宫内膜癌基因组的了解取得了前所未有的进展。现在的挑战是确定如何将这些发现转化为临床应用，最终目标是改善目前无法治疗的子宫内膜癌患者的预后和生活质量。

参考文献

［1］Ferlay J, et al. Cancer incidence and mortality worldwide: sources, methods and major patterns in GLOBOCAN 2012. Int J Cancer 2015; 136(5): E359-86.

［2］Torre LA, et al. Global cancer statistics, 2012. CA Cancer J Clin 2015; 65(2): 87-108.

［3］Dedes KJ, et al. Emerging therapeutic targets in endometrial cancer. Nat Rev Clin Oncol 2011; 8(5): 261-71.

［4］Murali R, et al. Classification of endometrial carcinoma: more than two types. The Lancet Oncol 2014; 15(7): e268-78.

［5］Gehrig PA, et al. Noninvasive papillary serous carcinoma of the endometrium. Obstet Gynecol 2001; 97(1): 153-7.

［6］Goff BA, et al. Uterine papillary serous carcinoma: patterns of metastatic spread. Gynecol Oncol 1994; 54(3): 264-8.

［7］Grice J, et al. Uterine papillary serous carcinoma: evaluation of long-term survival in surgically staged patients. Gynecol Oncol 1998; 69(1): 69-73.

［8］Hendrickson M, et al. Uterine papillary serous carcinoma: a highly malignant form of endometrial adenocarcinoma. Am J Surg Pathol 1982; 6(2): 93-108.

［9］Lee KR, et al. Recurrence in noninvasive endometrial carcinoma. Relationship to uterine papillary serous carcinoma. Am J Surg Pathol 1991; 15(10): 965-73.

［10］Sherman ME, et al. Uterine serous carcinoma. A morphologically diverse neoplasm with unifying clinicopathologic features. Am J Surg Pathol 1992; 16(6): 600-10.

［11］Williams KE, et al. Mixed serous-endometrioid carcinoma of the uterus: pathologic and cytopathologic analysis of a high-risk endometrial carcinoma. Int J Gynecol Cancer 1994; 4(1): 7-18.

［12］Gilks CB, et al. Poor interobserver reproducibility in the diagnosis of high-grade endometrial carcinoma. Am J Surg Pathol 2013; 37(6): 874-81.

［13］Han G, et al. Endometrial carcinomas with clear cells: a study of a heterogeneous group of tumors including interobserver variability, mutation analysis, and immunohistochemistry with HNF-1beta. Int J Gynecol Pathol 2015; 34(4): 323-33.

［14］Hoang LN, et al. Histotype-genotype correlation in 36 high-grade endometrial carcinomas. Am J Surg Pathol 2013; 37(9): 1421-32.

［15］Soslow RA. High-grade endometrial carcinomas-strategies for typing. Histopathology 2013; 62(1): 89-110.

［16］Cirisano FD, et al. Epidemiologic and surgicopathologic findings of papillary serous and clear cell endometrial cancers when compared to endometrioid carcinoma. Gynecol Oncol 1999; 74(3): 385-94.

［17］Chan JK, et al. Prognostic factors and risk of extrauterine metastases in 3867 women with grade 1 endometrioid corpus cancer. Am J Obstet Gynecol 2008; 198(2) 216.e1-5.

［18］Farley JH, et al. Age-specific survival of women with endometrioid adenocarcinoma of the uterus. Gynecol Oncol 2000; 79(1): 86-9.

［19］Hirai M, et al. Prognostic factors relating to survival in uterine endometrioid carcinoma. Int J Gynaecol Obstet 1999; 66(2): 155-62.

［20］Rauh-Hain JA, et al. Mucinous adenocarcinoma of the endometrium compared with endometrioid endometrial cancer: a SEER analysis. Am J Clin Oncol 2014; 39(1): 43-8.

［21］Gottwald L, et al. Long-term survival of endometrioid endometrial cancer patients. Arch Med Sci 2010; 6(6): 937-44.

［22］Matthews RP, et al. Papillary serous and clear cell type lead to poor prognosis of endometrial carcinoma in black women. Gynecol Oncol 1997; 65(2): 206-12.

［23］Stelloo E, et al. Refining prognosis and identifying targetable pathways for high-risk endometrial cancer; a TransPORTEC initiative. Mod Pathol 2015; 28(6): 836-44.

［24］Matsuo K, et al. Time interval between endometrial biopsy and surgical staging for type I endometrial cancer: association between tumor characteristics and survival outcome. Obstet Gynecol 2015; 125(2): 424-33.

［25］Creasman WT, et al. Carcinoma of the corpus uteri. FIGO 26th Annual report on the results of treatment in gynecological cancer. Int J Gynaecol Obstet 2006; 95(Suppl. 1): S105-43.

［26］Kuwabara Y, et al. Clinical characteristics of prognostic factors in poorly differentiated (G3) endometrioid adenocarcinoma in Japan. Jpn J Clin Oncol 2005; 35(1): 23-7.

［27］Hamilton CA, et al. Uterine papillary serous and clear cell carcinomas predict for poorer survival compared to grade 3 endometrioid corpus cancers. Br J Cancer 2006; 94(5): 642-6.

［28］Park JY, et al. Poor prognosis of uterine serous carcinoma compared with grade 3 endometrioid carcinoma in early stage patients. Virchows Arch 2013; 462(3): 289-96.

［29］Soslow RA, et al. Clinicopathologic analysis of 187 high-grade endometrial carcinomas of different histologic subtypes: similar outcomes belie distinctive biologic differences. Am J Surg Pathol 2007; 31(7): 979-87.

［30］Voss MA, et al. Should grade 3 endometrioid endometrial carcinoma be considered a type 2 cancer-A clinical and pathological evaluation. Gynecol Oncol 2012; 124(1): 15-20.

［31］Boruta DM 2nd, et al. Uterine serous and grade 3 endometrioid carcinomas: is there a survival difference? Cancer 2004; 101(10): 2214-21.

［32］Alkushi A, et al. High-grade endometrial carcinoma: serous and grade 3 endometrioid carcinomas have different immunophenotypes and outcomes. Int J Gynecol Pathol 2010; 29(4): 343-50.

［33］McConechy MK, et al. Use of mutation profiles to refine the classification of endometrial carcinomas. J Pathol 2012; 228(1): 20−30.

［34］Benito V, et al. Pure papillary serous tumors of the endometrium: a clinicopathological analysis of 61 cases from a single institution. Int J Gynecol Cancer 2009; 19(8): 1364−9.

［35］Carcangiu ML, et al. Uterine papillary serous carcinoma: a study on 108 cases with emphasis on the prognostic significance of associated endometrioid carcinoma, absence of invasion, and concomitant ovarian carcinoma. Gynecol Oncol 1992; 47(3): 298−305.

［36］Idrees R, et al. Serous carcinoma arising in endometrial polyps: clinicopathologic study of 4 cases. Ann Diagn Pathol 2013; 17(3): 256−8.

［37］Kato DT, et al. Uterine papillary serous carcinoma (UPSC): a clinicopathologic study of 30 cases. Gynecol Oncol 1995; 59(3): 384−9.

［38］Lauchlan SC. Tubal (serous) carcinoma of the endometrium. Arch Pathol Lab Med 1981; 105(11): 615−18.

［39］McCluggage WG, et al. Uterine serous carcinoma and endometrial intraepithelial carcinoma arising in endometrial polyps: report of 5 cases, including 2 associated with tamoxifen therapy. Hum Pathol 2003; 34(9): 939−43.

［40］Yasuda M, et al. Endometrial intraepithelial carcinoma in association with polyp: review of eight cases. Diagn Pathol 2013; 8: 25.

［41］Bokhman JV. Two pathogenetic types of endometrial carcinoma. Gynecol Oncol 1983; 15(1): 10−17.

［42］Christopherson WM, et al. Carcinoma of the endometrium. Ⅱ. Papillary adenocarcinoma: a clinical pathological study, 46 cases. Am J Clin Pathol 1982; 77(5): 534−40.

［43］Clement PB, et al. Non-endometrioid carcinomas of the uterine corpus: a review of their pathology with emphasis on recent advances and problematic aspects. Adv Anat Pathol 2004; 11(3): 117−42.

［44］Nordstrom B, et al. Endometrial carcinoma: the prognostic impact of papillary serous carcinoma (UPSC) in relation to nuclear grade, DNA ploidy and p53 expression. Anticancer Res 1996; 16(2): 899−904.

［45］Sutton GP, et al. Malignant papillary lesions of the endometrium. Gynecol Oncol 1987; 27(3): 294−304.

［46］Allen D, Bekkers R, Grant P, Hyde S. Adjuvant treatment, tumour recurrence and the survival rate of uterine serous carcinomas: a single-institution review of 62 women. S Afr J Gynaecol Oncol 2015; 7(1): 14−20.

［47］Scarfone G, et al. Clear cell and papillary serous endometrial carcinomas: survival in a series of 128 cases. Arch Gynecol Obstet 2013; 287(2): 351−6.

［48］Altman AD, et al. Canadian high risk endometrial cancer (CHREC) consortium: analyzing the clinical behaviour of high risk endometrial cancers. Gynecol Oncol 2015; 139(2): 269−74.

［49］Trope C, et al. Clear-cell and papillary serous cancer: treatment options. Best Pract Res Clin Obstet Gynaecol 2001; 15(3): 433−46.

［50］Christopherson WM, et al. Carcinoma of the endometrium: I. A clinicopathologic study of clear-cell carcinoma and secretory carcinoma. Cancer 1982; 49(8): 1511−23.

［51］Cirisano Jr. FD, et al. The outcome of stage Ⅰ−Ⅱ clinically and surgically staged papillary serous and clear cell endometrial cancers when compared with endometrioid carcinoma. Gynecol Oncol 2000; 77(1): 55−65.

［52］Giri PG, et al. Clear cell carcinoma of the endometrium: an uncommon entity with a favorable prognosis. Int J Radiat Oncol Biol Phys 1981; 7(10): 1383−7.

［53］Murphy KT, et al. Outcome and patterns of failure in pathologic stages Ⅰ−Ⅳ clear-cell carcinoma of the endometrium: implications for adjuvant radiation therapy. Int J Radiat Oncol Biol Phys 2003; 55(5): 1272−6.

［54］Webb GA, et al. Clear cell carcinoma of the endometrium. Am J Obstet Gynecol 1987; 156(6): 1486−91.

［55］Abeler VM, et al. Clear cell carcinoma of the endometrium. Prognosis and metastatic pattern. Cancer 1996; 78(8): 1740−7.

［56］Arrastia CD, et al. Uterine carcinosarcomas: incidence and trends in management and survival. Gynecol Oncol 1997; 65(1): 158−63.

［57］Bartsich EG, et al. Carcinosarcoma of the uterus. A 50-year review of 32 cases (1917−1966). Obstet Gynecol 1967; 30(4): 518−23.

［58］Sartori E, et al. Carcinosarcoma of the uterus: a clinicopathological multicenter CTF study. Gynecol Oncol 1997; 67(1): 70−5.

［59］de Jong RA, et al. Molecular markers and clinical behavior of uterine carcinosarcomas: focus on the epithelial tumor component. Mod Pathol 2011; 24(10): 1368−79.

［60］Fujii H, et al. Frequent genetic heterogeneity in the clonal evolution of gynecological carcinosarcoma and its influence on phenotypic diversity. Cancer Res 2000; 60(1): 114−20.

［61］Jin Z, et al. Carcinosarcomas (malignant mullerian mixed tumors) of the uterus and ovary: a genetic study with special reference to histogenesis. Int J Gynecol Pathol 2003; 22(4): 368−73.

［62］Kounelis S, et al. Carcinosarcomas (malignant mixed mullerian tumors) of the female genital tract: comparative molecular analysis of epithelial and mesenchymal components. Human Pathol 1998; 29(1): 82−7.

［63］Schipf A, et al. Molecular genetic aberrations of ovarian and uterine carcinosarcomas−a CGH and FISH study. Virchows Archiv 2008; 452(3): 259−68.

［64］Wada H, et al. Molecular evidence that most but not all carcinosarcomas of the uterus are combination tumors. Cancer Res 1997; 57(23): 5379−85.

［65］Watanabe M, et al. Carcinosarcoma of the uterus: immunohistochemical and genetic analysis of clonality of one case. Gynecol Oncol 2001; 82(3): 563-7.

[66] Bashir S, et al. Molecular alterations of PIK3CA in uterine carcinosarcoma, clear cell, and serous tumors. Int J Gynecol Cancer 2014; 24(7): 1262-7.

[67] Growdon WB, et al. Tissue-specific signatures of activating PIK3CA and RAS mutations in carcinosarcomas of gynecologic origin. Gynecol Oncol 2011; 121(1): 212-17.

[68] McConechy MK, et al. In-depth molecular profiling of the biphasic components of uterine carcinosarcomas. J Pathol 2015; 1(3): 173-85.

[69] Silverberg SG, et al. Carcinosarcoma (malignant mixed mesodermal tumor) of the uterus. A Gynecologic Oncology Group pathologic study of 203 cases. I Int J Gynecol Pathol 1990; 9(1): 1-19.

[70] Macasaet MA, et al. Prognostic factors in malignant mesodermal (mullerian) mixed tumors of the uterus. Gynecol Oncol 1985; 20(1): 32-42.

[71] Barwick KW, et al. Malignant mixed mullerian tumors of the uterus. A clinicopathologic assessment of 34 cases. Am J Surg Pathol 1979; 3(2): 125-35.

[72] Ferguson SE, et al. Prognostic features of surgical stage I uterine carcinosarcoma. Am J Surg Pathol 2007; 31(11): 1653-61.

[73] Major FJ, et al. Prognostic factors in early-stage uterine sarcoma. A Gynecologic Oncology Group study. Cancer 1993; 71(4 Suppl. 4): 1702-9.

[74] Dinh TV, et al. Mixed mullerian tumors of the uterus: a clinicopathologic study. Obstet Gynecol 1989; 74(3 Pt 1): 388-92.

[75] Inthasorn P, et al. Analysis of clinicopathologic factors in malignant mixed Mullerian tumors of the uterine corpus. Int J Gynecol Cancer 2002; 12(4): 348-53.

[76] Spanos Jr. WJ, et al. Malignant mixed Mullerian tumors of the uterus. Cancer 1984; 53(2): 311-16.

[77] Bansal N, et al. Uterine carcinosarcomas and grade 3 endometrioid cancers: evidence for distinct tumor behavior. Obstet Gynecol 2008; 112(1): 64-70.

[78] Zhang C, et al. Uterine carcinosarcoma and high-risk endometrial carcinomas: a clinicopathological comparison. Int J Gynecol Cancer 2015; 25(4): 629-36.

[79] Blom R, et al. Malignant mixed Mullerian tumors of the uterus: a clinicopathologic, DNA flow cytometric, p53, and mdm-2 analysis of 44 cases. Gynecol Oncol 1998; 68(1): 18-24.

[80] Doss LL, et al. Carcinosarcoma of the uterus: a 40-year experience from the state of Missouri. Gynecol Oncol 1984; 18(1): 43-53.

[81] Nakayama K, et al. Endometrial serous carcinoma: its molecular characteristics and histology-specific treatment strategies. Cancers (Basel) 2012; 4(3): 799-807.

[82] Callister M, et al. Malignant mixed Mullerian tumors of the uterus: analysis of patterns of failure, prognostic factors,

and treatment outcome. Int J Radiat Oncol Biol Phys 2004; 58(3): 786-96.

[83] Spanos Jr. WJ, et al. Patterns of recurrence in malignant mixed mullerian tumor of the uterus. Cancer 1986; 57(1): 155-9.

[84] Yamada SD, et al. Pathologic variables and adjuvant therapy as predictors of recurrence and survival for patients with surgically evaluated carcinosarcoma of the uterus. Cancer 2000; 88(12): 2782-6.

[85] Koboldt DC, et al. The next-generation sequencing revolution and its impact on genomics. Cell 2013; 155(1): 27-38.

[86] The Cancer Genome Atlas Research Network Integrated genomic characterization of endometrial carcinoma. Nature 2013; 497(7447): 67-73.

[87] Jones S, et al. Genomic analyses of gynaecologic carcinosarcomas reveal frequent mutations in chromatin remodelling genes. Nat Commun 2014; 5: 5006.

[88] Kuhn E, et al. Identification of molecular pathway aberrations in uterine serous carcinoma by genome-wide analyses. J Natl Cancer Inst 2012; 104(19): 1503-13.

[89] Le Gallo M, et al. Exome sequencing of serous endometrial tumors identifies recurrent somatic mutations in chromatin-remodeling and ubiquitin ligase complex genes. Nat Genet 2012; 44(12): 1310-15.

[90] Liang H, et al. Whole-exome sequencing combined with functional genomics reveals novel candidate driver cancer genes in endometrial cancer. Genome Res 2012; 22(11): 2120-9.

[91] Zhao S, et al. Landscape of somatic single-nucleotide and copy-number mutations in uterine serous carcinoma. Proc Natl Acad Sci U S A 2013; 110(8): 2916-21.

[92] Bae HS, et al. Should endometrial clear cell carcinoma be classified as Type II endometrial carcinoma? Int J Gynecol Pathol 2015; 34(1): 74-84.

[93] DeLair D, et al. Molecular analysis of endometrial clear cell carcinoma by next generation sequencing: a study of 34 cases. Mod Pathol 2015; 28: 282a.

[94] Hoang LN, et al. Targeted mutation analysis of endometrial clear cell carcinoma. Histopathology 2015; 66(5): 664-74.

[95] Cohen Y, et al. AKT1 pleckstrin homology domain E17K activating mutation in endometrial carcinoma. Gynecol Oncol 2010; 116(1): 88-91.

[96] Hasegawa K, et al. Gynecologic Cancer InterGroup (GCIG) consensus review for clear cell carcinoma of the uterine corpus and cervix. Int J Gynecol Cancer 2014; 24(9 Suppl. 3): S90-5.

[97] Meng B, et al. POLE exonuclease domain mutation predicts long progression-free survival in grade 3 endometrioid carcinoma of the endometrium. Gynecol Oncol 2014; 134(1): 15-19.

[98] Rudd ML, et al. Mutational analysis of the tyrosine kinome

in serous and clear cell endometrial cancer uncovers rare somatic mutations in TNK2 and DDR1. BMC Cancer 2014; 14: 884.

[99] Rudd ML, et al. A unique spectrum of somatic PIK3CA (p110alpha) mutations within primary endometrial carcinomas. Clin Cancer Res 2011; 17(6): 1331-40.

[100] Urick ME, et al. PIK3R1 (p85alpha) is somatically mutated at high frequency in primary endometrial cancer. Cancer Res 2011; 71(12): 4061-7.

[101] Byron SA, et al. FGFR2 point mutations in 466 endometrioid endometrial tumors: relationship with MSI, KRAS, PIK3CA, CTNNB1 mutations and clinicopathological features. PLoS One 2012; 7(2): e30801.

[102] Lax SF, et al. The frequency of p53, K-ras mutations, and microsatellite instability differs in uterine endometrioid and serous carcinoma: evidence of distinct molecular genetic pathways. Cancer 2000; 88(4): 814-24.

[103] Walker CJ, et al. Patterns of CTCF and ZFHX3 mutation and associated outcomes in endometrial cancer. J Natl Cancer Inst 2015; 107(11): djv249.

[104] Novetsky AP, et al. Frequent mutations in the RPL22 gene and its clinical and functional implications. Gynecol Oncol 2013; 128(3): 470-4.

[105] Zighelboim I, et al. Microsatellite instability and epigenetic inactivation of MLH1 and outcome of patients with endometrial carcinomas of the endometrioid type. J Clin Oncol 2007; 25(15): 2042-8.

[106] MacDonald ND, et al. Frequency and prognostic impact of microsatellite instability in a large population-based study of endometrial carcinomas. Cancer Res 2000; 60(6): 1750-2.

[107] Esteller M, et al. MLH1 promoter hypermethylation is associated with the microsatellite instability phenotype in sporadic endometrial carcinomas. Oncogene 1998; 17(18): 2413-17.

[108] Simpkins SB, et al. MLH1 promoter methylation and gene silencing is the primary cause of microsatellite instability in sporadic endometrial cancers. Hum Mol Genetics 1999; 8(4): 661-6.

[109] Esteller M, et al. hMLH1 promoter hypermethylation is an early event in human endometrial tumorigenesis. Am J Pathol 1999; 155(5): 1767-72.

[110] Diaz-Padilla I, et al. Mismatch repair status and clinical outcome in endometrial cancer: a systematic review and meta-analysis. Crit Rev Oncol Hematol 2013; 88(1): 154-67.

[111] Kinde I, et al. Evaluation of DNA from the Papanicolaou test to detect ovarian and endometrial cancers. Sci Transl Med 2013; 5(167): 167ra4.

[112] Cerami E, et al. The cBio Cancer Genomics Portal: an open platform for exploring multidimensional cancer genomics data. Cancer Discov 2012; 2(5): 401-4. http:// www.cbioportal. org/index.do. [accessed September 2015] .

[113] Guan B, et al. ARID1A, a factor that promotes formation of SWI/SNF-mediated chromatin remodeling, is a tumor suppressor in gynecologic cancers. Cancer Res 2011; 71(21): 6718-27.

[114] Zhang ZM, et al. The clinicopathologic significance of the loss of BAF250a (ARID1A) expression in endometrial carcinoma. Int J Gynecol Cancer 2014; 24(3): 534-40.

[115] Wiegand KC, et al. Loss of BAF250a (ARID1A) is frequent in high-grade endometrial carcinomas. J Pathol 2011; 224(3): 328-33.

[116] Guan B, et al. Mutation and loss of expression of ARID1A in uterine low-grade endometrioid carcinoma. Am J Surg Pathol 2011; 35(5): 625-32.

[117] Werner HMJ, et al. ARID1A loss is prevalent in endometrial hyperplasia with atypia and low-grade endometrioid carcinomas. Mod Pathol 2013; 26(3): 428-34.

[118] Allo G, et al. ARID1A loss correlates with mismatch repair deficiency and intact p53 expression in high-grade endometrial carcinomas. Mod Pathol 2014; 27(2): 255-61.

[119] Bosse T, et al. Loss of ARID1A expression and its relationship with PI3K-Akt pathway alterations, TP53 and microsatellite instability in endometrial cancer. Mod Pathol 2013; 26(11): 1525-35.

[120] Huang HN, et al. Ovarian and endometrial endometrioid adenocarcinomas have distinct profiles of microsatellite instability, PTEN expression, and ARID1A expression. Histopathology 2015; 66(4): 517-28.

[121] Shen J, et al. ARID1A deficiency impairs the DNA damage checkpoint and sensitizes cells to PARP Inhibitors. Cancer Discov 2015; 5(7): 752-67.

[122] Liu Y, et al. Clinical significance of CTNNB1 mutation and Wnt pathway activation in endometrioid endometrial carcinoma. J Natl Cancer Inst 2014; 106(9): dju245.

[123] Li JN, et al. Oncogenic K-ras stimulates wnt signaling in colon cancer through inhibition of GSK-3 beta. Gastroenterology 2005; 128(7): 1907-18.

[124] Tashiro H, et al. p53 gene mutations are common in uterine serous carcinoma and occur early in their pathogenesis. Am J Pathol 1997; 150(1): 177-85.

[125] Basil JB, et al. Clinical significance of microsatellite instability in endometrial carcinoma. Cancer 2000; 89(8): 1758-64.

[126] Cote ML, et al. A pilot study of microsatellite instability and endometrial cancer survival in white and African American women. Int J Gynecol Pathol 2012; 31(1): 66-72.

[127] Goodfellow PJ. MSI in endometrial cancer: prevalence and clinical applications. Int J Gynecol Cancer 2005; 15(2): 402-3.

[128] Kim TM, et al. The landscape of microsatellite instability

in colorectal and endometrial cancer genomes. Cell 2013; 155(4): 858-68.

[129] Kandoth C, et al. Mutational landscape and significance across 12 major cancer types. Nature 2013; 502(7471): 333-9.

[130] Mjelle R, et al. Cell cycle regulation of human DNA repair and chromatin remodeling genes. DNA Repair (Amst) 2015; 30: 53-67.

[131] Jia L, et al. Endometrial glandular dysplasia with frequent p53 gene mutation: a genetic evidence supporting its precancer nature for endometrial serous carcinoma. Clin Cancer Res 2008; 14(8): 2263-9.

[132] Moll UM, et al. Uterine papillary serous carcinoma evolves via a p53-driven pathway. Hum Pathol 1996; 27(12): 1295-300.

[133] Sherman ME, et al. p53 in endometrial cancer and its putative precursors: evidence for diverse pathways of tumorigenesis. Hum Pathol 1995; 26(11): 1268-74.

[134] Zheng W, et al. A proposed model for endometrial serous carcinogenesis. Am J Surg Pathol 2011; 35(1): e1-e14.

[135] Zheng W, et al. p53 overexpression and bcl-2 persistence in endometrial carcinoma: comparison of papillary serous and endometrioid subtypes. Gynecol Oncol 1996; 61(2): 167-74.

[136] Demopoulos RI, et al. Immunohistochemical comparison of uterine papillary serous and papillary endometrioid carcinoma: clues to pathogenesis. Int J Gynecol Pathol 1999; 18(3): 233-7.

[137] Sasano H, et al. Serous papillary adenocarcinoma of the endometrium. Analysis of protooncogene amplification, flow cytometry, estrogen and progesterone receptors, and immunohistochemistry. Cancer 1990; 65(7): 1545-51.

[138] Buza N, et al. HER2/neu in endometrial cancer: A promising therapeutic target with diagnostic challenges. Arch Pathol Lab Med 2014; 138(3): 343-50.

[139] El-Sahwi KS, et al. Development of targeted therapy in uterine serous carcinoma, a biologically aggressive variant of endometrial cancer. Exp Rev Anticancer Ther 2012; 12(1): 41-9.

[140] Talhouk A, et al. A clinically applicable molecular-based classification for endometrial cancers. Br J Cancer 2015; 113(2): 299-310.

[141] Hussein YR, et al. Clinicopathological analysis of endometrial carcinomas harboring somatic POLE exonuclease domain mutations. Mod Pathol 2015; 28(4): 505-14.

[142] van Gool IC, et al. POLE proofreading mutations elicit an antitumor immune response in endometrial cancer. Clin Cancer Res 2015; 21(14): 3347-55.

[143] Santin AD, et al. Improved survival of patients with hypermutation in uterine serous carcinoma. Gynecol Oncol Rep 2015; 12: 3-4.

[144] Billingsley CC, et al. Polymerase varepsilon (POLE) mutations in endometrial cancer: clinical outcomes and implications for Lynch syndrome testing. Cancer 2015; 121(3): 386-94.

[145] Church DN, et al. Prognostic significance of POLE proofreading mutations in endometrial cancer. J Natl Cancer Inst 2015; 107(1): 402.

[146] Taylor NP, et al. DNA mismatch repair and TP53 defects are early events in uterine carcinosarcoma tumorigenesis. Mod Pathol 2006; 19(10): 1333-8.

[147] Burleigh A, et al. Clinical and pathological characterization of endometrial cancer in young women: identification of a cohort without classical risk factors. Gynecol Oncol 2015; 138(1): 141-6.

[148] Hampel H, et al. Screening for Lynch syndrome (hereditary nonpolyposis colorectal cancer) among endometrial cancer patients. Cancer Res 2006; 66(15): 7810-17.

[149] Leenen CHM, et al. Prospective evaluation of molecular screening for Lynch syndrome in patients with endometrial cancer ≤ 70 years. Gynecol Oncol 2012; 125(2): 414-20.

[150] Dashti SG, et al. Female hormonal factors and the risk of endometrial cancer in Lynch syndrome. JAMA 2015; 314(1): 61-71.

[151] Wijnen J, et al. Familial endometrial cancer in female carriers of MSH6 germline mutations. Nat Genet 1999; 23(2): 142-4.

[152] Barrow E, et al. Cumulative lifetime incidence of extracolonic cancers in Lynch syndrome: a report of 121 families with proven mutations. Clin Genet 2009; 75(2): 141-9.

[153] Vasen HFA, et al. MSH2 mutation carriers are at higher risk of cancer than MLH1 mutation carriers: a study of hereditary nonpolyposis colorectal cancer families. J Clin Oncol 2001; 19(20): 4074-80.

[154] Hendriks YMC, et al. Cancer risk in hereditary nonpolyposis colorectal cancer due to MSH6 mutations: impact on counseling and surveillance. Gastroenterology 2004; 127(1): 17-25.

[155] ten Broeke SW, et al. Lynch syndrome caused by germline PMS2 mutations: delineating the cancer risk. J Clin Oncol 2015; 33(4): 319-25.

[156] Baker WD, et al. Endometrial cancer in a 14-year-old girl with Cowden syndrome: a case report. J Obstet Gynaecol Res 2013; 39(4): 876-8.

[157] Elnaggar AC, et al. Endometrial cancer in a 15-year-old girl: a complication of Cowden syndrome. Gynecol Oncol Case Rep 2012; 3: 18-19.

[158] Schmeler KM, et al. Endometrial cancer in an adolescent: a possible manifestation of Cowden syndrome. Obstet Gynecol 2009; 114(2 Pt 2): 477-9.

[159] Starink TM, et al. The Cowden syndrome-a clinical and genetic study in 21 patients. Clin Genetics 1986; 29(3): 222-33.

[160] Tan MH, et al. A clinical scoring system for selection of patients for PTEN mutation testing is proposed on the basis of a prospective study of 3042 probands. Am J Hum Genetics 2011; 88(1): 42−56.

[161] Banno K, et al. Hereditary gynecological tumors associated with Peutz-Jeghers syndrome (Review). Oncol Lett 2013; 6(5): 1184−8.

[162] Kondi-Pafiti A, et al. Endometrial carcinoma and ovarian sex cord tumor with annular tubules in a patient with history of Peutz-Jeghers syndrome and multiple malignancies. Eur J Gynaecol Oncol 2011; 32(4): 452−4.

[163] Noriega-Iriondo MF, et al. High-grade endometrial stromal sarcoma as the initial presentation of an adult patient with Peutz-Jeghers syndrome: a case report. Hered Cancer Clin Pract 2015: 13.

[164] Pennington KP, et al. BRCA1, TP53, and CHEK2 germline mutations in uterine serous carcinoma. Cancer 2013; 119(2): 332−8.

[165] Segev Y, et al. The incidence of endometrial cancer in women with BRCA1 and BRCA2 mutations: an international prospective cohort study. Gynecol Oncol 2013; 130(1): 127−31.

[166] Palles C, et al. Germline mutations affecting the proofreading domains of POLE and POLD1 predispose to colorectal adenomas and carcinomas. Nat Genet 2013; 45(2): 136−44.

第12章
子宫内膜癌前哨淋巴结定位术

D. M. Boruta II[1,2]

[1] Harvard Medical School, Boston, MA, United States
[2] Massachusetts General Hospital, Boston, MA, United States

导 言

子宫内膜癌是美国最常见的妇科恶性肿瘤，2015 年约有近 55 000 例新发病例[1]。大多数患者（＞90%）表现为早期、子宫局限性病变，采用包括子宫切除术和双侧输卵管卵巢切除术在内的标准手术治疗预后良好。如果存在淋巴转移，则施行全面的分期手术，包括双侧盆腔和主动脉旁淋巴结清扫术[2]。

目前的两项随机对照试验都不能证明分期淋巴结清扫术相关的生存获益，全面分期手术的作用仍存争议[3,4]。关于淋巴结分期的建议有很多，从对所有诊断为子宫内膜癌的患者进行系统的全面淋巴结清扫，到根据是否存在各种危险因素进行选择性淋巴结清扫，甚至取样[5]。虽然淋巴转移是一个非常重要的预后因素，常被用于制订最佳的辅助治疗方案，但淋巴结清扫术有可能损伤邻近的神经和血管，并导致包括淋巴水肿和淋巴囊肿在内的并发症[6]。考虑到淋巴转移率相对较低，但当淋巴转移发生时，却是至关重要的。妇科医师面临的问题是进行分期手术和可能过度的治疗，还是承担治疗不足

的风险，可能没有发现潜在致命但可治愈的转移性病灶的存在。

前哨淋巴结定位

在乳腺癌、黑色素瘤及外阴癌的最新治疗中，前哨淋巴结定位和活检已经取代了系统的区域淋巴结清扫[7]。该技术依赖于从肿瘤到淋巴结有序引流的概念。在肿瘤中注入标记物，通常是染料或放射性标记的胶体，最常见的是锝-99（Tc-99），识别第一个引流到的淋巴结（"前哨"）。从理论上讲，该淋巴结是第一个存在转移风险的淋巴结。因此，前哨淋巴结中没有转移性病变，预示着其他区域淋巴结也没有转移。与系统清除区域淋巴相比，将淋巴结切除的范围限制在 1 个或多个前哨淋巴结，可降低该手术的并发症。发现 1 个或少量前哨淋巴结还可以运用病理学对该组织进行彻底检查，从而有助于发现微小转移灶。在异常淋巴通路的情况下，前哨淋巴结定位可以识别常规采样边界以外区域的受累淋巴结。因此，作为子宫内膜癌治疗的一部分，已提出前哨淋巴结定位作为一种潜在的"双赢"方案[8]。

子宫内膜癌中的前哨淋巴结定位

自 Burke 在 1996 年于子宫颈注射蓝色染料以来，不断的研究和发展使得前哨淋巴结定位在子宫内膜癌中的应用越来越多，同时该技术也得到了不断改良和拓展[9]。

乳腺癌及黑色素瘤的前哨淋巴结定位和活检相对容易，主要通过直接肿瘤注射和淋巴引流（通常是单侧的）来实现。对于子宫内膜癌，由于病灶可能无法识别，或可能覆盖子宫内膜的大部分，因此，子宫腔内不确定的肿瘤位置使得直接注射变得异常困难。此外，子宫内膜癌的淋巴引流，从位于子宫中线的子宫内，通过淋巴引流途径到达骨盆和主动脉旁区域，是双侧且复杂的。这促使研究人员提出在子宫内膜癌的治疗中采用前哨淋巴结定位时需要谨慎[10]。

子宫颈是注射示踪剂最常用的部位（图 12.1）。宫颈注射的优点在于，每位患者之间的注射简单且一致。然而，与宫颈和子宫下段密切相关的子宫血管相比，通过沿性腺血管的淋巴途径引流子宫内膜肿瘤，促使人们关注宫颈作为宫腔内肿瘤的替代注射部位。除了宫颈注射，宫腔镜注射子宫内膜或直接注射可见肿瘤及子宫浆膜下注射都在探索。

在一项对 100 名子宫内膜癌患者进行的研究中，对宫腔镜检查时向子宫内膜注射 Tc-99 与宫颈注射 Tc-99 进行了比较[11]。结果发现，宫颈注射前哨淋巴结检出率为 96%，宫腔镜注射前哨淋巴结检出率为 78%。然而，宫颈注射没有发现任何前哨主动脉旁淋巴结，宫腔镜注射发现 56% 的病灶。这 100 例患者中有 99 例施行了主动脉旁淋巴结清扫术，其中 8 例发现了转移灶，5 例发现前哨淋巴结内有转移性病灶，1 例盆腔前哨淋巴结阴性，而其余 2 例未发现前哨淋巴结。这一结果反映了在没有盆腔淋巴结转移的情况下，孤立的主动脉旁淋巴结扩散率相对较低[12,13]。

在对 26 项研究进行的荟萃分析中，评估了前哨淋巴结定位对子宫内膜癌患者淋巴结状态的诊断性能[14]。虽然前哨淋巴结的总体检出率和联合敏感性分别为 78% 和 93%，但示踪剂注射的位置是一个重要的变量。宫颈注射与检出率增加相关（$P=0.031$）。

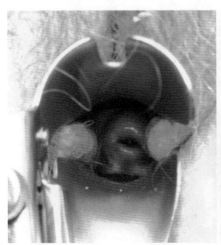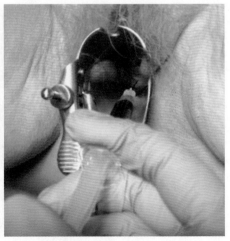

图 12.1　利用子宫颈注射示踪剂标记前哨淋巴结

另外，如果不与宫颈注射联合使用，宫腔镜注射会降低检出率（$P=0.045$），而浆膜下注射会降低前哨淋巴结活检的敏感性（$P=0.049$）。

除了探索不同注射部位的可行性之外，还研究了放射性同位素作为示踪材料的替代方法。一项研究比较了 188 名子宫内膜癌患者的前哨淋巴结检出率。这项研究将 Tc-99 或蓝色染料注射到子宫颈，并将蓝色染料注入浆膜下层[15]。两组前哨淋巴结检出率和双侧淋巴结检出率无显著差异（分别为 95.1% vs. 87.7%，以及 79.5% vs. 66.6%；$P > 0.05$）。单用蓝色染料基底下注射的检出率明显低于宫颈 Tc-99（74.4% vs. 91.5%；$P < 0.05$）。在另一项包括 42 例低级别子宫内膜癌患者的研究中，与宫颈注射放射性同位素和蓝色染料相比，浆膜下注射蓝色染料似乎不会提高前哨淋巴结的检出率[16]。

近期，吲哚菁绿染料（ICG）也被用于作为前哨淋巴结定位中注射的示踪材料（图12.2）。虽然 FDA 尚未批准皮下注射，但大量研究已证实其用于子宫内膜癌患者前哨淋巴结定位的可行性[15, 17-24]。与传统的示踪材料相比，ICG 具有许多优势。当暴露于近红外光时它发出荧光，且比蓝色染料更容易观察到，特别是当周围组织被血液覆盖时。与放射性标记的胶体相比，ICG 的注射和检测更为简单，不需要核医学专家的帮助或使用放射性检测器。最初的研究将 ICG 用于前哨淋巴结定位的可视化需要使用机器人辅助的腹腔镜平台，但近期有报道显示，可将其与新出现的非机器人腹腔镜联合使用[17, 23]。

用 Tc-99、ICG 或蓝色染料对 100 例子宫内膜癌患者前哨淋巴结定位进行了前瞻性比较[18]。示踪剂注入宫颈黏膜下和深层。至少检测出一侧前哨淋巴结的总检出率为 92%，而双侧前哨淋巴结的检出率为 76%。ICG 作为示踪剂的总检出率高于蓝色染料（87% vs. 71%；$P=0.005$），且双侧检出率也明显高于蓝色染料（65% vs. 43%；$P=0.005$）。ICG 的检出率与 Tc-99 的检出率无显著差异（总体检出率为 87% vs. 88%；$P=0.83$；双侧检出率分别为 65% vs. 71%；$P=0.36$），没有发生并发症或过敏反应。由于蓝色染料的性能较差，Tc-99 和 ICG 在联用时可将其忽略。

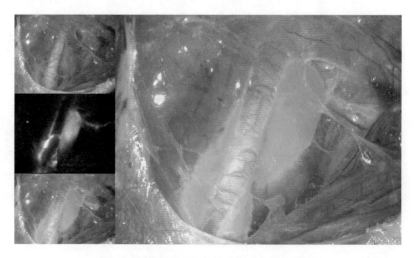

图 12.2　吲哚菁绿和近红外成像显示前哨淋巴结

进一步的研究证实了与使用蓝色染料相比，应用 ICG 前哨淋巴结检出率更高[21, 24]。早期的研究描述了在 35 例接受机器人辅助腹腔镜淋巴结清扫术治疗的子宫内膜癌患者中行 ICG 淋巴结定位，结果表明，应用蓝色染料和 ICG 后盆腔或主动脉旁淋巴结双侧检出率分别为 77% 和 97%（$P=0.03$）[24]。另一项研究描述了 71 例接受机器人辅助腹腔镜子宫切除术和前哨淋巴结定位来治疗子宫内膜癌（$n=64$）或复杂不典型增生（$n=7$）的患者[21]，在注射 ICG 的患者中双侧前哨淋巴结检出率为 78.9%，而注射蓝色染料的检出率仅为 42.4%（$P=0.02$）。在这项研究中，另一个有趣的发现是，在多元分析中，体重指数与双侧定位检出呈负相关，但是当对示踪物质进行分层分析时，该关联仅对蓝色染料有意义。

最后，研究发现应用 ICG 在子宫内膜癌前哨淋巴结定位，近红外荧光成像系统使得应用传统（非机器人辅助）腹腔镜方法检测前哨淋巴结定位成为可能[17]。在 50 例患者中（42 例子宫内膜癌和 8 例宫颈癌），总体检出率和双侧检出率分别为 96% 和 88%。

病理超分期

前哨淋巴结定位除了能鉴别可能存在最大转移风险的淋巴结外，还能促进对这些淋巴结的病理超标记，进一步有助于准确发现即使数量很少的转移病灶。传统的盆腔和（或）主动脉旁淋巴结切除术标本是包括脂肪和淋巴组织的混合物的，淋巴结数目不一。这使得病理学评估很困难，可能导致假阴性结果。在病理检查中，更离散的标本可以进行更详细的检查。

在一项对 643 例子宫内膜癌患者的研究中描述了病理超分期的影响，其中 508 名患者在宫颈注射蓝色染料后至少检测到一个前哨淋巴结[25]。前哨淋巴结行常规苏木精-伊红（H&E）染色，如果阴性，则通过其他切片和免疫组织化学（IHC）检查。具体来说，从每个石蜡块上切下两个相邻的 5 μm 切片，每个切片间隔 50 μm。其中，一张切片用 H&E 染色，另一张则用抗细胞角蛋白 IHC 染色。如果存在孤立肿瘤细胞（ITC，定义为单个细胞或最大直径 ≤ 0.2 mm 的小细胞簇）、微转移（定义为肿瘤沉积物的最大直径介于 0.2～2.0 mm）或大体转移（肿瘤病灶的直径大于 2.0 mm），则为转移阳性。仅细胞角蛋白染色阳性则为转移阴性。结果表明，64 例（12.6%）前哨淋巴结阳性，常规 H&E 检测到 35 例（6.9%），而超分期又发现额外的 23 例（4.5%）：4 例微转移和 19 例孤立肿瘤细胞。另外，有趣的是，有 6 例（1.2%）在非前哨淋巴结中有转移性病灶[25]。

在另一项包括 304 例低危或中危子宫内膜癌患者的研究中，评估了前哨淋巴结定位和病理超分期对治疗的影响[26]。在这项回顾性研究中，156 例患者在宫颈注射 Tc-99 和蓝色染料，并行前哨淋巴结标记后完成了盆腔淋巴结清扫术。其中，136 例患者检测到了前哨淋巴结，对其进行了病理超分期。另有 95 例患者未行前哨淋巴结定位检查直接行盆腔淋巴结清扫术，53 例患者未行淋巴结评估。如果肿瘤细胞簇呈大体转移（大于 2 mm）或微转移（0.2～2.0 mm），则认为淋巴结呈阳性。没有任何病例显示有单独的孤立肿瘤细胞。前哨淋巴结活检诊断出 22 例转移灶，包括 7 例大体转移（31.8%）和 15 例微转移（68.2%）。15 例前哨淋巴结微转移中，11 例（73.3%）经病理超分期检查证实。前哨淋巴结活检的假阴性率为 0。

进行前哨淋巴结定位手术的患者中，有 16.2%（22/136）的患者发现了淋巴转移，而未行前哨淋巴结定位检查直接行盆腔淋巴结清扫术的 95 例患者和前哨淋巴结定位术不成功的 20 例患者中，有 6.1%（7/115）的患者发现了淋巴转移（P=0.03）。

有关淋巴结超分期的潜在临床意义（包括微转移、孤立肿瘤细胞或细胞角蛋白表达）的数据有限。在对 46 例子宫内膜癌患者 304 个盆腔淋巴结的研究中，评估了细胞角蛋白表达的潜在意义，其中包括 36 例 I 期患者和 10 例 III c 期患者[27]。组织切片用 H&E 染色，并使用抗细胞角蛋白、CA125 和巨噬细胞相关抗原的抗体进行免疫组化检测。在 10 例 III c 期患者中，细胞角蛋白表达存在于 13 个已知转移性淋巴结以及 20 个无转移淋巴结中（20/66）。在 36 例 I 期患者中，14 例获得的 225 个淋巴结中，其中 37 个（16.4%）有类似的表达。存在角蛋白表达的 14 例患者中有 5 例（35.7%）被诊断出复发性盆腔转移，而角蛋白阴性的 22 例患者中未发现复发。

在另一项回顾性研究中，对 47 例行子宫内膜癌分期手术患者的淋巴结微转移进行了分析，这些患者之前的病理学报告均为阴性[28]。细胞角蛋白免疫组化染色发现 7 例（14.9%）有微转移。平均随访时间为（55.5±13.3）个月，发现有微转移的 2 名患者发生复发，而无微转移的患者则没有复发（无复发生存率分别为 71% vs. 100%；P=0.000 4）。

前瞻性评价

虽然前哨淋巴结定位在子宫内膜癌中的可行性和潜在价值已被证实，但纳入常规治疗仍需谨慎。有必要进行前瞻性研究并仔细分析该过程中的局限性。子宫内膜癌患者前哨淋巴结定位目前正在多项前瞻性试验中进行研究[29]。

目前，有一项评估子宫内膜癌患者前哨淋巴结定位的检出率和诊断准确性的前瞻性试验（SENTI-ENDO）发表[30]。在 SENTI-ENDO 中，9 个中心的 133 名子宫内膜癌患者在前哨淋巴结活检之前接受了宫颈同时注射 Tc-99 和蓝色染料。值得注意的是，未出现与注射或前哨淋巴结活检相关的并发症。随后，通过腹腔镜或剖腹手术进行彻底的盆腔淋巴结清扫，从而评估前哨淋巴结预测盆腔淋巴结病理状态的能力。重要的是，盆腔前哨淋巴结的阴性预测值（NPV）既考虑了左/右半骨盆，也考虑了患者整体（分别是研究的主要和次要目标）。如果至少 1 个前哨淋巴结有转移，则前哨淋巴结活检被视为真阳性。当非前哨淋巴结有转移，但前哨淋巴结不转移时，活检被认为是假阴性。

在 125 例接受评估的患者中，有 111 例发现了前哨淋巴结，左和右骨盆的检出率分别为 77% 和 76%，每位患者的检出率为 89%[30]。在 5% 的患者中发现了主动脉前哨淋巴结。成功检测到盆腔前哨淋巴结的患者中，双侧骨盆检出率为 69%，只有一侧半骨盆检出率为 31%。尽管将左、右半骨盆作为单一单位时，阴性预测值为 100%，但将患者作为分析单位时，出现了 3 例假阴性病例，其阴性预测值为 97%（95% CI 为 91%～99%）。这些发生在只有一个半骨盆检测到前哨淋巴结且呈阴性，但来自对侧骨盆（n=2）或主动脉旁区（n=1）的非前哨淋巴结累及转移的病例。另外值得关注的是，在发现前哨淋巴结转移的 19 例

（17.1%）患者中，9 例（47%）获得免疫组化和连续切片病理证实。因此，前哨淋巴结活检结果上调了 10% 的 "低风险" 子宫内膜癌和 15% 的 "中等风险" 子宫内膜癌分期。

SENTI-ENDO 长期研究结果还报道了无复发生存率及前哨淋巴结活检对辅助治疗的影响[31]。中位随访期为 50 个月（3～77 个月），无复发生存率为 84.7%，有或无前哨淋巴结阳性的患者之间无差异（P=0.05）。前哨淋巴结活检阳性的患者比活检阴性的患者更常接受外照射放疗（分别为 78.6% vs. 30.3%；P=0.000 1）。同样，前哨淋巴结活检阳性的患者比活检阴性的患者更常接受化疗（分别为 50% vs. 12.5%；P=0.009）。

手 术 策 略

SENTI-ENDO 研究的总体结果表明，前哨淋巴结定位既有潜在的缺陷，又能对子宫内膜癌患者的治疗决策产生重要影响。来自纪念斯隆·凯特林癌症中心（MSKCC）的研究人员认为，将前哨淋巴结定位纳入更广泛的手术策略具有重要意义[32]。在一项对 498 名接受宫颈蓝色染料注射行前哨淋巴结定位的患者研究中，分析了应用手术策略检测转移性子宫内膜癌的假阴性率。手术策略包括：腹膜和浆膜评估及冲洗；腹膜后评估，包括切除所有定位的前哨淋巴结和可疑淋巴结；如果半骨盆上没有定位，则进行侧盆腔、髂总淋巴结和髂间淋巴结清扫；是否行主动脉旁淋巴结清扫术由手术医师决定。

81%（401/498）的患者中至少有 1 个前哨淋巴结被成功发现[32]。47 例有淋巴结转移的患者中，40 例前哨淋巴结诊断正确，

有 15% 的假阴性率。然而，当回顾应用上述手术策略时，发现淋巴转移的假阴性率降低到 2%。通过使用该手术策略，只有 1 名患者，孤立的右主动脉旁淋巴结阳性，同侧前哨淋巴结和盆腔淋巴结清扫阴性，被误认为没有转移性疾病。结论是，该手术策略为子宫内膜癌分期手术提供了潜在的中间立场，在子宫内膜癌手术分期的争议中，提供了一个相当低的假阴性率，同时在大多数病例中保留了完全的双侧淋巴结清扫。此外，在大多数患者中，孤立的主动脉旁淋巴结转移仍是一种已知的但风险较小的疾病。

来自 MSKCC 研究人员的另一项研究试图确定在子宫内膜癌患者的治疗中使用结合前哨淋巴结定位的手术策略是否会影响转移的诊断率[33]。该研究纳入了从 2008 年 1 月 1 日至 2010 年 12 月 31 日接受无须中转开腹的微创分期手术的 507 名患者。在此期间，前哨淋巴结定位的手术策略在子宫内膜癌治疗中的应用，从 2008 年的 23% 显著增加到 2009 年的 52%，2010 年则为 71%（P < 0.001）。全面的盆腔和主动脉旁淋巴结清扫术从 2008 年的 65% 显著下降到 2009 年的 35%，到 2010 年的 23%（P < 0.001）。一直以来，被诊断为Ⅲc期子宫内膜癌的患者数量保持稳定：2008 年为 7%，2009 年为 7.9%，2010 年为 7.5%（P=1.0）。令人感兴趣的是，中位手术时间和清扫的淋巴结数目都随着时间的推移而减少（2008 年为 218 分钟和 20 个，2009 年为 198 分钟和 10 个，2010 年为 176.5 分钟和 7 个；P < 0.001）。因此，作者得出的结论是：结合采用前哨淋巴结定位策略的改良分期方法，可以减少对标准淋巴结清扫术的需求，并且不会对Ⅲc期患者的淋巴检出率产生不利影响。

结　语

前哨淋巴结定位似乎是一个有吸引力的方法以检测子宫内膜癌患者的淋巴结转移。最新的《NCCN 子宫肿瘤临床实践指南》将前哨淋巴结定位列为手术分期的一部分，"可在选定的患者中考虑（3 类）"[34]。虽然全面淋巴结清扫能最大限度发现转移病灶，但代价是可能发生显著的并发症，放弃或者选择性进行淋巴结清扫可能会错过有效的辅助治疗方法而失去治愈的机会。获得子宫内膜癌患者淋巴结状况的准确信息对于制订合适的术后处理方案至关重要。前哨淋巴结定位提供了一个机会，以捕捉这些信息，同时尽量减少手术并发症。为了优化子宫内膜癌患者的治疗方法，有必要对前哨淋巴结病理超分期发现微小体积转移病灶的潜在临床意义进行深入研究。

参考文献

[1] Siegel RL, Miller KD, Jemal A. Cancer statistics, 2015. CA Cancer J Clin 2015; 65(1): 5-29.

[2] Pecorelli S. Revised FIGO staging for carcinoma of the vulva, cervix, and endometrium. Int J Gynaecol Obstet 2009; 105(2): 103-4.

[3] ASTEC Study Group Kitchener H, Swart AM, Qian Q, Amos C, Parmar MK. Efficacy of systematic pelvic lymphadenectomy in endometrial cancer (MRC ASTEC trial): a randomised study. Lancet 2009; 373(9658): 125-36.

[4] Benedetti Panici P, Basile S, Maneschi F, Alberto Lissoni A, Signorelli M, Scambia G, et al. Systematic pelvic lymphadenectomy vs. no lymphadenectomy in early-stage endometrial carcinoma: randomized clinical trial. J Natl Cancer Inst 2008; 100(23): 1707-16.

[5] SGOCPECW Group Burke WM, Orr J, Leitao M, Salom E, Gehrig P, et al. Endometrial cancer: a review and current management strategies: part I. Gynecol Oncol 2014; 134(2): 385-92.

[6] Abu-Rustum NR, Alektiar K, Iasonos A, Lev G, Sonoda Y, Aghajanian C, et al. The incidence of symptomatic lower-extremity lymphedema following treatment of uterine corpus malignancies: a 12-year experience at Memorial Sloan-Kettering Cancer Center. Gynecol Oncol 2006; 103(2): 714-18.

[7] Slomovitz BM, Coleman RL, Oonk MH, van der Zee A, Levenback C. Update on sentinel lymph node biopsy for early-stage vulvar cancer. Gynecol Oncol 2015; 138(2): 472-7.

[8] Kitchener HC. Sentinel-node biopsy in endometrial cancer: a win-win scenario? Lancet Oncol 2011; 12(5): 413-14.

[9] Burke TW, Levenback C, Tornos C, Morris M, Wharton JT, Gershenson DM. Intraabdominal lymphatic mapping to direct selective pelvic and paraaortic lymphadenectomy in women with high-risk endometrial cancer: results of a pilot study. Gynecol Oncol 1996; 62(2): 169-73.

[10] Frumovitz M, Coleman RC, Soliman PT, Ramirez PT, Levenback CF. A case for caution in the pursuit of the sentinel node in women with endometrial carcinoma. Gynecol Oncol 2014; 132(2): 275-9.

[11] Niikura H, Kaiho-Sakuma M, Tokunaga H, Toyoshima M, Utsunomiya H, Nagase S, et al. Tracer injection sites and combinations for sentinel lymph node detection in patients with endometrial cancer. Gynecol Oncol 2013; 131(2): 299-303.

[12] Chiang AJ, Yu KJ, Chao KC, Teng NN. The incidence of isolated para-aortic nodal metastasis in completely staged endometrial cancer patients. Gynecol Oncol 2011; 121(1): 122-5.

[13] Abu-Rustum NR, Chi DS, Leitao M, Oke EA, Hensley ML, Alektiar KM, et al. What is the incidence of isolated paraaortic nodal recurrence in grade 1 endometrial carcinoma? Gynecol Oncol 2008; 111(1): 46-8.

[14] Kang S, Yoo HJ, Hwang JH, Lim MC, Seo SS, Park SY. Sentinel lymph node biopsy in endometrial cancer: meta-analysis of 26 studies. Gynecol Oncol 2011; 123(3): 522-7.

[15] Sawicki S, Lass P, Wydra D. Sentinel lymph node biopsy in endometrial cancer—comparison of 2 detection methods. Int J Gynecol Cancer 2015; 25(6): 1044-50.

[16] Abu-Rustum NR, Khoury-Collado F, Pandit-Taskar N, Soslow RA, Dao F, Sonoda Y, et al. Sentinel lymph node mapping for grade 1 endometrial cancer: is it the answer to the surgical staging dilemma? Gynecol Oncol 2009; 113(2): 163-9.

[17] Plante M, Touhami O, Trinh XB, Renaud MC, Sebastianelli A, Grondin K, et al. Sentinel node mapping with indocyanine green and endoscopic near-infrared fluorescence imaging in endometrial cancer. A pilot study and review of the literature. Gynecol Oncol 2015; 137(3): 443-7.

[18] How J, Gotlieb WH, Press JZ, Abitbol J, Pelmus M, Ferenczy

A, et al. Comparing indocyanine green, technetium, and blue dye for sentinel lymph node mapping in endometrial cancer. Gynecol Oncol 2015; 137(3): 436-42.

[19] Favero G, Pfiffer T, Ribeiro A, Carvalho JP, Baracat EC, Mechsner S, et al. Laparoscopic sentinel lymph node detection after hysteroscopic injection of technetium-99 in patients with endometrial cancer. Int J Gynecol Cancer 2015; 25(3): 423-30.

[20] Buda A, Bussi B, Di Martino G, Di Lorenzo P, Palazzi S, Grassi T, et al. Sentinel lymph node mapping with near-infrared fluorescent imaging using indocyanine green: a new tool for laparoscopic platform in patients with endometrial and cervical cancer. J Minim Invasive Gynecol 2015; 23(2): 265-9.

[21] Sinno AK, Fader AN, Roche KL, Giuntoli Ⅱ RL, Tanner EJ. A comparison of colorimetric versus fluorometric sentinel lymph node mapping during robotic surgery for endometrial cancer. Gynecol Oncol 2014; 134(2): 281-6.

[22] Jewell EL, Huang JJ, Abu-Rustum NR, Gardner GJ, Brown CL, Sonoda Y, et al. Detection of sentinel lymph nodes in minimally invasive surgery using indocyanine green and near-infrared fluorescence imaging for uterine and cervical malignancies. Gynecol Oncol 2014; 133(2): 274-7.

[23] Rossi EC, Ivanova A, Boggess JF. Robotically assisted fluorescence-guided lymph node mapping with ICG for gynecologic malignancies: a feasibility study. Gynecol Oncol 2012; 124(1): 78-82.

[24] Holloway RW, Bravo RA, Rakowski JA, James JA, Jeppson CN, Ingersoll SB, et al. Detection of sentinel lymph nodes in patients with endometrial cancer undergoing roboticassisted staging: a comparison of colorimetric and fluorescence imaging. Gynecol Oncol 2012; 126(1): 25-9.

[25] Kim CH, Soslow RA, Park KJ, Barber EL, Khoury-Collado F, Barlin JN, et al. Pathologic ultrastaging improves micrometastasis detection in sentinel lymph nodes during endometrial cancer staging. Int J Gynecol Cancer 2013; 23(5): 964-70.

[26] Raimond E, Ballester M, Hudry D, Bendifallah S, Darai E, Graesslin O, et al. Impact of sentinel lymph node biopsy on the therapeutic management of early-stage endometrial cancer: Results of a retrospective multicenter study. Gynecol Oncol 2014; 133(3): 506-11.

[27] Yabushita H, Shimazu M, Yamada H, Sawaguchi K, Noguchi M, Nakanishi M, et al. Occult lymph node metastases detected by cytokeratin immunohistochemistry predict recurrence in node-negative endometrial cancer. Gynecol Oncol 2001; 80(2): 139-44.

[28] Erkanli S, Bolat F, Seydaoglu G. Detection and importance of micrometastases in histologically negative lymph nodes in endometrial carcinoma. Eur J Gynaecol Oncol 2011; 32(6): 619-25.

[29] Darin MC, Gómez-Hidalgo NR, Westin SN, Soliman PT, Escobar PF, Frumovitz M, et al. Role of indocyanine green (ICG) in sentinel node mapping in gynecologic cancer: Is fluorescence imaging the new standard? J Minim Invasive Gynecol 2015; 23(2): 186 -93. http://dx.doi.org/10.1016/j.jmig.2015.10.011.

[30] Ballester M, Dubernard G, Lecuru F, Heitz D, Mathevet P, Marret H, et al. Detection rate and diagnostic accuracy of sentinel-node biopsy in early stage endometrial cancer: a prospective multicentre study (SENTI-ENDO). Lancet Oncol 2011; 12(5): 469-76.

[31] Darai E, Dubernard G, Bats AS, Heitz D, Mathevet P, Marret H, et al. Sentinel node biopsy for the management of early stage endometrial cancer: long-term results of the SENTIENDO study. Gynecol Oncol 2015; 136(1): 54-9.

[32] Barlin JN, Khoury-Collado F, Kim CH, Leitao Jr. MM, Chi DS, Sonoda Y, et al. The importance of applying a sentinel lymph node mapping algorithm in endometrial cancer staging: beyond removal of blue nodes. Gynecol Oncol 2012; 125(3): 531-5.

[33] Leitao Jr. MM, Khoury-Collado F, Gardner G, Sonoda Y, Brown CL, Alektiar KM, et al. Impact of incorporating an algorithm that utilizes sentinel lymph node mapping during minimally invasive procedures on the detection of stage Ⅲ C endometrial cancer. Gynecol Oncol 2013; 129(1): 38-41.

[34] National Comprehensive Cancer Network. Uterine neoplasms (Version 2.2016), <http://www.nccn.org/professionals/physician_gls/pdf/uterine.pdf>[accessed 29.11.15] .

第13章
放射治疗在子宫癌中的应用

A. L. Russo[1, 2]
[1] Harvard Medical School, Boston, MA, United States
[2] Massachusetts General Hospital, Boston, MA, United States

导　言

　　放射治疗（radiation therapy，RT）是子宫癌的一种必要辅助治疗方法，有时也是主要的治疗手段。放射技术的进步以及对放射生物学的理解，使我们能够为患者提供更精确、更有效且毒性更小的治疗。放射治疗以多种形式存在，包括利用光子、电子或质子的外部束辐射以及近距离放射疗法中使用的放射性同位素。从本质上讲，放射治疗中的辐射是精心设计、高靶向的高能 X 线，旨在杀死肿瘤细胞。本章将介绍基本的辐射生物学知识，以了解辐射的工作原理，并回顾辐射在早期和局部晚期子宫癌中的特定作用。此外，还将讨论正在使用中的辐射具体形式，并涵盖预期的辐射毒性，从而形成一个放射治疗的基本框架。转化研究人员可以通过这个框架来理解与子宫癌相关的放射治疗问题，以期改善患者的预后并最大限度降低毒性。

放射生物学和放射增敏剂

　　辐射可诱导单链和双链 DNA 断裂杀死细胞，并最终通过各种机制导致细胞死亡，包括有丝分裂障碍和凋亡。如表 13.1 所示，损伤修复（repair）、再分布（reassortment）、再增殖（repopulation）和再氧合（reoxygenation），即"4R"原理，是影响肿瘤对辐射反应的生物因素。在考虑将药物与辐射结合以增强放射敏感性时，应考虑"4R"原理。细胞在细胞周期有丝分裂（M）和 G2 期对辐射最敏感，在 S 晚期对辐射最耐受[1]。氧的存在可以增强辐射效应，并且氧增强比（oxygen enhancement ratio，OER）也随细胞周期的不同阶段而变化。氧增强比是低氧条件下的辐射剂量与通气条件下产生相同生物效应的辐射剂量之比[2]。分子氧的存在修复了自由基，增强了 DNA 损伤。因此，低氧肿瘤对放射治疗的反应较差，并且已经在临床上尝试提高向肿瘤输送氧气的方法，如使用低氧细胞放射增敏剂米索尼唑[3,4]，迫使细胞进入细胞周期的放射敏感性阶段或在辐照之前增加氧气的存在以增强细胞杀伤力。辐射引起的单链 DNA 断裂和双链断裂（dsDNA 断裂）通过非同源重组和同源重组修复的。顺铂通常被用作放射增敏剂，它与辐射协同作用，通过

表 13.1　放射生物学的 "4R" 原理

"4R"	发生时间	原　理
（1）损伤修复	小时	分次放疗使正常细胞有时间修复损伤，而肿瘤细胞通常由于修复途径受损而无法修复
（2）再分布	小时	放疗后，活细胞重新分配到细胞周期的不同阶段，理想情况下进入 G2 晚期和 M 期（辐射敏感期）
（3）再氧合	小时-天	缺氧细胞在放疗后约 24 小时再氧合
（4）再增殖	周	放疗后，存活的克隆增殖速度加快

产生额外的链内和链间 DNA 交联，从而导致复制过程中 DNA 链断裂。在子宫癌中，目前正在两个局部晚期疾病患者的随机试验（PORTEC-3 和 GOG 258）中研究顺铂和放疗的联合治疗。

ATM（毛细血管扩张共济失调突变基因）及 ATR（ATM 和 Rad3 相关激酶）是介导辐射后发生 DNA 损伤反应的主要信号转导因子。抑制 ATM 和 ATR 可通过阻止修复辐射引起的损伤来增强对辐射的反应。结合 ATR 和 ATM 抑制剂和放射治疗在子宫内膜细胞中的临床前数据显示，通过克隆形成存活率评估，两种抑制剂均能增强对放疗的反应[5]。我们需要进一步寻找其他具有潜力的放射增敏剂，特别是对肿瘤细胞具有特异性的增敏剂。

早期子宫癌的放射治疗

早期子宫癌的治疗主要是手术，然后辅以辅助放射治疗，以根除微转移残留病灶。在这种情况下，有两种使用辐射的方法。对于非常早期的疾病，很少有淋巴结扩散的问题，应进行阴道近距离放疗（vaginal brachytherapy，VB），或与化疗联合治疗高危组织学病变（3 级子宫内膜样腺癌、乳头

状浆液性癌和透明细胞癌）。如果有较高的淋巴结累及风险，通常建议进行盆腔外照射。4 项大型随机试验已证明，在某些中高危患者中，需要进行辅助放疗以降低复发风险。GOG 99 比较了早期接受经腹全子宫切除术、双侧输卵管卵巢切除术和盆腔淋巴结切除术患者的盆腔放疗情况，确定了高龄、≥ 1/3 子宫肌层浸润和淋巴管浸润是复发的危险因素[6]。在这项研究中，中高危组的复发率为 26%，而接受盆腔放疗患者的复发率为 6%。另一项类似的研究 PORTEC-1 将未行盆腔淋巴结清扫的患者分为盆腔放疗组与观察组进行比较，发现观察组具有相似的高危特征和相似的复发率[7]。另外两项随机试验，MRC ASTEC 和 Norwegian 试验也发现了类似的结果（表 13.2）[8,9]。

当盆腔放疗被确立为中高危早期子宫癌的标准治疗方法，研究人员开始试图逐步减少治疗以降低急性和晚期放疗引起的毒性。此外，70% 的局部复发位于阴道穹窿或阴道[10]，这促使了一项 PORTEC-2 试验，该试验将 60 岁以上、ⅠC 期 1 级或 2 级、ⅠB 期 3 级或 2A 期、任何年龄（FIGO 1988 分期）的患者分为盆腔放疗与单纯近距离放疗进行比较[11]。这项研究的结果证明了仅对这些患者使用近距离放疗是合理的。目前正

表 13.2　早期子宫癌辅助盆腔放疗的随机对照临床试验

第一作者 / 研究名称	确认的危险因素	局部复发率	
		盆腔放疗组（%）	观察组（%）
GOG 99	所有患者	3	12
	G2/3 级，LVI，外 1/3MMI，年龄＞ 70 岁合并任何危险因素，年龄 50 ～ 70 岁合并 2 个危险因素，年龄＜ 50 岁合并 3 个危险因素	6	26
PORTEC-1	＞ 50% MMI 的 G1 级，任何 MMI 的 G2 级＜ 50% MMI 的 G3 级	4	14
Aalders/Norwegian[a]	G3 级，＞ 50% MMI，LVI	2	7
	G3 级且＞ 50% MMI	5	20
MRC ASTEC	ⅠA / ⅠB 期 G3 级，所有级别ⅠC，乳头浆液性细胞，透明细胞	6.4（粗略的）	2.9（粗略的）

注：[a] 在 Norwegian 试验的观察组，所有患者均接受了阴道近距离放射治疗。MMI，肌层浸润；LVI，淋巴血管侵袭。

在进行的 PORTEC-4 试验旨在进一步降低治疗的风险，并将近距离放疗与中高危患者的观察结果进行比较。

对于早期、高级别病变的患者，通常建议近距离放疗与化疗结合以针对全身性转移风险和高阴道复发风险。GOG 249 研究比较了盆腔放疗和近距离放疗及卡铂 / 紫杉醇的 3 个周期的疗效，初步数据令人鼓舞，最终结果即将公布。

早期子宫乳头状浆液性癌

早期子宫乳头状浆液性癌（uterine papillary serous carcinoma，UPSC）可以通过全身化疗和阴道内近距离放疗有效治疗。在纪念斯隆·凯特琳癌症中心接受治疗的 77 例Ⅰ～Ⅱ期子宫乳头状浆液性癌患者中，有 14% 的患者复发，其 5 年无病生存率为 88%，总生存率（OS）为 91%[12]。鉴于子宫乳头状浆液性癌的侵袭性，通常采用盆腔放疗和化疗相结合的方法。一项对Ⅰ～Ⅲa 期子宫乳头状浆液性癌患者进行联合放化疗

和辅助化疗的前瞻性Ⅱ期研究表明，这种积极的治疗策略是有效的，5 年局部控制率为 87%，总生存率为 85%，可耐受 3/4 级毒性为 20%[13]。

局部晚期子宫癌

放疗在局部晚期子宫癌中的作用也得到很好证实，尽管对于化疗的先后顺序和对某些患者的疗效仍存争议。不幸的是，GOG 122 将化疗与全腹放疗进行了比较，它使用了现在已经过时的技术，但由于化疗显著改善了无进展生存率（PFS）和化疗后的总生存率，将化疗确立为局部晚期子宫癌的标准治疗[14]。然而，在 GOG 122 化疗组的患者中，18% 的患者以盆腔复发为第一复发部位，提示化疗与局部放疗相结合的必要性。此外，GOG 122 还纳入了Ⅳ期、总残余病灶大于 2 cm、高危非子宫内膜样组织学的患者，这进一步使得结果难以解释。一项意大利随机试验对高风险Ⅰ、Ⅱ和Ⅲ期子

宫内膜样、腺癌或腺鳞癌患者应用辅助化疗与辅助盆腔放疗进行了比较，发现无进展生存率或总生存率没有差异[15]。两项随机试验（NSGO-9501/EORTC-55991 和 MaNGO ILIADE-Ⅲ）的联合分析表明，接受联合化疗和放疗患者的复发或死亡明显减少[16]，包括癌症特异性生存率。除了随机数据外，还有令人信服的Ⅱ期试验数据支持放疗和化疗联合治疗局部晚期子宫癌。RTOG 9708 是一项Ⅱ期试验，针对高危Ⅰ期、Ⅱ期和盆腔局限性宫外转移的患者进行同步放化疗和辅助化疗[17]。结果显示，4 年总生存率和无病生存率分别为 85% 和 81%，Ⅲ期疾病患者分别为 77% 和 72%。与 GOG 122 的 5 年总生存率 55% 相比，这是一个比较好的结果，但同时需认识到各研究之间比较的局限性。

一些回顾性研究也支持联合化疗和放疗治疗局部晚期子宫癌，并证明了各种测序方法的有效性。一项针对 265 例Ⅲ c 期子宫内膜癌患者进行的多中心回顾性分析，比较单纯化疗、单纯放疗和联合放疗的疗效或联合放化疗的治疗发现，与联合化疗和放疗相比，单纯化疗的患者复发和死亡的风险明显更高[18]。这项研究也证实了"三明治"疗法，即先化疗，再放疗，然后继续化疗。然而，在这项研究中只有 38% 的患者接受了"三明治"疗法。另一项回顾性研究表明，71 例Ⅱ期子宫内膜腺癌患者接受放疗 ± 化疗或单独化疗后接受放疗[19]，患者的盆腔无复发生存期、疾病特异性生存期（DSS）和总生存期均有显著改善。在这项研究中，研究人员采用了多种方法，包括同步放化疗和序贯放化疗。斯隆·凯特林癌症研究所进行的一项回顾性研究表明，使用类似于 RTOG 9708 的方法对Ⅲ期患者进行同步放化疗和

辅助化疗具有可行性和有效性，5 年无复发率为 79%，总生存率为 85%[20]。

总之，前瞻性和回顾性的数据均表明，放射治疗在局部晚期子宫癌患者的局部控制及生存中可能发挥重要作用。有两项正在进行的大型试验，还进一步研究化疗和放疗的作用，这将有助于阐明最有效的辅助治疗方法。PORTEC-3 将高危的早期子宫癌和Ⅲ a/c 期患者随机分组，进行单纯盆腔放疗与同期放化疗（2 个周期顺铂，4 个周期辅助卡铂和紫杉醇）对比。另外，GOG 258 比较了应用单独化疗与在同步放化疗后加用卡铂 / 紫杉醇辅助化疗治疗Ⅲ期或Ⅳ a 期子宫内膜癌或Ⅰ / Ⅱ期浆液性或透明细胞癌的子宫癌患者的疗效。

辐射照射方法

外照射疗法

改进的辐射照射方法增强了肿瘤和局部靶向作用，有助于降低辐射诱导的毒性。大多数接受外照射治疗（EBRT）的患者都会接受三维适形放疗（3D-CRT）或强度调控放射治疗（IMRT）。放射计划从 CT 模拟开始，受过专门训练的放射治疗师将调整患者的治疗体位，以获得高质量的 CT 扫描，通常为 2.5 mm 层厚，并经常给予经静脉、口服和阴道的造影剂，帮助确定靶区。放射肿瘤医师确定等中心点或预期放射中心，然后放射治疗师通过在患者身上标注 x、y 和 z 坐标，以确保后续日常治疗的可复制。放射肿瘤医师在 CT 扫描及附近有风险的器官勾画出 3 个重要的体积。大体肿瘤靶体积（GTV）包括 CT 扫描或触诊可见的任何大体病变；临床靶体积（CTV）定义为显微镜下肿瘤扩散的任何区域，对于妇科

肿瘤而言，通常包括有风险的区域淋巴池；计划靶体积（PTV）是临床靶体积的一个附加值，用于考虑患者本身的变化或设置的变化。

盆腔外照射可采用三维适形放疗或强度调控放射治疗。三维适形放疗的方法通常涉及利用 4 区域盒方法，这意味着辐射束从前到后、从后到前、右外侧和左外侧进入（图13.1）。传统的边界使用 4 区域盒方法，包括在 L4/L5 间隙水平上方、闭孔底部下方、前后野骨盆边缘外 1～2 cm 外侧及外侧野（包括覆盖骶骨到 S3 和耻骨联合前）。使用强度调控放射治疗可以实现进一步的适形性，通过小剂量调整辐射剂量来改善剂量形状，但同时也增加了接收辐射的总低剂量体积（图 13.2）。

对于每名患者而言，必须仔细考虑外照射治疗的盆腔外使用，因为外照射治疗可能有显著的急性和晚期毒性。外照射治疗的急性风险包括稀便或腹泻、皮肤刺激、排尿困难、尿频、阴道刺激和血细胞计数下降。急性副作用通常会在外照射治疗完成后的 2 周内改善，且大多数是一过性的。由于副作用而中断放射治疗是罕见的，也是不可取的，因为中断治疗对应的是治疗效果降低。晚期毒性包括需要手术治疗的肠或膀胱严重损伤（5%）、骨盆不完全性骨折（5%～10%）、淋巴水肿（10%～20%）、放射引起的恶性肿瘤（＜ 1%）及阴道变窄或变短[21-24]。晚期副作用可在治疗完成数月至数年后出现，并可能是永久性的。

有几项技术可用来减少辐射引起的毒性风险。虽然前瞻性研究还有待最终分析，但比较三维适形放疗和强度调控放射治疗的回顾性研究一再表明，使用强度调控放射治疗可以显著降低晚期胃肠道和泌尿生殖道毒性[25]。另外，两项前瞻性 II 期临床试验研究了强度调控放射治疗的毒性，结果显示胃肠道毒性的发生率极低，并且有助于确定限制骨髓剂量和毒性的参数[26, 27]。强度调控

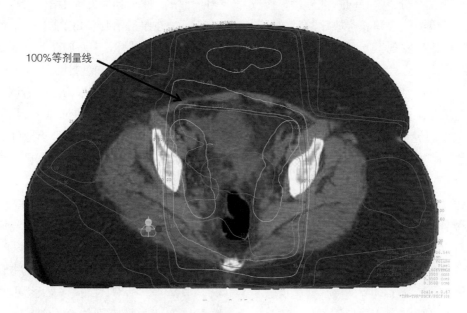

图 13.1　CT 扫描显示接受辅助盆腔放疗患者的四野骨盆 3D 适形放疗计划。彩色线是等剂量线，代表接受的剂量，绿色线（黑色箭头）代表接受 45 Gy 全剂量的区域

100%等剂量线

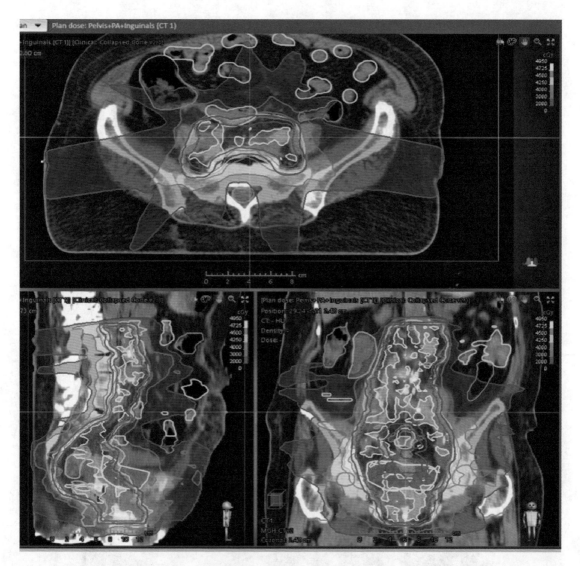

图 13.2　强度调控放射治疗（IMRT）对盆腔和主动脉旁的剂量分布为 45 Gy。粉红色线代表 CTV。浅蓝色区域表示 30 Gy 区域。深蓝色区域表示 20 Gy 区域。注意调强放射治疗的"低剂量浴"

放射治疗在进行高剂量治疗以根除严重病变时也特别有用。这项技术允许在关键器官周围标测剂量和快速降低剂量，如图 13.3 所示，剂量提前下降，以避免邻近的小肠。另一项减少毒性的方法是改变患者的治疗体位，俯卧位而不是仰卧位。这样可使腹腔肠腔脱离目标靶区（图 13.4）。俯卧位可显著降低辐照小肠的体积，并可降低胃肠道毒性[28, 29]。

阴道近距离放射治疗

对于大多数 Ⅰ 期子宫癌患者，阴道近距离放射疗法是唯一合适的放射治疗方法。阴道近距离放射治疗与骨盆外照射有很大不同，近距离放射治疗不是来自外部源的光子，而是使用铱-192 这样的放射性同位素，通过核衰变来发射辐射。近距离放射治疗的靶体积仅限于阴道和阴道袖带，其中 70% 的子宫癌会复发。传递辐射的方法

小肠

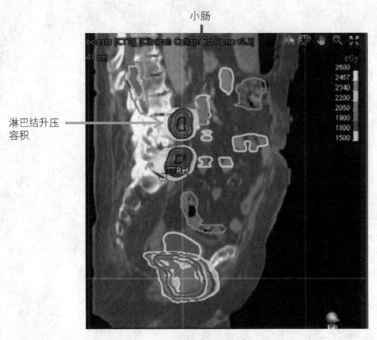

图 13.3　强度调控放射治疗的淋巴结和阴道增强。注意，淋巴结升压容积
（蓝色箭头）和邻近小肠（红色箭头）的剂量迅速下降

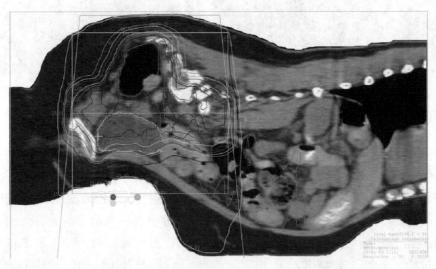

图 13.4　接受三维适形盆腔放疗患者的俯卧治疗设置。俯卧位可使肠道内容物从放射
治疗场脱落

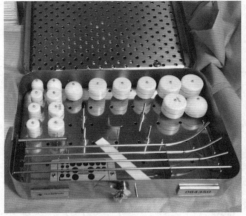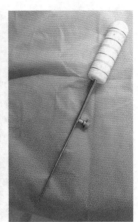

图 13.5 　左图，用于阴道照射的高剂量率（HDR）远程后装机。后装机的直径为 2～3.5 cm，长度可调。右图，阴道圆筒。金属棒的末端是中空的，以便放射性同位素通过

是通过阴道圆柱体（图 13.5）。柱体大小不等，2～4 cm，大多数患者的阴道直径为 3 cm。在第一次治疗之前，先进行一次套筒安装，放射肿瘤医师确定最合适的阴道直径和长度。适合的套筒是能选择的最大尺寸并最大限度减少对阴道黏膜损伤，且能够达到规定至 5 mm 深度的剂量。单独使用近距离放射治疗有一系列的剂量和分级方案；然而，最常用的方案是治疗剂量到 21 Gy，分为 3 个部分，每个部分 7 Gy，处理到 5 mm 的深度。大多数患者接受了阴道的上半部分治疗，但是对于具有高危因素的患者，包括广泛的淋巴管侵犯或由于淋巴管逆行扩散和阴道远端复发的高级别病变[30]，许多医师会选择治疗整个阴道。图 13.6 显示了接受近距离放射治疗的患者典型等剂量分布。导管连接到套筒的空心端，并连接到高剂量率（high dose rate，HDR）远程后装机，以消除对工作人员的辐照（图 13.7）。

阴道近距离放射治疗是一种耐受好且副作用少的治疗方法。在治疗过程中，患者可能会出现阴道刺激、斑点或排尿灼痛。最重要的副作用是阴道狭窄风险，因此推荐使用阴道扩张器。一般情况下，患者在完成 10 s/d 放疗后的 6 周内，每天使用阴道扩张

器，随后每周使用 2 次，终身使用。使用扩张器有助于保持阴道通畅，随访时需要进行盆腔检查，也有助于希望进行阴道性交的患者。一项关于近距离放射治疗分级方案的随机试验显示，低剂量单次和低总剂量治疗的患者阴道缩短、黏膜萎缩和出血等副作用减少[31]。一项回顾性研究发现，当使用更高的总剂量并治疗大部分阴道时，阴道狭窄程度更高[32]。使用阴道扩张器被认为是有保

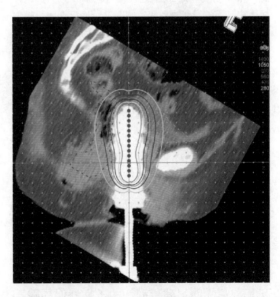

图 13.6 　接受阴道圆筒式近距离放射治疗患者的等剂量分布图。红色线代表该患者的 100% 等剂量线，即 700 cGy

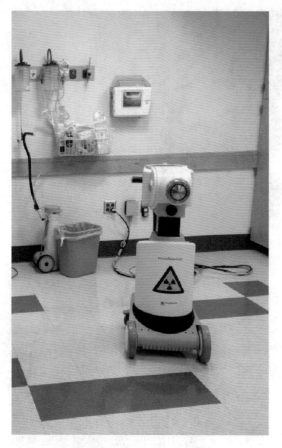

图 13.7　后装机远程加载程序。铱-192 储存在这台机器中，通过导管进入阴道圆筒进行治疗。后装机由房间外的计算机控制，避免医务人员接触的风险

护作用的。Cochrane 数据分析显示，在放疗过程中使用扩张器并没有减少狭窄或改善生活质量的证据，但是在完成放疗后经常使用扩张器的患者自诉狭窄率较低[33]。

全腹部放射疗法

　　尽管全腹部放射治疗（whole abdominal radiation therapy，WART）已被许多放射肿瘤学家所抛弃，但在一些特定的子宫癌患者中仍有实用价值。可以将全腹部放射治疗用于切除后无明显残留病灶的子宫外但局限于腹腔的病变，或累及腹膜的复发性腹腔病变。麻省总医院对全腹部放射治疗的研究包括了局部晚期子宫内膜癌患者，这些患者有 1 个或多个腹部局限性子宫外病灶，这些患者接受了初次手术，然后进行了化疗[34]。如果患者有残留的肉眼病灶、远处转移或细胞学检查阳性，则排除在外。从 2000 年到 2011 年，20 例患者接受了三维适形放疗，剂量为 20～30 Gy，并有肾脏和肝脏保护。结果显示，治疗耐受性良好，没有患者的毒性大于 2 级。3 年无复发生存率和总生存率分别为 57% 和 62%。大多数复发发生于乳头状浆液性癌和Ⅳ b 期局限在腹部的患者中，提示全腹部放射治疗的理想人群是子宫内膜样癌和Ⅲ～Ⅳa 期患者。腹腔是最常见的治疗失败部位，这可能是由于需要保护腹腔内的肾脏和肝脏。

　　全腹部放射治疗的强度调控照射可能是一种治疗方式，可提高靶标覆盖率，但仍要考虑到肝脏和肾脏的耐受性。关于强度调控照射用于全腹部放射治疗的初步数据证明其可行性和安全性，第一阶段的初始研究显示了出色的计划靶区覆盖率，且没有 4 级或 5 级毒性[35]。在局部晚期子宫癌患者中强度调控照射用于全腹部放射治疗的靶区覆盖率和肾 / 肝剂量的减少有必要进一步研究。图 13.8 显示了使用强度调控照射的全腹部放射治疗的剂量分布。

质子疗法

　　质子治疗是一种特殊的外部辐射形式，在辐射到达目标后会产生快速的剂量衰减，因此可以非常精确地进行剂量传递，并保护相邻的关键结构。质子在穿越物质损失能量的过程中以布拉格峰（Bragg 峰）为特征。质子的峰值出现在粒子停止并储存能量之前。

　　质子治疗广泛用于中枢神经系统和头颈部的肿瘤，以及目标体积与关键结构（如视

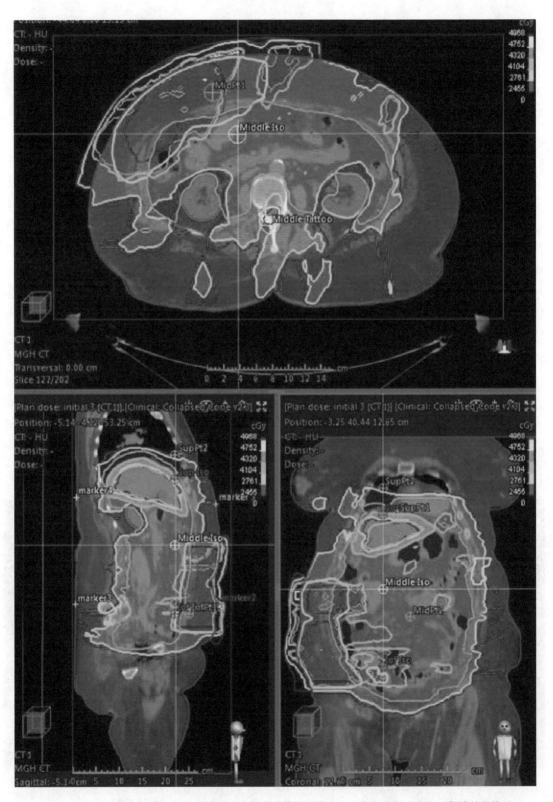

图 13.8　使用 IMRT 进行全腹部放射治疗患者的等剂量分布。注意大容量治疗和对肾脏的保护

神经或脑干）非常接近的儿科患者。妇科恶性肿瘤的使用主要限于临床试验的患者。对于需要辅助盆腔和主动脉旁放疗的子宫癌患者，其优点是能够保护肠道，理论上减少急性和晚期肠毒性。世界上可用的质子中心很少。在美国，目前有 14 个中心。因此质子的获取非常有限。最近，质子治疗笔形束扫描技术已广泛应用，通过使用许多小的笔形束来覆盖目标体积。与光子相反，质子的能量聚集在一个非常狭窄的范围内，而在这个范围之外的辐射非常小。笔形束扫描允许使用一个单一的后入点覆盖所需的目标体积，从而限制了对目标体积前侧相邻正常器官的辐射能量（图 13.9）。麻省总医院正在进行一项治疗探索，利用笔形束扫描质子疗法治疗切除淋巴结阳性且需要盆腔和主动脉旁淋巴结辅助放疗的子宫癌患者。

不能手术的子宫癌

有一部分早期无法手术的子宫癌患者，单用放射治疗是一种有效的最终治疗方法。一些回顾性的研究表明，单用放射治疗后，局部控制和癌症特异性生存率都很理想[36-39]。在一项 74 例患者的回顾性研究中，3 年后存活的患者中仅 14% 复发[38]。大多数患者接受了 45 Gy 的盆腔照射治疗，然后进行了 3 次近距离子宫插入照射术，总计 20.5 Gy。总共 17% 的患者接受了腔内近距离放射治疗，剂量为 35 Gy。在另一组仅接受放射治疗的患者中，3 年的疾病特异性生存率为 73%[39]。同样，大多数患者接受了外照射联合近距离放射治疗。研究人员还展示了立体定向身体放射治疗作为腔内近距离放射治疗的替代方案的初步预期结果[37]。

治疗局限子宫癌的方法是采用高剂量率的铱-192 后装治疗（图 13.10）。后装是治疗这些复杂癌症的相对简便有效的方法。这是一种不需要麻醉的门诊手术，通常需重复 6 次。对于累及宫外的病变或高级别病变的患者，建议联合外照射盆腔，然后进行后装治疗。

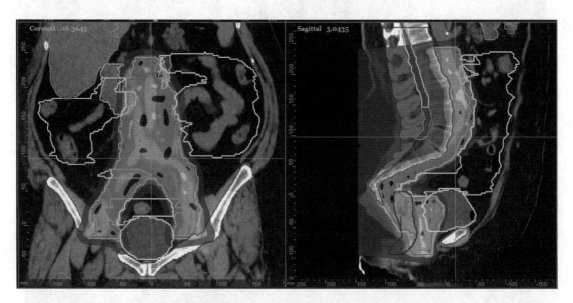

图 13.9　使用质子治疗笔形束扫描技术的骨盆和主动脉旁放射的冠状面和矢状面图像。橙色是接收 45 Gy 的目标体积。蓝色区域代表 25 Gy 的进入剂量。在靶体积前方或侧面，剂量最小或没有

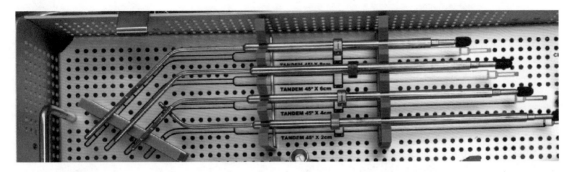

图 13.10　对于无法手术治疗的子宫癌患者，可以在子宫内放置长度不同的宫内串联装置。串列管的末端是中空的，允许放射性同位素通过

结　　语

总之，放射治疗在子宫癌的治疗中起着许多作用，多种放射技术可用于治疗子宫癌的各个阶段。放射肿瘤学与基础和转化研究之间存在许多令人兴奋的合作领域，利用放射生物学原理可改善疗效并最大限度降低与治疗相关的毒性。在临床前和临床研究中仍需要结合靶向疗法和放射增敏剂，以增强对子宫癌患者的治疗效果。

参考文献

［1］Hall EJ, Brown JM, Cavanagh J. Radiosensitivity and the oxygen effect measured at different phases of the mitotic cycle using synchronously dividing cells of the root meristem of Vicia faba. Radiat Res 1968; 35(3): 622−34. PubMed PMID: 5675172.

［2］Palcic B, Skarsgard LD. Reduced oxygen enhancement ratio at low doses of ionizing radiation. Radiat Res 1984; 100(2): 328−39. PubMed PMID: 6494444.

［3］Ash DV, Peckham MJ, Steel GG. The quantitative response of human tumours to radiation and misonidazole. Br J Cancer 1979; 40(6): 883−9. PubMed PMID: 526430. Pubmed Central PMCID: 2010139.

［4］Hockel M, Schlenger K, Aral B, Mitze M, Schaffer U, Vaupel P. Association between tumor hypoxia and malignant progression in advanced cancer of the uterine cervix. Cancer Res 1996; 56(19): 4509−15. PubMed PMID: 8813149.

［5］Teng PN, Bateman NW, Darcy KM, Hamilton CA, Maxwell GL, Bakkenist CJ, et al. Pharmacologic inhibition of ATR and ATM offers clinically important distinctions to enhancing platinum or radiation response in ovarian, endometrial, and cervical cancer cells. Gynecol Oncol 2015; 136(3): 554−61. PubMed PMID: 25560806. Pubmed Central PMCID: 4382918.

［6］Keys HM, Roberts JA, Brunetto VL, Zaino RJ, Spirtos NM,

Bloss JD, et al. A phase Ⅲ trial of surgery with or without adjunctive external pelvic radiation therapy in intermediate risk endometrial adenocarcinoma: a Gynecologic Oncology Group study. Gynecol Oncol 2004; 92(3): 744−51. PubMed PMID: 14984936.

［7］Creutzberg CL, van Putten WL, Koper PC, Lybeert ML, Jobsen JJ, Warlam-Rodenhuis CC, et al. Surgery and postoperative radiotherapy versus surgery alone for patients with stage-1 endometrial carcinoma: multicentre randomised trial. PORTEC Study Group. Post Operative Radiation Therapy in Endometrial Carcinoma. Lancet 2000; 355(9213): 1404−11. PubMed PMID: 10791524.

［8］Group AES, Blake P, Swart AM, Orton J, Kitchener H, Whelan T, et al. Adjuvant external beam radiotherapy in the treatment of endometrial cancer (MRC ASTEC and NCIC CTG EN.5 randomised trials): pooled trial results, systematic review, and meta-analysis. Lancet 2009; 373(9658): 137−46. PubMed PMID: 19070891. Pubmed Central PMCID: 2646125.

［9］Aalders J, Abeler V, Kolstad P, Onsrud M. Postoperative external irradiation and prognostic parameters in stage I endometrial carcinoma: clinical and histopathologic study of 540 patients. Obstet Gynecol 1980; 56(4): 419−27. PubMed PMID: 6999399.

［10］Creutzberg CL, van Putten WL, Koper PC, Lybeert ML,

Jobsen JJ, Warlam-Rodenhuis CC, et al. Survival after relapse in patients with endometrial cancer: results from a randomized trial. Gynecol. Oncol 2003; 89(2): 201-9. PubMed PMID: 12713981.

[11] Nout RA, Smit VT, Putter H, Jurgenliemk-Schulz IM, Jobsen JJ, Lutgens LC, et al. Vaginal brachytherapy versus pelvic external beam radiotherapy for patients with endometrial cancer of high-intermediate risk (PORTEC-2): an open-label, non-inferiority, randomised trial. Lancet 2010; 375(9717): 816-23. PubMed PMID: 20206777.

[12] Desai NB, Kiess AP, Kollmeier MA, Abu-Rustum NR, Makker V, Barakat RR, et al. Patterns of relapse in stage I-II uterine papillary serous carcinoma treated with adjuvant intravaginal radiation (IVRT) with or without chemotherapy. Gynecol Oncol 2013; 131(3): 604-8. PubMed PMID: 24055615.

[13] Jhingran A, Ramondetta LM, Bodurka DC, Slomovitz BM, Brown J, Levy LB, et al. A prospective phase II study of chemoradiation followed by adjuvant chemotherapy for FIGO stage I-III A (1988) uterine papillary serous carcinoma of the endometrium. Gynecol Oncol 2013; 129(2): 304-9. PubMed PMID: 23385150.

[14] Randall ME, Filiaci VL, Muss H, Spirtos NM, Mannel RS, Fowler J, et al. Randomized phase III trial of whole-abdominal irradiation versus doxorubicin and cisplatin chemotherapy in advanced endometrial carcinoma: a Gynecologic Oncology Group Study. J Clin Oncol 2006; 24(1): 36-44. PubMed PMID: 16330675.

[15] Maggi R, Lissoni A, Spina F, Melpignano M, Zola P, Favalli G, et al. Adjuvant chemotherapy vs radiotherapy in high-risk endometrial carcinoma: results of a randomised trial. Br J Cancer 2006; 95(3): 266-71. PubMed PMID: 16868539. Pubmed Central PMCID: 2360651.

[16] Hogberg T, Signorelli M, de Oliveira CF, Fossati R, Lissoni AA, Sorbe B, et al. Sequential adjuvant chemotherapy and radiotherapy in endometrial cancer-results from two randomised studies. Eur J Cancer 2010; 46(13): 2422-31. PubMed PMID: 20619634. Pubmed Central PMCID: 3552301.

[17] Greven K, Winter K, Underhill K, Fontenesci J, Cooper J, Burke T. Final analysis of RTOG 9708: adjuvant postoperative irradiation combined with cisplatin/paclitaxel chemotherapy following surgery for patients with high-risk endometrial cancer. Gynecol Oncol 2006; 103(1): 155-9. PubMed PMID: 16545437.

[18] Secord AA, Geller MA, Broadwater G, Holloway R, Shuler K, Dao NY, et al. A multicenter evaluation of adjuvant therapy in women with optimally resected stage III C endometrial cancer. Gynecol Oncol 2013; 128(1): 65-70. PubMed PMID: 23085460.

[19] Klopp AH, Jhingran A, Ramondetta L, Lu K, Gershenson DM, Eifel PJ. Node-positive adenocarcinoma of the endometrium: outcome and patterns of recurrence with and without external beam irradiation. Gynecol Oncol 2009; 115(1): 6-11. PubMed PMID: 19632709.

[20] Milgrom SA, Kollmeier MA, Abu-Rustum NR, Tew WP, Sonoda Y, Barakat RR, et al. Postoperative external beam radiation therapy and concurrent cisplatin followed by carboplatin/paclitaxel for stage III (FIGO 2009) endometrial cancer. Gynecol Oncol 2013; 130(3): 436-40. PubMed PMID: 23800696.

[21] Kuku S, Fragkos C, McCormack M, Forbes A. Radiation-induced bowel injury: the impact of radiotherapy on survivorship after treatment for gynaecological cancers. Br J Cancer 2013; 109(6): 1504-12. PubMed PMID: 24002603. Pubmed Central PMCID: 3777000.

[22] Tokumaru S, Toita T, Oguchi M, Ohno T, Kato S, Niibe Y, et al. Insufficiency fractures after pelvic radiation therapy for uterine cervical cancer: an analysis of subjects in a prospective multi-institutional trial, and cooperative study of the Japan Radiation Oncology Group (JAROG) and Japanese Radiation Oncology Study Group (JROSG). Int J Radiat Oncol, Biol, Phys 2012; 84(2): e195-200. PubMed PMID: 22583605.

[23] Shih KK, Folkert MR, Kollmeier MA, Abu-Rustum NR, Sonoda Y, Leitao Jr. MM, et al. Pelvic insufficiency fractures in patients with cervical and endometrial cancer treated with postoperative pelvic radiation. Gynecol Oncol 2013; 128(3): 540-3. PubMed PMID: 23262211.

[24] Todo Y, Yamamoto R, Minobe S, Suzuki Y, Takeshi U, Nakatani M, et al. Risk factors for postoperative lower-extremity lymphedema in endometrial cancer survivors who had treatment including lymphadenectomy. Gynecol Oncol 2010; 119(1): 60-4. PubMed PMID: 20638109.

[25] Chen LA, Kim J, Boucher K, Terakedis B, Williams B, Nickman NA, et al. Toxicity and cost-effectiveness analysis of intensity modulated radiation therapy versus 3-dimensional conformal radiation therapy for postoperative treatment of gynecologic cancers. Gynecol Oncol 2015; 136(3): 521-8. PubMed PMID: 25562668.

[26] Barillot I, Tavernier E, Peignaux K, Williaume D, Nickers P, Leblanc-Onfroy M, et al. Impact of post operative intensity modulated radiotherapy on acute gastro-intestinal toxicity for patients with endometrial cancer: results of the phase II RTCMIENDOMETRE French multicentre trial. Radiother Oncol 2014; 111(1): 138-43. PubMed PMID: 24630537.

[27] Klopp AH, Moughan J, Portelance L, Miller BE, Salehpour MR, Hildebrandt E, et al. Hematologic toxicity in RTOG 0418: a phase 2 study of postoperative IMRT for gynecologic cancer. Int J Radiat Oncol, Biol, Phys 2013; 86(1): 83-90. PubMed PMID: 23582248.

[28] Adli M, Mayr NA, Kaiser HS, Skwarchuk MW, Meeks SL, Mardirossian G, et al. Does prone positioning reduce small bowel dose in pelvic radiation with intensity-modulated

radiotherapy for gynecologic cancer? Int J Radiat Oncol, Biol, Phys 2003; 57(1): 230-8. PubMed PMID: 12909238.

[29] Ghosh K, Padilla LA, Murray KP, Downs LS, Carson LF, Dusenbery KE. Using a belly board device to reduce the small bowel volume within pelvic radiation fields in women with postoperatively treated cervical carcinoma. Gynecol Oncol 2001; 83(2): 271-5. PubMed PMID: 11606083.

[30] Ng TY, Perrin LC, Nicklin JL, Cheuk R, Crandon AJ. Local recurrence in high-risk node-negative stage I endometrial carcinoma treated with postoperative vaginal vault brachytherapy. Gynecol Oncol 2000; 79(3): 490-4. PubMed PMID: 11104626.

[31] Sorbe B, Straumits A, Karlsson L. Intravaginal high-dose-rate brachytherapy for stage I endometrial cancer: a randomized study of two dose-per-fraction levels. Int J Radiat Oncol, Biol, Phys 2005; 62(5): 1385-9. PubMed PMID: 16029797.

[32] Park HS, Ratner ES, Lucarelli L, Polizzi S, Higgins SA, Damast S. Predictors of vaginal stenosis after intravaginal high-dose-rate brachytherapy for endometrial carcinoma. Brachytherapy 2015; 14(4): 464-70. PubMed PMID: 25887343.

[33] Miles T, Johnson N. Vaginal dilator therapy for women receiving pelvic radiotherapy. Cochrane Database Syst Rev 2014; 9: CD007291. PubMed PMID: 25198150.

[34] Rochet N, Kahn RS, Niemierko A, Delaney TF, Russell AH. Consolidation whole abdomen irradiation following adjuvant carboplatin-paclitaxel based chemotherapy for advanced uterine epithelial cancer: feasibility, toxicity and outcomes. Radiat Oncol 2013; 8: 236. PubMed PMID: 24125168. Pubmed Central PMCID: 3842773.

[35] Rochet N, Sterzing F, Jensen AD, Dinkel J, Herfarth KK, Schubert K, et al. Intensitymodulated whole abdominal radiotherapy after surgery and carboplatin/taxane chemotherapy for advanced ovarian cancer: phase I study. Int J Radiat Oncol, Biol, Phys 2010; 76(5): 1382-9. PubMed PMID: 19628341.

[36] Gerszten K, Faul C, Kelley J, Selvaraj R, King GC, Mogus R, et al. Twice-daily high-dose-rate brachytherapy for medically inoperable uterine cancer. Brachytherapy 2006; 5(2): 118-21. PubMed PMID: 16644466.

[37] Jones R, Chen Q, Best R, Libby B, Crandley EF, Showalter TN. Dosimetric feasibility of stereotactic body radiation therapy as an alternative to brachytherapy for definitive treatment of medically inoperable early stage endometrial cancer. Radiat Oncol 2014; 9: 164. PubMed PMID: 25059785. Pubmed Central PMCID: 4118162.

[38] Podzielinski I, Randall ME, Breheny PJ, Escobar PF, Cohn DE, Quick AM, et al. Primary radiation therapy for medically inoperable patients with clinical stage I and II endometrial carcinoma. Gynecol Oncol 2012; 124(1): 36-41. PubMed PMID: 22015042.

[39] Wegner RE, Beriwal S, Heron DE, Richard SD, Kelly JL, Edwards RP, et al. Definitive radiation therapy for endometrial cancer in medically inoperable elderly patients. Brachytherapy 2010; 9(3): 260-5. PubMed PMID: 20122872.

第 3 篇

宫颈癌
Cervical Cancer

第14章
晚期宫颈癌的新疗法

K. S. Tewari

University of California, Irvine, CA, United States

宫颈癌概述

宫颈癌是女性癌症相关死亡的第三大原因，仅次于乳腺癌和肺癌，每年约有529 800例新确诊病例和275 100例死亡病例[1]。据美国癌症协会估计，在2016年，美国有12 990例新增病例和4 120例死亡病例[2]。宫颈癌的诊断中位年龄为47岁。人乳头瘤病毒（HPV）的致癌亚型（最常见为HPV 16和HPV 18）是浸润性宫颈癌及其癌前状态宫颈上皮内瘤变（CIN）的主要致病因素[3,4]。HPV感染不仅能导致宫颈癌，还会引起外阴癌、阴道癌、肛门癌、阴茎癌和口咽癌，以及肛门-生殖器疣。在美国等发达国家，使用宫颈细胞学联合或不联合高危HPV-DNA检测的筛查方案，已显著降低宫颈癌的发病率和死亡率。最终，在广泛接种预防性HPV疫苗后，有望进一步降低发病率和死亡率。

宫颈微浸润癌通常在初次HPV感染后的12~15年出现。在此期间，对于微浸润癌的癌前病变CIN Ⅰ~Ⅲ，30岁以下女性可以通过免疫系统清除，或者经CO_2激光、冷冻治疗和宫颈锥切活检（如环切转化区和冷刀锥切）等局部治疗予以根除[3]。早期浸润性宫颈癌患者可通过筋膜外子宫切除术（FIGO ⅠA1期）或根治性子宫切除术加双侧盆腔淋巴结清扫术（伴或不伴有辅助放化疗）获得治愈（FIGO ⅠA2~ⅠB1期）。育龄期、早期、病灶小（即最大直径2 cm）和对未来生育有强烈愿望的女性可考虑行广泛子宫颈切除＋淋巴结清扫术。每一种用于早期子宫颈癌的外科手术都可通过剖腹、腹腔镜或机器人辅助腹腔镜来实施。

大多数未行宫颈筛查的患者发现时已到局部晚期（FIGO ⅠB2~ⅣA）。过去，这些患者往往采用盆腔放射治疗（50.4 Gy）加腔内低剂量率（LDR）铯-137近距离放射治疗（30~35 Gy）[3]。1999—2000年发表了5项关键的随机化Ⅲ期临床试验，这些研究证明在放疗方案中加入化疗后可显著改善生存结局[5-9]，因此，美国国家癌症研究所（NCI）发布了一份少见的临床声明，强烈建议对局部晚期宫颈癌采用放化疗方案[10]。化疗通常是每周40 mg/m^2的顺铂，既可作为放射治疗的增敏剂，也可根除隐匿的转移性肿瘤灶[11]。

尽管放化疗已证明对局部晚期宫颈癌有效，但复发仍是不可避免的问题。据报道，复发率在20%~70%，特别是FIGO ⅢB~

ⅣA 期患者。通过体格检查、PET/CT 成像和术中探查（包括腹主动脉旁淋巴结切除术）及术中快速冰冻病理切片分析，可发现局部复发和未转移的患者，并可通过全盆腔廓清术予以治疗。

然而，不幸的是，在大多数情况下，局部治疗失败往往伴随远处复发。多年来以顺铂为基础的姑息性全身化疗一直是治疗的主要手段，对于那些不适合盆腔廓清术的复发患者以及患有转移性宫颈癌的患者（即 FIGO ⅣB 期），使用顺铂-紫杉醇联合疗法的应答率（RR）可达 36%。然而，大多数患者的生存期仍是短暂的，生活质量（QoL）迅速恶化，并在 7～12 个月死亡[3]。重要的是，这种预后差的患者在接受放射治疗前就骨髓储备减少，其中许多患者由于复发性肿瘤扩展到侧盆壁和（或）放疗纤维化而导致肾功能受损，并存在营养不良、癌症相关和（或）神经性疼痛，以及多种合并症。

此外，在 21 世纪的前 10 年，以顺铂为基础的放化疗方案在治疗局部晚期宫颈癌中得到广泛应用。然而，由于获得性耐药，使得以铂类为基础的放化疗在复发性宫颈癌中的疗效较差[3]。因此，在此类患者群体中，亟待新的疗法（表 14.1）。

血管生成的故事

复发／持续和转移性宫颈癌中靶向肿瘤血管生成的理论基础

在美国国家癌症研究所（NCI）于 2013 年将美国妇科肿瘤学组（GOG）与美国国家乳腺与肠外科辅助治疗研究计划合并为 NRG 肿瘤学会之前，GOG 240 方案旨在解决复发／持续和转移性宫颈癌患者的临床问题。此前，GOG 在该人群中进行了 8 项随机Ⅲ期试验[12-19]，尽管以铂类为基础的联合化疗已成为标准治疗，但在反应持续时间、生存率和生活质量等方面的结果不甚理想[2]，并且第 8 项临床试验（即 GOG 方案 204）因无效而被终止[20-23]。除了研究非铂类双药疗法［包括：拓扑替康（$0.75 \, mg/m^2$ 第 1～3 天）加紫杉醇（$175 \, mg/m^2$ 第 1 天）］作为规避获得性耐药的铂类挽救方案外，

表 14.1　复发性／持续性和转移性宫颈癌的新疗法

抗血管生成	免疫治疗	信号转导	其他分子
Bevacizumab	过继性 T 细胞疗法	PI3K/AKT/mTOR	抗 EGF
Cediranib	ADXS-HPV 疫苗	PARP 抑制剂	WEE1 检查点阻断
Pazopanib	抗 PD-1/PD-L1	Notch 信号	环氧合酶-2 抑制剂
TNP-470	树突状细胞疫苗	—	蛋白酶抑制剂
血管生成素轴阻滞	嵌合 T 细胞抗原	—	去甲基化，组蛋白去乙酰化酶抑制剂
肿瘤 VDA	双特异性 T 细胞接合器	—	微小 RNA 和 RNA 干扰靶向干细胞基因治疗

注：VDA，血管破坏剂；EGF，表皮生长因子；PD-1，程序性死亡受体 1；PD-L1，程序性死亡配体 1；PI3K/AKT/mTOR，磷脂酰肌醇-3-激酶-（蛋白激酶 B）-哺乳动物雷帕霉素靶蛋白。

GOG 240 还在拓扑替康-紫杉醇双联合和顺铂（50 mg/m²）加紫杉醇（135 mg/m² 或 175 mg/m²）对照双联合中添加完全人源化抗血管生成素单克隆抗体贝伐珠单抗（15 mg/kg）以研究疗效和耐受性[24-29]。

血管生成的主要作用机制包括：血管内皮生长因子（VEGF）配体与跨膜 VEGF 受体（VEGFR）结合并激活后者，启动细胞内信号转导级联反应，导致肿瘤血管生成增加，而贝伐珠单抗通过与 VEGF 结合并阻断其生物活性，从而抑制这一过程[3]（图 14.1）。VEGF 是血管内皮细胞的高度特异性促分裂原，通过对单个 VEGF 基因进行选择性剪接，产生了 5 种 VEGF 亚型，包括原型 VEGFA（也称为 VDGFA165）以及 VEGFB、VEGFC、VEGFD 和胎盘生长因子（PlGF）[30]。虽然最初被发现是同型二聚体多肽，但 VEGDFA 和 PlGF 天然异二聚体已被报道。在缺氧、癌基因活化（如 HPV E6 和 E7）和多种细胞因子应答中，VEGF 表达增强。VEGF 通过 3 种结构相关的 VEGFR 酪氨酸激酶发挥作用，分别为 VEGFR1（Flt1，在单核细胞和巨噬细胞中表达）、VEGFR2（Flk1，主要分布在血管内皮细胞）和 VEGFR3（Flt4，主要表达于淋巴内皮细胞）[30]。VEGFR1 信号尚不清楚，尽管它已被发现存在广泛表达，但其激酶活性并不是内皮细胞功能所必需的。相反，VEGFR1 负调控 VEGFR2 生物学功能，并且通过与 VEGF 的结合，在炎症过程中调控单核细胞的迁移。有趣的是，VEGFR1 配体——VEGFB 和 PlGF 具有不同的功能，包括脂肪酸转运和调控病理血管生成。VEGFR2 是内皮细胞上的主要 VEGFR，通过 VEGFA 激活，对于内皮细胞的发育、生理和病理过程至关重要[31]。受体与 VEGFR2

结合可诱导内皮细胞增殖，促进细胞迁移，并抑制细胞凋亡，最终诱导血管生成，使血管通透，调控血管生成。最后，VEGFC/VEGFR3 是淋巴管内皮功能的关键调节因子[31]。VEGFR3 也能与 VEGFD 结合。

重要的是，VEGF 表达的失调是实体瘤癌变过程中促进肿瘤血管生成的基础。实际上，VEGF 已成为多种实体瘤的重要治疗靶点，包括结直肠癌、肺癌、胶质母细胞瘤、肾细胞癌、乳腺癌和卵巢癌。基于临床、病理、分子和治疗原理，抗血管生成策略可给予晚期宫颈癌患者（局部治疗后复发/持续性宫颈癌、不适合手术以及转移性宫颈癌）生存优势。

靶向宫颈癌血管生成的临床原理是基于对异常筛查结果的研究。具体而言，特别是在宫颈细胞学异常（即巴氏涂片）的阴道镜检查中观察到的血管标记代表了血管生成，这些血管生成往往预示着微侵袭性病变。1911 年，Goldman 发表了一篇关于恶性肿瘤血管供应的论文[32]，发现它与正常组织有明显的区别。1927 年，Lewis[33]提出，通过研究血管形态可以很容易地诊断出恶性疾病和癌症类型。在宫颈疾病方面，1956 年，Koller[34]提出了一种改进的阴道镜检查方法，以获得正常和病理情况下血管形态的精确评估。利用 Koller 的方法，Kolstad[35]发表了一系列图像，详细描述了许多血管特征（如标点、镶嵌和非典型血管），这些特征被认为与 HPV 感染、CIN 和浸润性癌的发展相一致。在一项关于宫颈癌中非典型血管和新生血管形成的研究中，Sillman 等[36]指出 CIN Ⅲ 不存在非典型血管，在原位癌中也很少出现。虽然它们可能与微侵犯有关，但在明显侵犯的情况下需要非典型血管。事实上，当微浸润性癌发生

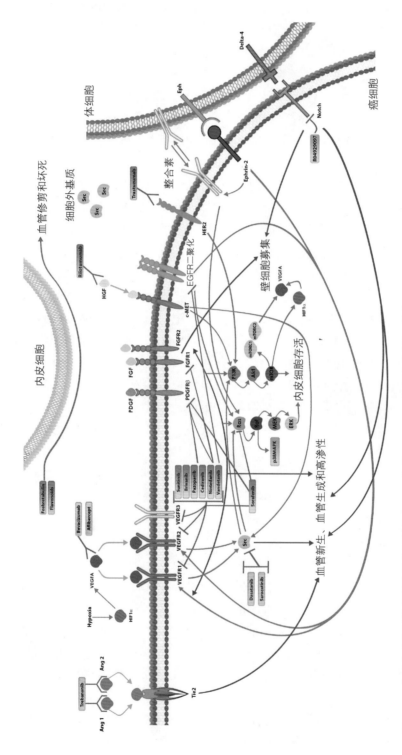

图 14.1 血管生成相关信号通路示意图（由 Liu FW 根据 Tewari KS 的概念绘制）。摘自 Liu FW, Cripe J, Tewari KS. Anti-angiogenesis therapy in gynecologic malignancies. Oncology. 2015; 29(5): 350−60

时，终末血管的形态特征变得更加复杂，明显扭曲，并出现不规则分支，因为新形成的毛细血管平行于表面，并可能增殖成为大片镶嵌区域[36]。

靶向宫颈癌血管生成的病理基础是基于内皮细胞抗原 CD31 的表达，该抗原位于新形成的血管中，并且可以通过免疫组织化学的方法在浸润性宫颈癌中检测到（图 14.2）。Wiggins 等在 1995 年[37]首先报道了原发肿瘤内的微血管计数（即微血管密度，MVD）与预后呈负相关。其他研究证实了这些早期观察结果[38-40]。在对 166 例 FIGO I B 期宫颈癌病例的瘤内 MVD 研究中，Obermair 等[41]报道，MVD < 20/ 视野的 102 例患者的 5 年生存率为 89.7%，MVD > 20/ 视野的 64 例患者的 5 年生存率为 63.0%（ P < 0.000 1）（图 14.3）。在多变量 Cox 模型中，MVD、淋巴结转移、肿瘤大小和放射治疗的应用被认为是影响生存率的独立预后因素[41]。

靶向宫颈癌血管生成阻断的分子原理与 HPV 病毒特性直接相关。当 HPV 保持其双链环状的天然游离形式时，无法使被感染细胞发生恶性转化，病毒整合（发生侵袭性癌所必需）发生在病毒 E2 阅读框中。在缺乏 E2 表达的情况下，病毒癌基因 *E6* 和 *E7* 被转录，这些蛋白分别降解和（或）灭活细胞中的抑癌基因 *p53* 和视网膜母细胞瘤蛋白（pRb）[3,4]。最终，这种分子级联引起缺氧诱导因子-1（HIF1-α）和血小板反应蛋白-1 的表达增加，进而导致 VEGF 表达增加和肿瘤血管生成（图 14.4）。Tang 等利用人宫颈癌细胞系 C-33A 和 HeLa 进行研究时发现，在 HPV16 E6 和 E7 感染的宫颈癌细胞中，HIF1-α 和 VEGF 表达增加，并刺激了体外毛细血管和小管形成，这些血管生成效应可被共转染 HIF1-α siRNA 或白藜

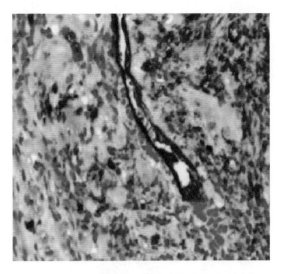

图 14.2　早期侵袭性鳞状细胞癌患者内皮细胞抗原 CD31 的免疫组织化学

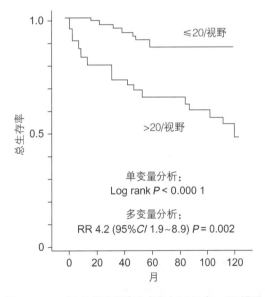

图 14.3　166 例 IB 期宫颈癌患者瘤内 MVD 在 > 20/ 视野的患者中显示出明显的不良预后。摘自 Obermair A, Wanner C, Bilgi S, et al. Tumor angiogenesis in stage IB cervical cancer: correlation of microvessel density with survival. Am J Obstet Gynecol. 1998; 178(2): 314-9

芦醇逆转[42]。由于突变的 *ras*、EGF 受体、ErbB2/Her2 *c-myc* 和 *v-src* 等一些癌基因能上调 VEGF 的表达，Lopez-Ocejo 等[43]研究了 HPV16 E6 直接激活 VEGF 表达的能

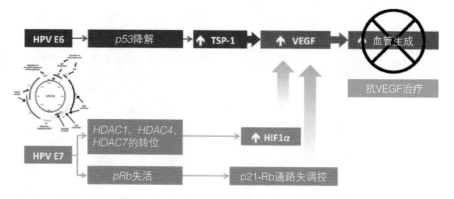

图 14.4　靶向宫颈癌血管生成的分子基础。致癌 HPV 以天然的游离型双链 DNA 整合入宿主 DNA 后，由于在负调控因子 E2 的阅读框中发生了整合事件，病毒癌基因 E6 和 E7 的转录抑制被解除。产生的癌蛋白 E6 和 E7 分别降解和（或）失活细胞中的 p53 和 pRb。最终，分子级联引起 HIF1-α 表达增加和 VEGF 产生。VEGF 配体与 VEGFR 的结合导致肿瘤血管生成

力，报道了癌蛋白以不依赖 p53 的方式上调 VEGF 启动子——Luc（荧光素酶）。同样，Walker 等[44]还报道了 HPV16 E7 介导 VEGF 表达增加的机制，该机制不依赖于 pRb。因此，病毒整合后启动的分子级联反应会引起 VEGF 表达增加，并最终通过 p53 和 pRb 依赖性和非依赖性途径导致肿瘤血管生成。

最后，在 3 个独立的临床试验和 1 个病例报道中，证明了抗血管生成方法治疗宫颈癌的概念。烟曲霉分泌的抗生素烟曲霉素可以抑制内皮细胞增殖和肿瘤诱导的新血管形成[45]。因为烟曲霉素具有不能耐受的毒性特征，因此开发了合成类似物，其中 TNP-470 是最有效的血管生成抑制剂，副作用最小。体外研究表明 TNP-470 能抑制内皮细胞迁移、增殖和毛细血管样管腔的形成[46]。动物体内研究表明，通过在绒毛尿囊膜分析中诱导无血管区，以及在生长因子存在的情况下抑制大鼠角膜中新血管的数量和长度，也证明了血管抑制特性[47-49]。在 TNP-470 的一项 Ⅰ 期研究中，对 18 例无法手术、存在复发或转移性的宫颈鳞状细胞癌患者（中位年龄 48 岁），以每 60 分钟 9.3 mg/m^2 的起始剂量隔天给药，持续 28 天，其后为 14 天的休息时间[50]。随后，60 mg/m^2 的中间剂量水平被确定用于进一步研究，且可逆的神经毒性是剂量限制性的[50]。在 3 名病情进展的患者中，用 TNP-470 治疗可使病情稳定 5 个月、7.7 个月和 19 个月以上[50]。重要的是，1 名双侧肺转移的患者转移性病灶完全消失[50]，该患者接受了 22 个月的 TNP-470 治疗，该病例在 1998 年的《新英格兰医学杂志》报道[51]，并且，TNP-470 停用 8 个月后没有复发。

2006 年，Wright 等首次报道了使用贝伐珠单抗靶向 VEGF 轴的宫颈癌抗血管生成治疗方法[52]。2009 年和 2010 年，Monk 等分别报道了 2 项针对复发性宫颈癌 VEGF 依赖性血管生成的重要 Ⅱ 期临床试验。GOG 227C 方案研究了 46 例复发或持续性宫颈鳞癌的患者应用单药贝伐珠单抗 15 mg/kg 的情况[53]。38 例患者（82.6%）接受过盆腔放疗，以及 1 种（n=34，73.9%）或 2 种（n=12，26.1%）针对复发性宫颈癌的细胞毒性治疗方案[53]。3 级或 4 级不良事件包括高血压（n=7）、血栓栓塞（n=5）、胃肠道毒性（n=4）、贫血（n=2）、心血管疾病（n=2），以及阴道出血（n=1）、中性粒细胞

减少（*n*=1）和瘘管（*n*=1）[53]，并观察到 1 例 5 级感染。11 名患者（23.9%）至少 6 个月无进展生存，5 名患者（10.9%）出现了部分缓解[53]。中位缓解时间为 6.21 个月（2.83～8.28 个月），中位无进展生存期（PFS）和总生存期（OS）分别为 3.4 个月（95% *CI*，2.53～4.58 个月）和 7.29 个月（95% *CI*，6.11～10.41 个月）[53]。与使用一种既往方案的 II 期临床试验治疗失败相比，在 GOG 227C 中，贝伐珠单抗具有明显的优势，证明了其进入 III 期试验的合理性。

Monk 等报道的随机 II 期研究在复发 / 持续性宫颈癌患者中，经至少一个复发 / 转移性疾病的治疗后，开展口服 VEGFR 的酪氨酸激酶抑制剂（TKI）帕唑帕尼（每天 800 mg）与口服双抗 EGFR 和抗 HER2/neu-TKI 拉帕替尼（每天 1 500 mg）的比较。实际上最初是以三组随机分组研究开始的，但是第三组联合治疗组（帕唑帕尼每天 400 mg 或 800 mg 加拉帕替尼每天 1 000 mg 或 1 500 mg）因为无效而终止[54]。在纳入的 230 名患者中，有 152 名被随机分配到单药治疗组。与使用拉帕替尼相比，使用帕唑帕尼的抗 VEGF 治疗可改善主要终点无进展生存期（HR=0.66；90% *CI* 为 0.48～0.91；*P*=0.013）和总生存期（HR=0.67；90% *CI* 为 0.46～0.99；*P*=0.045）[54]。中位总生存期分别为 50.7 周和 39.1 周，客观缓解率（RR）分别为 9% 和 5%[54]。帕唑帕尼引起的显著毒性包括 3 级腹泻（11%），而 4 级毒性发生率为 12%[54]。一份最新报道显示，随访延长，总生存期没有获益[55]。

GOG 240 的临床实践

如前所述，GOG 240 最初被认为是一项 III 期临床试验，目的是比较铂类联合紫杉醇的方案与非铂类联合化疗的疗效和耐受性，后者是在复发 / 持续和转移性宫颈癌患者中 GOG 的第 8 次 III 期随机试验（GOG 204）中产生的[19]。尽管到目前为止，GOG 204 是招募了最多患者（> 500）的 III 期临床试验，但研究组（顺铂-拓扑替康，顺铂-吉西他滨或顺铂-长春瑞滨）没有 1 例患者优于顺铂-紫杉醇的对照组，因此 NCI 的数据安全监视委员会（DSMB）决定临时终止该项研究[19]。因此，除了 GOG 的顺铂-培美曲塞的 II 期临床试验（2009 年正在进行）外[56-58]，当 GOG 204 试验报道时，紫杉醇加顺铂成为晚期和转移性宫颈癌一线化疗药物。此外，随着前述基于顺铂的放化疗方案被广泛用于局部晚期宫颈癌，用于治疗复发性和转移性宫颈癌的非铂双药疗法似乎也很有吸引力。吉西他滨和多西紫杉醇的联合研究正在 scotcherv II 期研究中进行，数据在几年内无法获得[59]。因此，基于 Bahadori 等的数据[60]提示拓扑替康与微管抑制剂（如紫杉醇）之间发挥协同作用，Tiersten 等的 II 期试验提示[61]拓扑替康加紫杉醇在预照射的复发性宫颈癌患者中似乎是有效且可耐受的，拓扑替康加紫杉醇的组合作为前沿研究出现在 GOG 240 中。

最终，GOG 宫颈和方案制定委员会、NCI 宫颈癌特别工作组、妇科癌症指导委员会、中央机构审查委员会及癌症评估与治疗委员会均批准了在 GOG 240 中使用贝伐珠单抗进行抗血管内皮生长因子治疗，罗氏 / 基因泰克公司将提供贝伐珠单抗。假设要研究的因素之间没有相互作用（非铂化学疗法和抗血管生成治疗），GOG 240 采用 2 × 2 因子设计进行随机分组，以确定是否其中 1 个或 2 个因素可以将死亡风险降低 30%[62]。在这项前瞻性、国际性的 III 期随机临床试验中，452 名患者在顺铂和放疗前根据表现状态分层，在随机分组前根据复发/持续性和转移性分层，每 21 天治疗 1 次，直到患者自愿停药、疾病进展、出现不可接受的毒性反应或完全反应[62]（图 14.5）。有关 GOG 240 中纳入标准的重要考虑因素是，需要对患者人群进行医学合并症的优化，包括纠正任何现有的肾功能受损、营养不良、神经性或肿瘤相关性疼痛及不良的表现状态。

GOG 240 的主要终点包括总生存期和耐受性。次要终点是无进展生存期、客观缓解率和与健康相关的生活质量，由患者报告的结果决定。主要的研究目标是对先前确定的［被称为摩尔标准（Moore criteria）］[63]综合预后因素的前瞻性评估，以及当前烟草使用的流行率及其对生存率的影响。平行终点的重点是对患者血清中循环肿瘤细胞（CTC）的识别及其对生存终点的影响（如果能发现）。GOG 240 旨在将这一人群的总

生存期中位数从 12 个月（基于先前 GOG 204 研究）提高到至少 16 个月。该试验自 2009 年 4 月 9 日启动，计划在 173 个事件中进行一次中期分析，最终需要分析 346 例死亡病例，以便为这一项研究提供信息。

2012 年 2 月进行的中期分析发现，拓扑替康-紫杉醇双联疗法（含或不含贝伐珠单抗）并不优于顺铂-紫杉醇联合（含或不含贝伐珠单抗）。2012 年 12 月 12 日，该数据库因死亡人数达到 271 人（时间由 NCI 的临床研究基地数据安全管理委员会确定）再次被冻结。在第二次分析中，确定该试验已达到其主要终点，NCI 在 2013 年 3 月发布了报道，指出在化疗中添加贝伐珠单抗可显著改善总生存期（17.0 个月 vs. 13.3 个月；死亡危险为 0.71；98% CI=0.54～0.95；P=0.004）[64]（图 14.6）。

无进展生存期也有显著改善（8.2 个月 vs. 5.9 个月；进展风险为 0.67；95% CI=

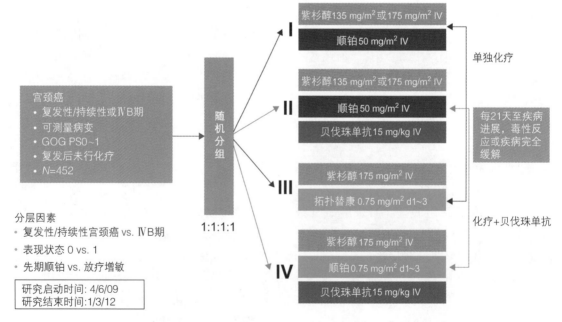

图 14.5　GOG 240 的研究方案：探索复发性/持续性和转移性宫颈癌的抗血管生成疗法和非铂化疗双重方案的Ⅲ期随机试验

0.54～0.82；*P*=0.002）[62]（图14.7）。接受化疗加贝伐珠单抗治疗的患者，客观缓解率也显著高于仅接受化疗的患者（48% vs. 36%；相对有效率为1.35；95% *CI*=1.08～1.68；*P*=0.008）[62]。对预后因素进行的分析表明，即使是在先前接受过照射的盆腔中存在

病灶，贝伐珠单抗所带来的生存益处仍然是持续的，该区域过去被认为是放化疗后肿瘤复发的"避难所"。有趣的是，具有腺体组织的肿瘤（如腺癌和腺鳞状癌）似乎不像鳞状细胞癌那样对抗血管生成治疗有良好的反应，但这可能是由于这种组织学亚型较少，

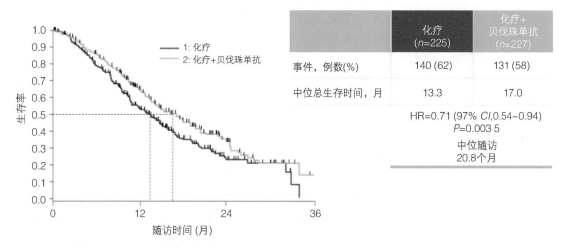

	化疗 (*n*=225)	化疗+ 贝伐珠单抗 (*n*=227)
事件，例数(%)	140 (62)	131 (58)
中位总生存时间，月	13.3	17.0
	HR=0.71 (97% *CI*,0.54~0.94) *P*=0.003 5	
	中位随访 20.8个月	

图 14.6　GOG 240 方案中总生存率的 Kaplan-Meier 曲线显示了服用抗血管生成药物贝伐珠单抗的患者的生存优势。摘自 Tewari KS, Sill MW, Long HJ 3rd, et al. Improved survival with bevacizumab in advanced cervical cancer. N Engl J Med. 2014; 370(8): 734-43

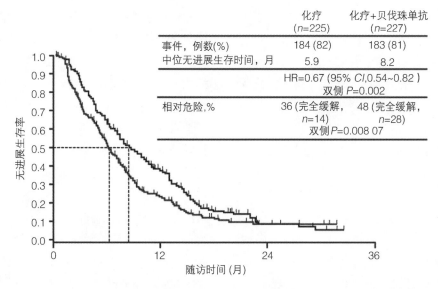

	化疗 (*n*=225)	化疗+贝伐珠单抗 (*n*=227)
事件，例数(%)	184 (82)	183 (81)
中位无进展生存时间，月	5.9	8.2
	HR=0.67 (95% *CI*,0.54~0.82) 双侧 *P*=0.002	
相对危险,%	36 (完全缓解， *n*=14)	48 (完全缓解， *n*=28) 双侧*P*=0.008 07

图 14.7　无进展生存期的 Kaplan-Meier 曲线。GOG 240 方案显示化疗加贝伐珠单抗优于单纯化疗。根据 RECIST 标准，抗血管生成治疗也与客观缓解率显著改善相关。摘自 Tewari KS, Sill MW, Long HJ 3rd, et al. Improved survival with bevacizumab in advanced cervical cancer. N Engl J Med. 2014; 370(8): 734-43

其患病率比鳞状细胞癌要低。

虽然使用贝伐珠单抗的患者发生 2 级以上高血压的概率较高，但这很容易控制，没有患者因这一不良事件而放弃试验性治疗[62]。在接受贝伐珠单抗治疗的患者中，所有患者均已接受过放疗，瘘管发生率为 8.6%，但与结直肠癌和卵巢癌患者中贝伐珠单抗相关的胃肠道穿孔不同，瘘管的形成并不构成外科急诊手术，也没有导致败血症或死亡[62]。最后，接受化疗加贝伐珠单抗的患者中有 8% 发生了静脉血栓栓塞，而仅接受化疗的患者中有 1% 发生了静脉血栓栓塞[62]。在研究发布后，NCI 和基因泰克公司立即安排向单独接受化疗的患者提供贝伐珠单抗。

GOG 240 表明，对于复发/持续和转移性宫颈癌的患者来说，临床需求之前未得到满足。2013 年 3 月，美国临床肿瘤学会（ASCO）在会议召开前 3 个月，破例发布了关于贝伐珠单抗研究结果的 GOG 240 摘要。ASCO 在全体会议上接受了摘要（摘要3），并在 2013 年 6 月 2 日的 ASCO 简报中进行了专题报道。

在这些数据发布后的几个月中，Penson 等报道了接受化疗加贝伐珠单抗治疗的患者健康相关的生活质量并未显著恶化，这是由宫颈癌试验结果指数（FACT-Cx TOI）、GOG 神经毒性子量表和简易疼痛量表对癌症治疗进行评估的[65]。使用这 3 个评价工具，在治疗第一个周期之前客观评估患者自诉的情况，并在治疗第一个周期后的第 2 个、第 5 个、第 6 个和第 9 个月再次评估。完成基线生活质量评估和至少一次进一步的生活质量评估（n=390）。与单纯接受化疗的患者相比，接受化疗加贝伐珠单抗的患者，其 FACT-Cx TOI 评分平均低 1.2 分

（98.75% CI=−4.1～1.7；P=0.30）[65]。同样，两组患者的神经毒性或简易疼痛量表评分无显著差异，但贝伐珠单抗治疗的患者神经毒性更少，疼痛更小，尽管趋势不明显，可能归因于抗血管生成治疗后肿瘤缩小率提高，从而使患者的感觉更好[65]。

在相关研究 2014 年 2 月 20 日发表于《新英格兰医学杂志》的 1 个月后[62]，英国癌症药物基金会批准贝伐珠单抗用于英国晚期宫颈癌的患者[66, 67]。基因泰克公司向美国食品药品管理局（FDA）提交了一份申请，要求扩大贝伐珠单抗的适用范围，将宫颈癌纳入其中，并指出其总生存期的改善程度更高，为 3.9 个月（论文里为 3.7 个月）。基因泰克公司向美国 FDA 报告的总生存期改善与 GOG 在 ASCO 中所报道的（尽管是有利的）差异是由于从报告机构收集了额外数据，这些数据在 NCI DSMB 进行第二次分析时被拖延了。该申请由美国 FDA 选择进行优先审查[68]，2014 年 8 月 14 日，贝伐珠单抗获得了监管部门批准，可与顺铂-紫杉醇或托泊替康-紫杉醇一起用于治疗复发/持续和（或）转移性宫颈癌[69]。2014 年，美国国家综合癌症网络（NCCN）的宫颈癌治疗指南进行了更新，将 GOG 240 研究的两种含贝伐珠单抗的三联治疗方案纳入其中，并将其列为 1 类证据，这表明基于压倒性证据和 NCCN 的一致共识，认为贝伐珠单抗干预是合适的[70]。

在达到 348 例死亡病例之后，比较干预治疗的最终总生存期分析表明，曲线的连续分离超过了最长随访 50 个月（16.8 个月 vs. 13.3 个月；HR=0.765；95% CI=0.62～0.95；平均 HR=0.75；P=0.006 8）[71]。在完成第二次分析后，NCI 发布报告，将贝伐珠单抗用于仅接受化疗的患者，并不能削弱

实验组抗血管生成治疗的生存益处。此时，无进展生存期（8.2 个月 vs. 6.0 个月；进展风险为 0.684；95% CI=0.56～0.84；P=0.003 2）和客观缓解率（49% vs. 36%；P=0.032）也得到更新[71]。贝伐珠单抗于 2014 年 12 月获得瑞士宫颈癌医疗委员会的批准[72]，并在 2015 年 3 月获得欧洲药管局人类用药委员会（CHMP）[73, 74] 的肯定意见后，于 2015 年 4 月 8 日获得欧洲药品管理局（EMA）用于宫颈癌治疗的批准[75]。2015 年，其他多个国家和地区，如加拿大、墨西哥、哥斯达黎加、巴拿马和包括巴西在内的整个南美地区，以及澳大利亚、土耳其、黎巴嫩、以色列和 5 个中东国家，摩洛哥、南非、中国、韩国、日本、马来西亚、新加坡和印度也批准了贝伐珠单抗用于复发和转移性宫颈癌患者。

虽然 HPV 感染和不典型病变仍然普遍存在，但发展中国家的压力和负担仍集中在浸润性宫颈癌上。尽管发展中国家的资源应集中在宫颈癌的预防性 HPV 疫苗接种和筛查项目上是没有争议的，但这些项目在实施后至少仍有一代人将不会产生积极的临床和社会影响。因此，现在仍有义务帮助那些正在与复发和转移性宫颈癌做斗争的患者。由 Minion 等使用 2013 年医疗保险服务药物支付表和医生费用表，创建了基于 GOG 240 试验数据的 Markov 决策树[76]。GOG 240 实验组的中位周期数为 7，严重不良事件发生率达到 8.6%（即瘘管），因此，据估计贝伐珠单抗治疗的费用约为仅单纯化疗的 13.2 倍，每增加 3.5 个月的生命周期需增加 73 791 美元的费用[76]。这导致成本效益比（incremental cost-effectiveness ratio，ICER）的增量为 24 597 美元 / 质量调整寿命月（QALmonth）[76]。随着贝伐珠单抗成本降低 75%，ICER 则可降低至 6 737 美元 / QALmonth[76]。Markov 显示，成本的增加主要与药物成本有关，与贝伐珠单抗引起的不良事件的管理无关。通过未来生物仿制药的使用，可以实现 ICER 的显著下降，使抗血管内皮生长因子治疗在发展中国家和发达国家都具有成本效益。

前文描述的 Moore 标准在 GOG 240 实施期间作为两个主要（即三级）终点之一进行了前瞻性评估和最终验证[63]。最初从 GOG 的 3 个早期Ⅲ期随机试验中汇集提取的 20 个临床因素[15-17]，Moore 等[63] 开发了一个评分系统，该评分系统由 5 个最重要的因素组成：表现状态 > 0，复发时间 < 12 个月，之前使用过铂类药物，盆腔病灶和非裔种族。当权重相等，从低风险（0 或 1 个因素）到中风险（2 或 3 个因素），再到高风险（4 或 5 个因素）人群转移时，预后呈现连续的显著恶化[63]。在整个研究人群中，GOG 240 也观察到了同样的结果[77]。虽然经验证的 Moore 标准不能指导化疗主体的选择，但将 GOG 240 研究人群根据贝伐珠单抗治疗和不治疗分为低风险、中风险和高风险组提供了有趣的观察结果。具体而言，在低风险、中风险和高风险亚组中使用贝伐珠单抗治疗的死亡风险比分别为 0.96（95% CI=0.51～1.83；P=0.908 7）、0.673（95% CI=0.51～0.91；P=0.009 4）和 0.536（95% CI=0.32～0.905；P=0.019 6）[77]。这些数据表明，通过 Moore 评分系统得到的低风险患者不能从贝伐珠单抗治疗中获得生存益处。因此，对于重大不良事件具有显著风险的低风险患者（例如，曾经接受过放疗的患者瘘管形成），Moore 标准可以用于证明在没有生存获益的情况下忽略贝伐珠单抗是合理的。中危和高危患者的情况大不相同，两

组均能从贝伐珠单抗中获益，不仅在总生存期方面，而且在无进展生存期和客观缓解率方面均有显著获益。实际上，高危人群从抗血管生成治疗中获益最大[77]，有趣的是，在 GOG 240 的发展过程中，有人建议将高危患者排除入组，让他们接受最好的支持治疗。幸运的是，在高风险患者被宣布排除之前，需要首先对 Moore 标准进行前瞻性验证。Moore 标准构成了第一个前瞻性验证的宫颈癌评分系统，可以作为一种临床工具，在考虑化疗中添加贝伐珠单抗时，就其反应的可能性和几个月的生存增加（如果有的话）向患者和家属提供咨询。应当注意的是，非裔美国人种族因素可能是因为无法获得医疗服务，因为有几项研究已经证明，在公平全民医疗覆盖的环境下，非裔美国人的结果与白种人相当。因此，即使在非裔美国人数量不多的人群中，Moore 标准也可能保持其预测能力。

GOG 240 的第 2 个三级终点涉及吸烟对宫颈癌患病率和生存率的影响。此前，Wagoner 等研究表明，在接受局部晚期宫颈癌治疗的患者中，与不吸烟者相比，吸烟者的中位生存期缩短了 15 个月，可替宁衍生物吸烟者中位生存期缩短了 20 个月（$P <$ 0.01）[78]。在最初的研究中，观察到吸烟者（HR=1.51；95% CI=1.01～2.27；P=0.04）和可替宁衍生物吸烟者（HR=1.57；95% CI=1.03～2.38；P=0.04）的死亡风险显著增加[78]。目前，相关数据正从 GOG 240 吸烟问卷中提取并分析[79]。

GOG 240 的主要平行终点是确定循环肿瘤细胞是否存在于研究人群中，并通过微创"液体活检"进行检测。根据循环肿瘤细胞理论，高血管生成性肿瘤有一个渗漏的血管系统，癌细胞可以通过该系统脱

落并流动。因此，循环肿瘤细胞的存在可能识别出易受抗血管生成治疗影响的肿瘤亚群。使用含有 78 000 个上皮细胞黏附分子（EpCAM）涂层微孔的基于微流控的循环肿瘤细胞芯片对 8.5 mL 的全血样本进行免疫磁性分离，这些样本在第 1 天和第 36 天抽取[80]。对捕获的循环肿瘤细胞进行染色以鉴定 DNA 含量、上皮细胞和非特异性结合的白细胞。使用的循环肿瘤细胞芯片是在美国麻省总医院癌症中心开发的第二代人字形芯片（HB-Chip），之所以命名，是因为人字形为循环肿瘤细胞结合提供了增加的表面积。不仅在 GOG 240 患者中发现了循环肿瘤细胞（第 1 周期的中位数为 7 个循环肿瘤细胞 /8.5 mL 全血），而且在治疗过程中循环肿瘤细胞的计数显著下降。这些循环肿瘤细胞数下降幅度更大的患者，死亡风险较低（HR=0.87；95% CI=0.79～0.95）[80]。循环肿瘤细胞在宫颈癌中具有潜在预测生物标志物的作用，与未接受贝伐珠单抗治疗的含高水平循环肿瘤细胞的患者相比，接受贝伐珠单抗治疗的含高水平循环肿瘤细胞的患者疾病进展风险较低（HR=0.59；95% CI=0.36～0.96）[80]。换句话说，在使用抗 VEGF 治疗后，高循环肿瘤细胞计数所描绘的生存曲线向右移动。

继续挖掘 GOG 240 数据库以获得临床有用信息。在科学会议中已提出的正在进行的辅助数据研究包括，确定接受贝伐珠单抗治疗的患者中瘘管发生的危险因素（如先前的盆腔照射、盆腔持续性病变、当前吸烟和高血压等）[81]，合并了 GOG 240 和先前的Ⅲ期研究，比较鳞状细胞癌全身治疗后的存活率[82]，GOG 240 的完全应答和长期存活相关的临床因素[83]，以及贝伐珠单抗治疗

的进展后生存率。

GOG 240 以外的抗血管生成治疗

虽然总生存期提高了 3.7 个月（或 FDA 报告的 3.9 个月）的改善时间并不长，但它仍然代表着成功的第一步，打开了一个潜在的治疗机会之窗，通过这个机会，从抗血管生成治疗中获益的患者可以在进展前用其他新型药物治疗。我们感兴趣的分子包括其他类型的抗血管生成/抗血管药物、免疫疗法以及参与宫颈癌发生的关键信号转导通路的小分子抑制剂[84-98]。最近，Symonds 等[99] 报道了 CIRCCa，一项随机、Ⅱ期、双盲、安慰剂对照试验，包括了 69 名复发性宫颈癌患者。研究人员发现，每日服用西地尼布（20 mg）、口服 VEGFR1～3 酪氨酸激酶抑制剂、加 6 个周期的卡铂（AUC=5）和紫杉醇（175 mg/m^2）显著改善无进展生存期（HR=0.58；80% CI=0.4～0.85；P=0.032）[99]（图 14.8），尽管 CIRCCa 研究不能提高生存率，但 64% 的客观缓解率是所有治疗方案中最高的[99, 100]。与 GOG 240 不同，发热性中性粒细胞减少是 CIRCCa 研究的一个重要问题，西地尼布引起的腹泻也严重影响了一项生活质量指标[99, 100]。但是该研究没有瘘管的报道。

卡铂在 CIRCCa 中的使用也值得探讨[101-105]。尽管日本临床肿瘤组（JCOG）在 JCOG 0505（一项比较顺铂-紫杉醇和卡铂-紫杉醇的Ⅲ期随机试验）中表现出了明

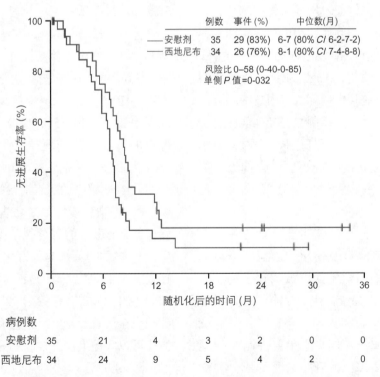

图 14.8　西地尼布用于复发性或转移性宫颈癌化疗，改善无进展生存期。摘自 Symonds RP, Gourley C, Davidson S, et al. Cediranib combined with carboplatin and paclitaxel in patients with metastatic or recurrent cervical cancer (CIRCCa): a randomised, double-blind, placebo-controlled phase 2 trial. Lancet Oncol. 2015; 16(15): 1515-24

显的非劣效性，但他们也报道了在铂初治患者中，顺铂-紫杉醇组更优[106]。虽然卡铂-紫杉醇更易于管理，但对于以前从未用过铂类药物的患者应更加谨慎，例如，那些仅接受过放射治疗的局部晚期宫颈癌患者、FIGO ⅣB宫颈癌患者，以及老年人和之前接受过大范围放射治疗的患者，由于骨髓储备的大量减少，可能无法耐受卡铂治疗[100]。

除了研究靶向VEGF依赖性血管生成轴的不同药物外，未来的试验也可以选择结合靶向血管生成素/Tie2血管生成通路的分子。该信号通路由优先在血管内皮上表达的2个酪氨酸激酶受体（Tie1和Tie2）和3个已知的Tie2配体（Ang1、Ang2和Ang4）组成[107]。Ang1与Tie2的结合激活了下游信号通路，通过增强血管周围细胞和内皮细胞之间的相互作用和增加内皮细胞存活，从而促进血管的稳定性，并使通透性降低[107]。重要的是，Ang2的表达受到严格调控，主要由血管重构部位的内皮细胞合成和分泌，以应对促炎症刺激、其他促血管生成细胞因子（如胰岛素样生长因子1、血小板源性生长因子B）或缺氧[107]。曲巴布尼（trebananib）是血管生成素途径的活性抑制剂[107]。

最后，一种旨在破坏已建立的肿瘤血管的抗血管策略涉及使用肿瘤血管破坏剂（VDA）。这些药物包括类黄酮化合物（如ASA404）和微管蛋白结合剂（包括康普瑞汀A4磷酸盐和AVE8062[108]）。与抗肿瘤血管生成剂不同，它主要抑制肿瘤周边和微小病变部位的新生血管形成，肿瘤血管破坏剂重塑现有的脉管系统并抑制肿瘤血流，从而引起肿瘤核心部位的广泛坏死[108]。

免疫治疗方法

靶向HPV的肿瘤浸润性T细胞（过继性T细胞治疗）

宫颈癌与HPV特异性1型辅助性T细胞和细胞毒性T淋巴细胞应答缺陷密切相关。此外，缺乏$CD8^+$T细胞迁移到缺氧肿瘤核心和诱导HPV亚型特异性调节性T细胞也与发病机制有关[88,93]。研究表明，肿瘤浸润性$CD8^+$T细胞与浸润性$CD4^+Foxp3^+$调节性T细胞之间的比例是宫颈癌总生存率的独立预后因素[88,93]。

过继性T细胞疗法涉及肿瘤特异性T细胞的分离和体外扩增。在B细胞恶性肿瘤和恶性黑色素瘤患者中，输注自体肿瘤反应性T细胞后获得了完全临床反应。Stevanovic等开发了一种从HPV阳性肿瘤中产生T细胞培养物的方法，报道了9例转移性宫颈癌患者接受了单次输注针对HPV E6和E7应答的肿瘤浸润性淋巴细胞治疗（HPV-TIL）（中位数81×10^9 T细胞，范围为$33 \times 10^9 \sim 159 \times 10^9$）[109]。输注前先进行非清髓性预处理，消耗淋巴细胞的化疗，然后进行大剂量推注阿地白介素[109]。2名无HPV感染的患者对治疗无反应，而6名HPV感染患者中的3名表现出客观肿瘤反应。1名患者的部分缓解率为39%，2名广泛转移的患者（1名为化疗难治性HPV 16+鳞状细胞癌，另1名为放化疗难治性HPV 18+腺癌）在治疗后22个月和15个月出现完全肿瘤反应[109]。这项研究表明细胞治疗可以介导上皮恶性肿瘤完全、持久的消退（图14.9）。

治疗性疫苗

虽然预防性宫颈癌疫苗已从L1病毒衣

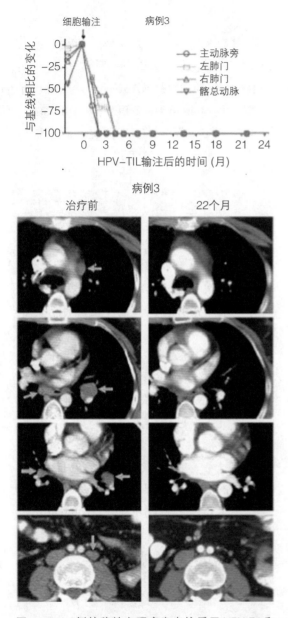

图 14.9　一例转移性宫颈癌患者接受了 HPV E6 和 E7 反应性肿瘤浸润性 T 细胞（HPV-TIL）治疗后得到完全缓解。摘自 Stevanović S, Draper LM, Langhan MM, et al. Complete regression of metastatic cervical cancer after treatment with human papillomavirus-targeted tumor-infiltrating T cells. J Clin Oncol. 2015; 33(14): 1543-50

壳的 cDNA 中获得，但由于 L1 和（或）L2 衣壳抗原在感染的基底上皮细胞和宫颈癌细胞中表达不明显，因此需要研发针对 L1 和

L2 以外抗原的治疗性 HPV 疫苗。HPV 癌蛋白 E6 和 E7 都是治疗性疫苗开发的理想靶点。制造治疗性 HPV 疫苗的技术包括基于活载体的疫苗、基于肽 / 蛋白质的疫苗、基于核酸的疫苗和全细胞疫苗。活载体可以是细菌（例如李斯特菌）或病毒（如新城疫病毒）[88, 93]。核酸疫苗可以基于 DNA 或 RNA 复制子产生，而全细胞疫苗则可由树突状细胞甚至肿瘤细胞产生[88, 93]。

　　Wallecha 等在构建减毒李斯特菌菌株用于癌症免疫治疗时[110]，发现这种革兰阳性细菌由于能够在吞噬和胞质隔间中生存，具有触发被感染宿主细胞免疫反应的能力，因此是理想的疫苗载体。但是，使用减毒活细菌代表了一种非常复杂的免疫治疗方法，因为李斯特菌感染人类已超过千年，而在同一时期，人类已经进化出预防和排斥这种感染的能力。

　　尽管通过同源重组或噬菌体特异性插入，在细菌染色体中插入异源基因代表了一种策略，通过这种策略可以将李斯特菌进行基因修饰以在体内表达异源抗原，Wallecha 的研究小组选择了用携带外源抗原的质粒转化细菌，发现基于质粒的策略具有多拷贝表达的优势，但依赖于体内质粒的互补作用[110]。该研究获得了不可逆的减毒和高度免疫原性李斯特菌平台，并被用于创建基于活的减毒李斯特菌（Lm-）的免疫疗法（AXAL，先前称为 ADXS-HPV 或 ADXS11-001），其可分泌抗原-辅助融合蛋白（Lm-LLO），由与 HPV16 E7 癌蛋白融合的 Lm 蛋白李斯特菌溶血素 O（LLO）的短片段组成[111]。

　　在 2014 年 ASCO 年会上，Basu 等[112]介绍了一项随机Ⅱ期试验的最终结果，该试验涉及 110 名来自印度的复发性宫颈癌患者，她们在接受化疗和（或）放疗后疾病进展。患者随机接受 ADXS-HPV（1×10^9 cfu×3 剂或 4 剂），联合或不联合顺铂治疗（40 mg/m²）[112]。最终 12 个月总生存率为 36%，18 个月总生存率为 28%[112]。总体客观缓解率为 11%，包括 6 名完全缓解者和 6 名部分缓解者[112]。两个治疗组的平均缓解时间均为 10.5 个月。顺铂的添加不能显著改善总生存率或客观缓解率。与研究药物相关的 3 级不良事件发生率为 2%[112]。

随后是第二个 Ⅱ 期临床试验（GOG 265，NCT01266460），在该试验中，对先前接受过一种或多种复发/转移性宫颈癌治疗的鳞状上皮和非鳞状上皮持续/复发或转移性宫颈癌患者进行了治疗性疫苗研究。在第 1 阶段，有 26 名患者入组，其中 31% 曾接受过贝伐珠单抗治疗；在第 2 阶段，入组的 24 名患者中有 83% 曾接受过贝伐珠单抗治疗。重要的是，在第 1 阶段中，12 个月总生存率为 38.5%（$n=10$），表明该疫苗可以进入第二阶段。特别值得注意的是，一名患者先前接受化疗加贝伐珠单抗治疗，在 GOG 265 试验中使用了 3 剂基于 HPV16 抗原的灭活减毒李斯特菌载体疫苗治疗，达到了 11 个月的完全缓解。该患者的贝伐珠单抗治疗后的复发表现为沿着主动脉周围的淋巴结链，并在接种疫苗后 6 个月内 PET/CT 显示消退。这些数据由 Huh 等在 2016 年的 ASCO 上报道[113]。

目前正在进行的 AIM2CERV（NCT 02853604）是一个 Ⅲ 期、安慰剂对照的随机试验，用于放化疗加近距离放疗后的高风险局部晚期鳞状细胞癌、腺癌和宫颈腺鳞癌，开展基于 HPV16 E7 抗原的灭活减毒李斯特菌载体疫苗的辅助治疗。随机分组为 2∶1，诱导治疗包括 1×10^9 cfu 或安慰剂每 3 周一次，共 3 个周期的剂量，然后维持 1×10^9 cfu 或安慰剂 8 周一次，共 5 个周期剂量或直到复发。高危患者为以下一种或多种情况：① FIGO 分期 IB2、ⅡA2、ⅡB 盆腔淋巴结阳性（活检或 MRI/CT/PET）。② FIGO 分期 ⅡA、ⅢB、ⅣA。③ 任何主动脉旁淋巴结阳性（活检或 MRI/CT/PET）。

阻断 PD-1/PD-L1 抑制免疫耐受

免疫治疗领域中出现的新范例涉及通过抑制使 T 细胞沉默并产生免疫耐受状态的抑制剂来重新唤醒沉默的免疫反应。实际上，打破免疫耐受可能是克服免疫抑制的有效策略，并且比短期免疫激活方法具有更强的干预作用。细胞毒性 T 淋巴细胞抗原 4（CTLA-4）可减弱幼稚 T 细胞和记忆性 T 细胞的早期激活。易普利姆玛（ipilimumab）是靶向 CTLA-4 检查点的阻断抗体，已获得监管部门批准用于晚期黑色素瘤治疗[114]。程序性细胞死亡蛋白 1（PD-1）主要通过与其配体 PD-L1 和 PD-L2 的相互作用调节外周组织中的 T 细胞活性，并可被纳武单抗（nivolumab）和帕博利珠单抗（pembrolizumab）等检查点阻断抗体所抑制，两者均已获得美国 FDA 批准用于晚期黑色素瘤[115-121]。虽然 CTLA-4 和 PD-1 都是负调节因子，但它们在免疫调节中的作用是非冗余，且不重叠。

T 细胞活化可能引起 PD-1 受体的表达。程序性死亡配体 1（PD-L1）可以由全部免疫细胞和非造血细胞产生，PD-L2 则主要表达于活化的巨噬细胞和树突状细胞上[122]。PD-1 同时与两种配体结合向 T 细胞传递负性免疫调节信号，从而降低了效应反应和 T 细胞耐受性[122]。重要的是，PD-1/PD-L1 相互作用抑制了针对肿瘤、病原体甚至自身抗原的广泛免疫反应。PD-L1 在大多数人类肿瘤的细胞表面表达，并与许多实体肿瘤的不良预后相关，很可能通过下调肿瘤特异性 T 细胞反应提供免疫逃逸机制[122]。该现象已被证明是慢性抗原刺激和 T 细胞衰竭。PD-1 在晚期宫颈癌中的表达更为明显，一些研究推测，阻断 PD-1 在该患者人群中可能具有治疗潜力[123]。

在慢性病毒感染期间，PD-1/PD-L1 通路在减弱 T 细胞反应和提高 T 细胞耐受性中起关键作用。Yang 等的研究发现[124]，宫颈 T 细胞和树突状细胞上 PD-1 和 PD-L1 的表达与高危 HPV 感染相关，并随着宫颈癌的进展而增加。Karim 等对 115 例 FIGO ⅠB1～Ⅱ期宫颈癌患者的组织芯片研究发现[125]，PD-1 在浸润性 CD8⁺T 细胞和 CD4⁺ Foxp3⁺T 细胞中均 > 50% 表达，而与肿瘤中 PD-L1 或 PD-L2 的表达无关。Heeren 等[126]在淋巴结阳性的宫颈癌患者中研究发现，随着 PD1 和 CTLA-4 水平升高，CD4⁺T 和 CD8⁺T 细胞显著降低。这些研究表明，PD-1/PD-L1 轴可能是宫颈癌微环境免疫抑制的相关治疗靶标。在复发 / 转移性宫颈癌人群中使用 PD-1/PD-L1 阻断剂的随机Ⅱ期研究设计包括：

（1）一线转移 / 复发性宫颈癌：化疗加贝伐珠单抗（即 GOG 240）与化疗加 PD-1（或 PD-L1）抑制剂，并在疾病进展时交叉使用贝伐珠单抗。

（2）二线转移性 / 复发性宫颈癌（即既往化疗加贝伐珠单抗后疾病进展）：医师选择的单药化疗（如紫杉醇、培美曲塞或吉西他滨）与 PD-1（或 PD-L1）抑制剂相比。

在 2016 年 ASCO 上，Frenel 介绍了Ⅰb 期 KEYNOTE-028 研究的宫颈癌队列数据[127]。24 名无法手术的复发性或转移性 PD-L1 阳性宫颈癌患者接受了 10 mg/kg 帕博利珠单抗每 2 周静脉注射治疗。除 1 名患者外，其余患者之前都接受过放疗和铂治疗。9 名患者（38%）曾接受过 3 种或 3 种以上的晚期宫颈癌治疗；10 名患者（42%）曾接受贝伐珠单抗治疗。有 5 例 3 级不良事件，无 4 级不良事件，无治疗相关死亡。3 级结肠炎和 3 级格林-巴利综合征各 1 例，导致治疗中止。在这个富含生物标志物的人群中，客观缓解率为 17%（n=4，全部部分缓解），另外 3 名患者（13%）疾病稳定。中位缓解时间为 8 周，中位缓解持续时间为 26 周。12 个月的总生存率为 33%[127]。由于没有有效的治疗方法用于二线（或以上）晚期宫颈癌，因此很难将这些结果放在具体情况下进行分析。2014 年美国 FDA 批准了化疗加贝伐珠单抗治疗，满足了对一线治疗后复发的临床需求，但实际上创造了一个需要二线治疗选择的新人群。由于美国妇科肿瘤学组（GOG）研究的其他化疗药物活性相对不足（10% 或更少），帕博利珠单抗的客观缓解率为 17% 是值得注意的。虽然研究人群中 PD-L1 的表达丰富（即 PD-L1 阳性），但尚不清楚 PD-L1 在实体瘤中的表达是否具有预测性。

双特异性 T 细胞衔接系统和嵌合抗原受体 T 细胞疗法

采用过继性 T 细胞疗法，基于 E6 和 E7 的治疗性疫苗，以及抗 PD-1/PD-L 主导的免疫治疗方法，以获得持久的持续反应，从而在晚期宫颈癌中获得生存优势，而双特异性 T 细胞衔接系统（BiTE）和嵌合抗原受体 T 细胞（CAR）则代表了新的免疫学治疗方法。BiTE 抗体能将诱导的肿瘤靶向细胞上抗原蛋白递呈给细胞毒性 T 细胞并快速裂解，引起细胞毒性 T 细胞的释放和肿瘤细胞的裂解[93, 128]。

CAR 是改造的自体 T 细胞，由源自单克隆抗体可变区的抗原结合部分组成，并通过跨膜基序与位于细胞质中的淋巴细胞信号传导部分连接[93, 129]。可变的细胞外结合基序可以识别肿瘤相关抗原，包括细胞表面特异性分子。CAR-T 细胞治疗的主要好处是不必从患者身上鉴定和收集肿瘤特异性淋巴细胞[93, 129]。在晚期宫颈癌中探索基于 CAR 的治疗是有必要的，这需要识别合适的配体结合域、跨膜接头和胞内信号传导元件，以优化肿瘤细胞识别和限制脱靶。

其他有前景的治疗策略

表 14.1 列出了其他几种新策略以治疗复发性和转移性宫颈癌，包括利用肿瘤微环境的免疫疗法（例如基于树突细胞的疫苗[130]和新城疫病毒[131]），增强肿瘤细胞暴露于药物的制剂（如纳米颗粒药物传递系统[132]）以及通过 HPV 整合的全基因组分析[133]，检测基因组学改变[134, 135]和阐明精细的表观遗传现象[136]，找寻直接干扰关键细胞信号转导通路的分子。候选对象包括 PI3K/Akt/mTOR 通路、肿瘤所具有的同源重组缺陷，以及 Notch 信号通路[88]。干扰 RNA、宫颈癌干细胞的鉴定和靶向干预，以及基因治疗也代表了有前景的治疗策略[137-145]。

PI3K/AKT/mTOR 通路抑制剂

哺乳动物中 mTOR 抑制剂雷帕霉素在血管生成、细胞生长、增殖和存活中起着不可或缺的作用（图 14.10）。在没有 PTEN 抑制的情况下，AKT 磷酸化并抑制 TSC 复合物，从而导致 mTOR 激活并形成两种不同的蛋白复合物，即 mTOR 复合物 1（mTORC1）和 mTOR 复合物 2（mTORC2）[88]。高危 HPV 相关 E6 表达使得 TSC2 快速降解，导致 TORC1 激活和下游 mTOR 信号传导[88, 146-148]。PI3KCA 突变在宫颈癌中的高发生率提示在该疾病中应探索 mTOR 靶向药物[149]。在 HPV 感染的细胞中，mTOR 的激活由该通路成分的突变和上游信号分子的激活而发生，并可导致遗传不稳定、增殖、凋亡抵抗和细胞代谢的改变[148]。在一项 I 期临床试验中，对 14 例宫颈癌进行 PIK3CA、KRAS、NRAS 和 BRAF 突变分析[150]，发现存在 PIK3CA 突变的 5 名患者应用靶向 PI3K/AKT/mTOR 通路的药物治疗，2 名患者获得了部分反应[150]。在宫颈癌患者（n=33）应用单药替西罗莫司（mTOR 抑制剂，25 mg IV qwk q28 天）的 II 期临床试验中，1 例患者获得部分缓解（3.0%），19 例患者获得疾病稳定（57.6%）[151]，6 个月的无进展生存期为 28%（95% CI=14%～43%），中位无进展生存期为 3.52 个月（95% CI=1.81～4.7）[151]。没有观察到 4～5 级不良事件。

通过同源重组的合成致死策略

多聚腺苷二磷酸核糖聚合酶（PARP）缺陷和 PARP 抑制剂在单链 DNA 断裂的碱基切除修复途径中起重要作用[88]。通过合成致死性，PARP 抑制剂在具有同源重组缺陷的肿瘤中具有活性，同时阻断两种途径可阻止 DNA 损伤的修复。此外，PARP 捕获以及有缺陷的 BRCA1 和 POLQ 募集到 DNA 修复位点可能是另一种机制[152]。PARP 抑制剂治疗的晚期宫颈癌患者中富集人群的选择是基于检测肿瘤 DNA 以寻找同

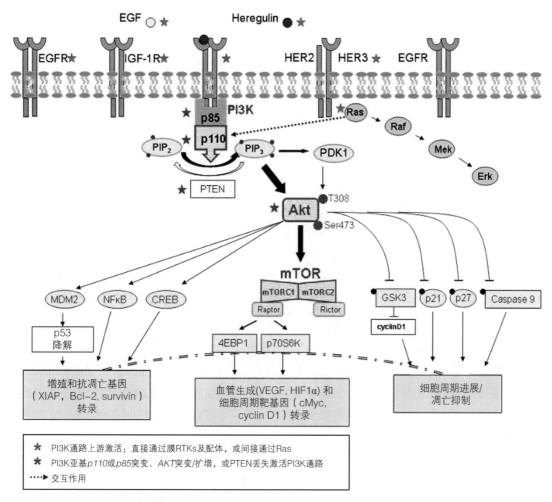

图 14.10　PI3K/Akt/mTOR 通路由生长因子受体配体的结合直接激活，由与 Ras 通路的串扰间接激活，或由 *PI3K* 或 *Akt* 基因活化及肿瘤抑制基因 PTEN 功能丧失而上调。摘自 www.intechopen.com（开放获取）

源重组缺陷的证据。但是，由于肿瘤的基因组结构可能受到多种因素的影响，只有少数 DNA 突变可能是由于无法修复 DNA 中的双链断裂所致[152]。基因组异常的总负荷可以通过捕获端粒等位基因失衡、杂合性丢失和编码突变总数的方法来估算。"基因组瘢痕"可能代表同源重组缺陷，并预测对 PARP 抑制剂治疗的敏感性[152]。

Notch 信号

Notch 信号转导通路是一种进化上保守的二元开关，对细胞命运的决定非常重要[4]（图 14.11）。Notch 表达与细胞命运变化的细胞群体有关，该通路在宫颈癌转化区中很活跃，在该区域中，细胞通常会经历生理化生，宫颈管中的柱状细胞被成熟的鳞状上皮细胞所替代[4]。据推测，HPV 感染可能通过上调 Jagged 和（或）下调 Notch 通路因子（Manic Fringe 和 Numb）来调节 Notch 活性[4, 153, 154]。此外，在宫颈癌中检测到 Notch1 的胞内物表明，在肿瘤发生过程中，Notch 信号与 HPV 病毒之间存在复杂的相互作用，这可能

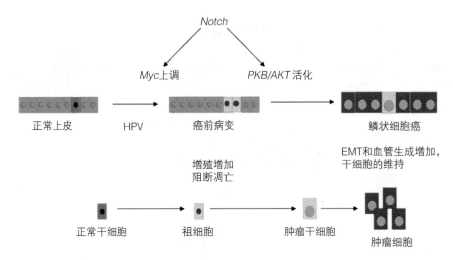

图 14.11　Notch 通过上调 Myc 或激活 PKB/AKT 通路，或通过促进祖细胞或肿瘤干细胞池的自我更新，从而促进细胞恶性转化，引起增殖增加、凋亡抑制、上皮-间质转化和血管生成。摘自 Maliekal TT, Bajaj J, Giri V, et al. The role of Notch signaling in human cervical cancer: implications for solid tumors. Oncogene. 2008; 27(38): 5110-4

是由于 PI3K/Akt/mTOR 途径的激活和 c-Myc 的上调引起的[155]。Notch Ⅰ 型跨膜前体异二聚体通过经典通路与配体结合，诱导至少 2 种随后的分裂，最终释放作为转录激活剂的细胞内形式。截短的 *Notch1* 等位基因补充了转化上皮细胞中的 HPV E6/E7 的功能[156]。用 γ 分泌酶抑制剂阻止细胞表面的裂解可有效阻断 Notch 信号传导[156]。

参考文献

[1] Jemal A, Bray F, Cener MM, et al. Global cancer statistics. CA Cancer J Clin 2011; 61: 69-90.

[2] Siegel RL, Miller KD, Jemal A. Cancer statistics, 2016. CA Cancer J Clin 2016; 66: 7-30.

[3] Tewari KS, Monk BJ. Invasive cervical cancer DiSaia PJ, Creasman WT, editors. Clinical gynecologic oncology (8th ed.). Philadelphia, PA: Mosby; 2012.

[4] Tewari KS, Taylor JA, Liao SY, et al. Development and assessment of a general theory of cervical carcinogenesis utilizing a severe combined immunodeficiency murine-human xenograft model. Gynecol Oncol 2000; 77: 137-48.

[5] Morris M, Eifel PJ, Lu J, et al. Pelvic radiation with concurrent chemotherapy compared with pelvic and para-aortic radiation for high-risk cervical cancer. N Engl J Med 1999; 340: 1137-43.

[6] Rose PG, Bundy BN, Watkins EB, et al. Concurrent cisplatin-based radiotherapy and chemotherapy for locally advanced cervical cancer. N Engl J Med 1999; 340: 1144-53.

[7] Keys HM, Bundy BN, Stehman FB, et al. Cisplatin, radiation, and adjuvant hysterectomy compared with radiation and adjuvant hysterectomy for bulky stage IB cervical carcinoma. N Engl J Med 1999; 340: 1154-61.

[8] Whitney CW, Sause W, Bundy BN, et al. Randomized comparison of fluorouracil plus cisplatin versus hydroxyurea as an adjunct to radiation therapy in stage Ⅱ B-Ⅳ A carcinoma of the cervix with negative para-aortic lymph nodes: a Gynecologic Oncology Group and Southwest Oncology Group study. J Clin Oncol 1999; 17: 1339-48.

[9] Peters Ⅲ WA, Liu PY, Barrett Ⅱ RJ, et al. Concurrent chemotherapy and pelvic radiation therapy compared with pelvic radiation therapy alone as adjuvant therapy after radical surgery in high-risk early-stage cancer of the cervix. J Clin Oncol 2000; 18: 1606-13.

[10] NIH News Advisory. NCI issues Clinical Announcement on cervical cancer: chemotherapy plus radiation improves survival. Embargoed for release. Monday, February 22, 1999, 10 a.m. EST.

[11] Monk BJ, Tewari KS, Koh WJ. Multi-modality therapy for locally advanced cervical carcinoma: state of the art and future directions. J Clin Oncol 2007; 25: 2952-65.

[12] Bonomi P, Blessing JA, Stehman FB, et al. Randomized trial of three cisplatin dose schedules in squamous-cell carcinoma of the cervix: a Gynecologic Oncology Group study. J Clin Oncol 1985; 3: 1970−85.

[13] Thigpen JT, Blessing JA, DiSaia PJ, et al. A randomized comparison of a rapid versus prolonged (24 hr) infusion of cisplatin in therapy of squamous cell carcinoma of the uterine cervix: a Gynecologic Oncology Group study. Gynecol Oncol 1989; 32: 198−202.

[14] McGuire Ⅲ WP, Arseneau J, Blessing JA, et al. A randomized comparative trial of carboplatin and iproplatin in advanced squamous carcinoma of the uterine cervix: a Gynecologic Oncology Group study. J Clin Oncol 1989; 7: 1462−8.

[15] Omura GA, Blessing JA, Vaccarello L, et al. Randomized trial of cisplatin versus cisplatin plus mitolactol versus cisplatin plus ifosfamide in advanced squamous carcinoma of the cervix: a Gynecologic Oncology Group study. J Clin Oncol 1997; 15: 165−71.

[16] Bloss JD, Blessing JA, Behrens BC, et al. Randomized trial of cisplatin and ifosfamide with or without bleomycin in squamous carcinoma of the cervix: a Gynecologic Oncology Group study. J Clin Oncol 2002; 20: 1832−7.

[17] Moore DH, Blessing JA, McQuellon RP, et al. Phase Ⅲ study of cisplatin with or without paclitaxel in stage Ⅳ B, recurrent, or persistent squamous cell carcinoma of the cervix: a Gynecologic Oncology Group study. J Clin Oncol 2004; 22: 3113−19.

[18] Long Ⅲ HJ, Bundy BN, Grendys Jr EC, et al. Randomized phase Ⅲ trial of cisplatin with or without topotecan in carcinoma of the uterine cervix: a Gynecologic Oncology Group study. J Clin Oncol 2005; 23: 4626−33.

[19] Monk BJ, Sill MW, McMeekin DS, et al. Phase Ⅲ trial of four cisplatin-containing doublet combinations in stage Ⅳ B, recurrent, or persistent cervical carcinoma: a Gynecologic Oncology Group study. J Clin Oncol 2009; 27: 4649−55.

[20] Rose PG, Blessing JA, Gershenson DM, McGhee R. Paclitaxel and cisplatin as first-line therapy in recurrent or advanced squamous cell carcinoma of the cervix: a Gynecologic Oncology Group study. J Clin Oncol 1999; 17: 2676−80.

[21] Fiorica J, Holloway R, Ndubisi B, et al. Phase Ⅱ trial of topotecan and cisplatin in persistent or recurrent squamous and nonsquamous carcinomas of the cervix. Gynecol Oncol 2002; 85: 89−94.

[22] Morris M, Blessing JA, Monk BJ, et al. Phase Ⅱ study of cisplatin and vinorelbine in squamous cell carcinoma of the cervix: a Gynecologic Oncology Group study. J Clin Oncol 2004; 22: 3340−4.

[23] Brewer CA, Blessing JA, Nagourney RA, McMeekin DS, Lele S, Zweizig SL. Cisplatin plus gemcitabine in previously treated squamous cell carcinoma of the cervix: a phase Ⅱ study of the Gynecologic Oncology Group. Gynecol Oncol 2006; 100: 385−8.

[24] Tewari KS, Monk BJ. Gynecologic Oncology Group trials of chemotherapy for metastatic and recurrent cervical carcinoma. Curr Oncol Rep 2005; 7: 419−34.

[25] Tewari KS, Monk BJ. Recent achievements and future developments in advanced and recurrent cervical cancer: trials of the Gynecologic Oncology Group. Semin Oncol 2009; 36: 170−80.

[26] Tewari KS. Patients with metastatic/recurrent cervical cancer should be treated with cisplatin plus paclitaxel. Expert Panel Clin Ovarian Cancer 2011; 4: 90−3.

[27] Tewari KS. A critical need for reappraisal of therapeutic options for women with metastatic and recurrent cervical carcinoma: commentary on Gynecologic Oncology Group protocol 204. Am J Hematol Oncol 2010; 9: 31−4.

[28] Tewari KS, Monk BJ. Beyond platinum for metastatic and recurrent carcinoma of the cervix. Onkologie 2009; 32: 552−4.

[29] Tewari KS, Monk BJ. The rationale for the use of non-platinum chemotherapy doublets for metastatic and recurrent cervical carcinoma. Clin Adv Hematol Oncol 2010; 8: 108−15.

[30] Neufeld G, Cohen T, Gengrinovitch S, Poltorak Z. Vascular endothelial growth factor (VEGF) and its receptors. FASEB J 1999; 13: 9−22.

[31] Koch S, Claesson-Welsh L. Signal transduction by vascular endothelial growth factor receptors. Cold Spring Harb Perspect Med 2012; 2: a006502.

[32] Goldman EE. Studien zur Biologie der bosartigen Neublidungen. Bruns Beitrage Klimsche Chirurgie 1911; 72: 1.

[33] Lewis WH. The vascular patterns of tumors. Bulletin of the Johns Hopkins Hospital 1927; 41: 156.

[34] Koller O. The vascular patterns of cervical cancer. Acta Unio Internationale Contre Cancrum 1959; 15: 375.

[35] Kolstad P. Vascular changes in cervical intraepithelial neoplasia and invasive cervical carcinoma. Clin Obstet Gynecol 1983; 4: 938−48.

[36] Sillman F, Boyce J, Fruchter R. The significance of atypical vessels and neovascularization in cervical neoplasia. Am J Obstet Gynecol 1981; 139: 154−9.

[37] Wiggins D, Granai CO, Steinhoff MM, Calabresi P. Tumor angiogenesis as a prognostic factor in cervical carcinoma. Gynecol Oncol 1995; 56: 353−6.

[38] Schlenger K, Hockel M, Mitze M, et al. Tumor vascularity: a novel prognostic factor in advanced cervical carcinoma. Gynecol Oncol 1995; 59: 57−65.

[39] Dinh TV, Hannigan EV, Smith ER, et al. Tumor angiogenesis as a predictor of recurrence in stage Ib squamous cell carcinoma of the cervix. Obstet Gynecol 1996; 87: 751−4.

[40] Obermair A, Bancher-Todesca D, Bilgi S, et al. Correlation of vascular endothelial growth factor expression and

microvessel density in cervical intraepithelial neoplasia. J Natl Cancer Inst 1997; 89: 1212−17.

[41] Obermair A, Wanner C, Bilgi S, et al. Tumor angiogenesis in stage IB cervical cancer: correlation of microvessel density with survival. Am J Obstet Gynecol 1998; 178: 314−19.

[42] Tang X, Zhang Q, Nishitani J, et al. Overexpression of human papillomavirus type 16 oncoproteins enhances hypoxia-inducible factor 1α protein accumulation and vascular endothelial growth factor expression in human cervical carcinoma cells. Clin Cancer Res 2007; 13: 2568−76.

[43] Lopez-Ocejo O, Viloria-Petit A, Bequet-Romero M, et al. Oncogenes and tumor angiogenesis: the HPV−16 E6 oncoprotein activates the vascular endothelial growth factor (VEGF) gene promoter in a p53 independent manner. Oncogene 2000; 19: 4611−20.

[44] Walker J, Smiley LC, Ingram D, Roman A. Expression of human papillomavirus type 16 E7 is sufficient to significantly increase expression of angiogenic factors but is not sufficient to induce endothelial cell migration. Virology 2011; 410: 283−90.

[45] Killough JH, Magill GB, Smith RC. The treatment of amebiasis with fumagillin. Science (Washington, DC) 1952; 15: 71−2.

[46] Ingber D, Fujita T, Kishimoto S, et al. Synthetic analogues of fumagillin that inhibit angiogenesis and suppress tumor growth. Nature (Lond.) 1990; 348: 555−7.

[47] Sipos EP, Tamargo RJ, Weingart JD, Brem H. Inhibition of tumor angiogenesis. Ann NY Acad Sci 1994; 732: 263−72.

[48] Brem H, Ingber D, Blood CH, et al. Suppression of tumor metastasis by angiogenesis inhibition. Surg Forum 1991; 42: 439−41.

[49] Kusaka M, Sudo K, Fujita T, et al. Potent anti-angiogenic action of AGM-14709: comparison to the fumagillin parent. Biochem Biophys Res Commun 1991; 174: 1070−6.

[50] Kudelka AP, Levy T, Verschraegen CF, et al. A phase I study of TNP-470 administered to patients with advanced squamous cell cancer of the cervix. Clin Cancer Res 1997; 3: 1501−5.

[51] Kudelka AP, Verschraegen CF, Loyer E. Complete remission of metastatic cervical cancer with the angiogenesis inhibitor TNP-470. N Engl J Med 1998; 338: 991−2.

[52] Wright JD, Viviano D, Powell MA, Gibb RK, Mutch DG, Grigsby PW, et al. Bevacizumab combination therapy in heavily pretreated, recurrent cervical cancer. Gynecol Oncol 2006; 103: 489−93.

[53] Monk BJ, Sill MW, Burger RA, Gray HJ, Buekers TE, Roman LD. Phase II trial of bevacizumab in the treatment of persistent or recurrent squamous cell carcinoma of the cervix: a Gynecologic Oncology Group study. J Clin Oncol 2009; 27: 1069−74.

[54] Monk BJ, Lopez LM, Zarba JJ, et al. Phase II, open-label study of pazopanib or lapatinib monotherapy compared with pazopanib plus lapatinib combination therapy in patients with advanced and recurrent cervical cancer. J Clin Oncol 2010; 28: 3562−9.

[55] Monk BJ, Pandite LN. Survival data from a phase II, open-label study of pazopanib or lapatinib monotherapy in patients with advanced and recurrent cervical cancer. J Clin Oncol 2011; 29: 4845.

[56] Miller DS, Belssing JA, Bodurka DC, et al. Evaluation of pemetrexed (Alimta, LY231514) as second line chemotherapy in persistent or recurrent carcinoma of the cervix: a phase II study of the Gynecologic Oncology Group. Gynecol Oncol 2008; 110: 65−70.

[57] Miller DS, Blessing JA, Ramondetta LM, et al. Pemetrexed and cisplatin for the treatment of advanced, persistent, or recurrent carcinoma of the cervix: a limited access phase II trial of the Gynecologic Oncology Group. J Clin Oncol 2014; 32: 2744−9.

[58] Monk BJ, Miller DS, Tewari KS. Reply to W.A.A. Tjalma and J.S. Grossman. J Clin Oncol 2015; 33: 966.

[59] Symonds RP, Davidson SE, Chan S, Reed NS, McMahon T, Rai D, et al. Beatson west of Scotland Cancer Centre. SCOTCERV: a phase II trial of docetaxel and gemcitabine as second line chemotherapy in cervical cancer. Gynecol Oncol 2011; 123: 105−9.

[60] Bahadori HR, Green MR, Catapano CV. Synergistic interaction between topotecan and microtubule-interfering agents. Cancer Chemother Pharmacol 2001; 48: 186−96.

[61] Tiersten AD, Selleck MJ, Hershman DL, et al. Phase II study of topotecan and paclitaxel for recurrent, persistent, or metastatic cervical carcinoma. Gynecol Oncol 2004; 92: 635−8.

[62] Tewari KS, Sill MW, Long III HJ, et al. Improved survival with bevacizumab in advanced cervical cancer. N Engl J Med 2014; 370: 734−43.

[63] Moore DH, Tian C, Monk BJ, et al. Prognostic factors for response to cisplatin-based chemotherapy in advanced cervical carcinoma: a Gynecologic Oncology Group study. Gynecol Oncol 2010; 116: 44−9.

[64] NCI Press Release. Bevacizumab significantly improves survival for patients with recurrent and metastatic cervical cancer, <www.cancer.gov/newscenter/newsfromnci/2013/GOG240>.

[65] Penson RT, Huang HQ, Wenzel LB, et al. Bevacizumab for advanced cervical cancer: patientreported outcomes of a randomised, phase 3 trial (NRG Oncology-Gynecologic Oncology Group protocol 240). Lancet Oncol 2015; 16: 301−11.

[66] NHS England. National Cancer Drug Fund Prioritisation Scores—Update. Drug: Bevacziumab. Indication: 1st line treatment recurrent or metastatic cervical cancer in

combination with carboplatin and paclitaxel. February 2014 Decision Summary.

[67] Campbell D. Women with advanced cervical cancer in England to get Avastin, <www.theguardian. com>, March 5, 2014.

[68] Genentech Press Release. FDA grants Genentech's Avastin priority review for certain types of cervical cancer, <www. gene.com>, July 14, 2014.

[69] FDA News Release. FDA approves Avastin to treat patients with aggressive and late-stage cervical cancer. August 14, 2014.

[70] NCCN Clinical Practice Guidelines in Oncology (NCCN Guidelines). Cervical Cancer Version 1.2014 NCCN.org.

[71] Tewari KS, Sill MW, Long HJ Ⅲ , et al. Final protocol-specified overall survival and updated toxicity analysis in the phase Ⅲ randomized trial of chemotherapy with and without bevacizumab for advanced cervical cancer. European Society of Medical Oncology, Annual Congress, Madrid, Spain, September 26－30, 2014, LBA #26.

[72] Roche Media Release. Roche drug Avastin approved in Switzerland for treatment of advanced cervical cancer. Basel, December 22, 2014.

[73] European Medicines Agency. Committee for Medicinal Products for Human Use (CHMP) Extension of indication variation assessment report. Invented name: Avastin. International non-proprietary name: bevacizumab. February 26, 2015.

[74] Roche Media Release. Roche's Avastin plus chemotherapy receives positive recommendation from CHMP for EU approval in advanced cervical cancer. Basel, February 27, 2015.

[75] Roche Media Release. EU approves Roche's Avastin plus chemotherapy for women with advanced cervical cancer. April 8, 2015.

[76] Minion LE, Bai J, Monk BJ, et al. A Markov model to evaluate cost-effectiveness of antiangiogenesis therapy using bevacizumab in advanced cervical cancer. Gynecol Oncol 2015; 137: 490－6.

[77] Tewari KS, Sill MW, Monk BJ, et al. Prospective validation of pooled prognostic factors in women with advanced cervical cancer treated with chemotherapy with and without bevacizumab: a NRG Oncology—Gynecologic Oncology Group study. Clin Cancer Res 2015; 21: 5480－7.

[78] Waggoner Se, Darcy KM, Fuhrman B, et al. Association between cigarette smoking and prognosis in locally advanced cervical carcinoma treated with chemoradiation: a Gynecologic Oncology Group study. Gynecol Oncol 2006; 103: 853－8.

[79] Waggoner SE, Java JJ, Monk BJ, et al. Impact of smoking on survival among women treated with and without bevacizumab for advanced cervical cancer: a NRG Oncology— Gynecologic Oncology Group study. Gynecol

Oncol 2015; 137(Suppl. 1): 143－4.

[80] Tewari KS, Sill MW, Monk BJ, et al. Impact of circulating tumor cells on overall survival among patients treated with chemotherapy plus bevacizumab for advanced cervical cancer: a NRG Oncology—Gynecologic Oncology Group study. Society of Gynecologic Oncology, Annual Meeting on Women's Cancer, March 28－31, 2015, Chicago, IL, abstract #24.

[81] Willmott L, Java JJ, Monk BJ, et al. Fistulae in women treated with chemotherapy with and without bevacizumab for persistent, recurrent, or metastatic cervical cancer: a Gynecologic Oncology Group study. 15th Biennial Meeting of the International Gynecologic Cancer Society, Melbourne, Australia, November 8－11, 2014, Game Changer's Opening Plenary, abstract# 3.

[82] Seamon LG, Java JJ, Monk BJ, Tewari KS. Prognostic impact of histology in recurrent and metastatic cervical carcinoma: a Gynecologic Oncology Group study. 15th Biennial Meeting of the International Gynecologic Cancer Society, Melbourne, Australia, November 8－11, 2014, Cervix Plenary Session.

[83] Eskander RN, Java JJ, Monk BJ, Tewari KS. Complete responses in the irradiated field following treatment with chemotherapy with and without bevacizumab in advanced cervical cancer: a NRG Oncology—Gynecologic Oncology Group study. Gynecol Oncol 2015; 137(Suppl. 1): 28.

[84] Eskander RN, Tewari KS. Chemotherapy in the treatment of metastatic, persistent, and recurrent cervical cancer. Curr Opin Obstet Gynecol 2014; 26: 314－21.

[85] Eskander RN, Tewari KS. Targeting angiogenesis in advanced cervical cancer. Ther Adv Med Oncol 2014; 6: 280－92.

[86] Eskander RN, Tewari KS. Beyond angiogenesis blockade: targeted therapy for advanced cervical cancer. J Gynecol Oncol 2014; 25: 249－59.

[87] Krill LS, Adelson JW, Randall LM, Bristow RE. Clinical commentary: medical ethics and the ramifications of equipoise in clinical research. Is a confirmatory trial using a nonbevacizumab containing arm feasible in patients with recurrent cervical cancer. Gynecol Oncol 2014; 134: 447－9.

[88] Tewari KS, Monk BJ. New strategies in advanced cervical cancer: from angiogenesis blockade to immunotherapy. Clin Cancer Res 2014; 20: 4349－58.

[89] Tewari KS, Monk BJ. Development of a platform for systemic antiangiogenesis therapy for advanced cervical cancer. Clin Adv Hematol Oncol 2014; 12: 737－48.

[90] Monk BJ, Tewari KS. Evidence-based therapy for recurrent cervical cancer. J Clin Oncol 2014; 32: 2687－90.

[91] Krill LS, Tewari KS. Integration of bevacizumab with chemotherapy doublets for advanced cervical cancer. Expert Opin Pharmacother 2015; 16: 675－83.

[92] Krill LS, Tewari KS. Exploring the therapeutic rationale for

angiogenesis blockade in cervical cancer. Clin Ther 2015; 37: 9-19.

[93] Eskander RN, Tewari KS. Immunotherapy: an evolving paradigm in the treatment of advanced cervical cancer. Clin Ther 2015; 37: 20-38.

[94] Eskander RN, Tewari KS. Development of bevacizumab in advanced cervical cancer: pharmacodynamic modeling, survival impact and toxicology. Future Oncol 2015; 11: 909-22.

[95] Liu FW, Cripe J, Tewari KS. Anti-angiogenesis therapy in gynecologic malignancies. Oncology 2015; 29: 350-60.

[96] Pfaendler KS, Tewari KS. Changing paradigms in the systemic treatment of advanced cervical cancer. Am J Obstet Gynecol 2015 July 26 [Epub ahead of print].

[97] Longoria TC, Tewari KS. Pharmacologic management of advanced cervical cancer: antiangiogenesis therapy and immunotherapeutic considerations. Drugs 2015; 75: 1853-65.

[98] Alldredge JK, Tewari KS. Clinical trials of anti-angiogenesis therapy in recurrent/persistent and metastatic cervical cancer. Oncologist 2016; 21: 576-85.

[99] Symonds RP, Gourley C, Davidson S, et al. Cedirinib combined with carboplatin and paclitaxel in patients with metastatic or recurrent cervix cancer (CIRCCa): a randomised, double blind, placebo-controlled phase 2 trial. Lancet Oncol 2015; 16: 1515-24.

[100] Tewari KS. Clinical implications for cediranib in advanced cervical cancer. Lancet Oncol 2015 October 13 [Epub ahead of print].

[101] Arseneau J, Blessing JA, Stehman FB, McGehee R. A phase II study of carboplatin in advanced squamous cell carcinoma of the cervix (a Gynecologic Oncology Group study). Invest New Drugs 1986; 4: 187-91.

[102] Weiss GR, Green S, Hannigan EV, et al. A phase II trial of carboplatin for recurrent or metastatic squamous carcinoma of the uterine cervix: a Southwest Oncology Group study. Gynecol Oncol 1990; 39: 332-6.

[103] Kitagawa R, Katsumata N, Yamanaka Y, et al. Phase II trial of paclitaxel and carboplatin in patients with recurrent or metastatic cervical carcinoma. Proc Am Soc Clin Oncol 2004; 23: 5048.

[104] Kitagawa R, Katsumata N, Ando M, et al. A multi-institutional phase II trial of paclitaxel and carboplatin in the treatment of advanced or recurrent cervical cancer. Gynecol Oncol 2012; 125: 307-11.

[105] Takekuma M, Hirashima Y, Ito K, et al. Phase II trial of paclitaxel and nedaplatin in patients with advanced/recurrent uterine cervical cancer: a Kansai Clinical Oncology Group study. Gynecol Oncol 2012; 126: 341-5.

[106] Kitagawa R, Katsumata N, Shibata T, et al. Paclitaxel plus carboplatin versus paclitaxel plus cisplatin in metastatic or recurrent cervical cancer: the open-label randomized phase III trial JCOG 0505. J Clin Oncol 2015; 33: 2129-35.

[107] Cascone T, Heymach JV. Targeting the angiopoietin/ Tie2 pathway: cutting tumor vessels with a double-edged sword? J Clin Oncol 2012; 30(4): 441.

[108] McKeage MJ, Baguley BC. Disrupting established tumor blood vessels. An emerging therapeutic strategy for cancer. Cancer 2010; 116: 1859-71.

[109] Stevanovic S, Draper LM, Langhan MM, et al. Complete regression of metastatic cervical cancer after treatment with human papillomavirus-targeted tumor-infiltrating T cells. J Clin Oncol 2015; 33: 1543-50.

[110] Wallecha A, Maciag PC, Rivera S, et al. Construction and characterization of an attenuated Listeria monocytogenes strain for clinical use in cancer immunotherapy. Clin Vaccine Immunol 2009; 16: 96-103.

[111] Wallecha A, French C, Petit R, et al. Lm-LLO-based immunotherapies and HPV-associated disease. J Oncol 2012; 2012: 542851.

[112] Basu P, Mehta AO, Jain MM, et al. ADXS11-001 immunotherapy targeting HPV-E7: final results from a phase 2 study in Indian women with recurrent cervical cancer. J Clin Oncol 2014; 32: 52. [Suppl.; abstract 5610].

[113] Huh WK, Dizon DS, Powell MA, et al. ADXS11-001 immunotherapy in squamous or nonsquamous persistent/ recurrent metastatic cervical cancer: Results from stage 1 of the phase II GOG/NRG0265 study. J Clin Oncol 2016; 34 (suppl; abstr 5516).

[114] Hodi FS, O'Day SJ, McDermott DF, et al. Improved survival with ipilimumab in patients with metastatic melanoma. N Engl J Med 2010; 363: 711-23.

[115] Topalian SL, Hodi FS, Brahmer JR, et al. Safety, activity, and immune correlates of anti-PD-1 antibody in cancer. N Engl J Med 2012; 366: 2443-54.

[116] Brahmer JR, Tykodi SS, Chow LQ, et al. Safety and activity of anti-PD-L1 antibody in patients with advanced cancer. N Engl J Med 2012; 366: 2455-65.

[117] Wolchok JD, Kluger H, Callahan MK, et al. Nivolumab plus ipilimumab in advanced melanoma. N Engl J Med 2013; 369: 122-33.

[118] Robert C, Long GV, Brady B, et al. Nivolumab in previously untreated melanoma without BRAF mutation. N Engl J Med 2015; 372: 320-30.

[119] Postow MA, Chesney J, Pavlick AC, et al. Nivolumab and ipilimumab versus ipilimumab in untreated melanoma. N Engl J Med 2015; 372: 2006-17.

[120] Larkin J, Chiarion-Sileni V, Gonzalez R, et al. Combined nivolumab and ipilimumab or monotherapy in untreated melanoma. N Engl J Med 2015; 373: 23-34.

[121] Robert C, Schachter J, Long GV, et al. Pembrolizumab versus ipilimumab in advanced melanoma. N Engl J Med 2015; 372: 2521-32.

［122］Zheng P, Zhou Z. Human cancer immunotherapy with PD-1/PD-L1 blockade. Biomark Cancer 2015; 7(Suppl. 2): 15-18.

［123］Rice AE, Latchman YE, Balint JP, et al. An HPV-E6/E7 immunotherapy plus PD-1 checkpoint inhibition results in tumor regression and reduction in PD-L1 expression. Cancer Gene Ther 2015; 22: 454-62.

［124］Yang W, Song Y, Lu YL, et al. Increased expression of programmed death (PD)-1 and its ligand PD-L1 correlates with impaired cell-mediated immunity in high-risk human papillomavirus-related cervical intraepithelial neoplasia. Immunology 2013; 139: 513-22.

［125］Karim R, Jordanova ES, Piersma SJ, et al. Tumor-expressed B7-H1 and B7-DC in relation to PD-1+ T-cell infiltration and survival of patients with cervical carcinoma. Clin Cancer Res 2009; 15: 6341-7.

［126］Hereen AM, Koster BD, Samuels S, et al. High and interrelated rates of PD-L1+ CD14+ antigen-presenting cells and regulatory T cells make the microenvironment of metastatic lymph nodes from patients with cervical cancer.. Cancer Immunol Res 2015; 3: 48-58.

［127］Frenel J-S, Le Tourneau C, ÓNeil B, et al. Pembrolizumab in patients with advanced cervical cancer: Preliminary results from the phase 1b KEYNOTE-028 study. J Clin Oncol 2016; 34(suppl; abstr).

［128］Huehls AM, Coupet TA, Stentman CL. Bispecific T-cell engagers for cancer immunotherapy. Immunol Cell Biol 2015; 93: 290-6.

［129］Feldman SA, Assadipour Y, Kriley I, et al. Adoptive cell therapy—tumor-infiltrating lymphocytes, T-cell receptors, and chimeric antigen receptors. Semin Oncol 2015; 42: 626-39.

［130］Constantino J, Gomes C, Falcao A, et al. Antitumor dendritic cell-based vaccines: lessons from 20 years of clinical trials and future perspectives. Transl Res 2015 August 3［Epub ahead of print］.

［131］Schirrmacher V. Oncolytic Newcastle disease virus as a prospective anti-cancer therapy. A biologic agent with potential to break therapy resistance. Expert Opin Biol Ther 2015; 5: 1-15.

［132］Fan Y, Moon JJ. Nanoparticle drug delivery systems designed to improve cancer vaccines and immunotherapy. Vaccines 2015; 3: 662-85.

［133］Akagi K, Li J, Broutian TR, et al. Genome-wide analysis of HPV integration in human cancers reveals recurrent, focal genomic instability. Genome Res 2014; 24: 185-99.

［134］Ojesina AI, Lichtenstein L, Freeman SS, et al. Landscape of genomic alterations in cervical carcinomas. Nature 2014; 506: 371-5.

［135］Rusan M, Li YY, Hammerman PS. Genomic landscape of human papillomavirus-associated cancers. Clin Cancer Res 2015; 21: 1-9.

［136］Esteller M. Epigenetics in cancer. N Engl J Med 2008; 358: 1148-59.

［137］Vici P, Mariani L, Pizzuti L, et al. Emerging biological treatments for uterine cervical carcinoma. J Cancer 2014; 5: 86-9.

［138］Clarke MA, Wenzensen N, Mirabello L, et al. Human papillomavirus DNA methylation as a potential biomarker for cervical cancer. Cancer Epidemiol Biomarkers Prev 2012; 21: 2125-37.

［139］Dawson MA, Kouozarides T, Huntly BJP. Targeting epigenetic readers in cancer. N Engl J Med 2012; 367: 647-57.

［140］Appleton K, Mackay HJ, Judson I, et al. Phase I and pharmacodynamic trial of the DNA methyltransferase inhibitor decitabine and carboplatin in solid tumors. J Clin Oncol 2007; 25: 4603-9.

［141］Bohonowych JE, Gopal U, Isaacs JS. Hsp90 as a gatekeeper of tumor angiogenesis: clinical promise and potential pitfalls. J Oncol 2010; 2010: 412985.

［142］Diaz-Gonzalez Sd M, Deas J, Benitez-Boijseauneau O, et al. Utility of microRNAs and siRNAs in cervical carcinogenesis. Biomed Res Int 2015 2015: 374924.

［143］Gu W, McMillan N, Yu C. Silencing of E6/E7 expression in cervical cancer stem-like cells. Methods Mol Biol 2015; 1249: 173-82.

［144］Osaki M, Okada F, Ochiya T. miRNA therapy targeting cancer stem cells: a new paradigm for cancer treatment and prevention of tumor recurrence. Ther Deliv 2015; 6: 323-37.

［145］Das S, Somasundarum K. Therapeutic potential of an adenovirus expressing p73 beta, a p53 homologue, against human papilloma virus positive cervical cancer in vitro and in vivo. Cancer Biol Ther 2006; 5: 210-17.

［146］Molinoio AA, Marsh C, El Dinali M, et al. mTOR as a molecular target in HPV-associated oral and cervical squamous carcinomas. Clin Cancer Res 2012; 18: 2558-68.

［147］Schwarz JK, Payton JE, Rashmi R, et al. Pathway-specific analysis of gene expression data identifies the PI3K/Akt pathway as a novel therapeutic target in cervical cancer. Clin Cancer Res 2012; 18: 1464-71.

［148］Zhang L, Wu J, Ling MT, et al. The role of the PI3K/Akt/mTOR signaling pathway in human cancers induced by infection with human papillomaviruses. Mol Cancer 2015; 14: 1-13.

［149］Lou H, Villagran G, Boland JF, et al. Genome analysis of Latin American cervical cancer: frequent activation of the PIK3CA pathway. Clin Cancer Res 2015 June 16［Epub ahead of print］.

［150］Janku F, Wheler JJ, Westin SN, et al. PI3K/AKT/mTOR inhibitors in patients with breast and gynecologic malignancies harboring PIK3CA mutations. J Clin Oncol 2012; 30: 777-82.

[151] Tinker AV, Ellard S, Welch S, et al. Phase Ⅱ study of temsirolimus (CCI-779) in women with recurrent, unresectable, locally advanced or metastatic carcinoma of the cervix. A trial of the NCIC Clinical Trials Group (NCIC CTG IND 199). Gynecol Oncol 2013; 180: 269-74.

[152] Watkins JA, Irshad S, Grigoriadis A, Tutt ANJ. Genomic scars as biomarkers of homologous recombination deficiency and drug response in breast and ovarian cancers. Breast Cancer Res 2014; 16: 1-11.

[153] Zagouras P, Stifani S, Blaumueller CM, et al. Alterations in Notch signaling in neoplastic lesions of the human cervix.

Proc Natl Acad Sci USA 1995; 92: 6414-18.

[154] Veeraraghavalu K, Pett M, Kumar RV, et al. Papillomavirus-mediated neoplastic progression is associated with reciprocal changes in Jagged1 and Manic Fringe expression linked to Notch activation. J Virol 2004; 78: 8687-700.

[155] Maliekal TT, Bajaj J, Giri V, et al. The role of Notch signaling in human cervical cancer: implications for solid tumors. Oncogene 2008; 27: 5110-14.

[156] Olsauskas-Kuprys R, Zlobin A, Osipo C. Gamma secretase inhibitors of Notch signaling. Onco Targets Ther 2013; 6: 943-55.

第 4 篇

外阴癌
Vulvar Cancer

第15章
外阴癌的新疗法

M. H. M. Oonk and A. G. J. van der Zee
University of Groningen, Groningen, The Netherlands

导　言

在外阴癌治疗方面，近几十年来取得了一些重大进展。直到 20 世纪末，标准治疗包括外阴癌根治术和腹股沟淋巴结清扫术，尽管治愈率很高，但术后生理和心理疾病的发病率经常被报道[1]。因此，建议采用更为保守的治疗方法，以期在不影响生存率的情况下降低发病率。其中，重要的进展是在微侵袭性外阴癌（侵袭深度 < 1 mm）患者中，以广泛的局部切除术取代根治性外阴切除术[2]，并且不再进行腹股沟淋巴结切除术[3]。另外，通过单独切口的腹股沟淋巴结切除术替代了"整块"切除[4,5]，明确单侧外阴病变的患者不再需要进行双侧腹股沟治疗[6]。此外，对于腹股沟淋巴结受累的患者，放疗取代了盆腔淋巴结清扫术[7]。尽管这些减少根治性治疗的措施使并发症的发生率降低，但在许多患者中并发症仍常发生，主要与腹股沟的治疗有关[8]。由于只有大约 30% 的患者有淋巴结转移，剩下 70% 的患者不太可能从选择性腹股沟淋巴结切除术中获益，但将面临严重的并发症风险。因此，需要一种能够准确预测淋巴结转移的技术，并且能够安全地选择不实施腹股沟淋巴结切除术的患者。这种技术需要有很高的阴性预测价值，因为忽略淋巴结转移可能导致疾病复发，这几乎是致命的[9]。超声、CT、MRI 和 PET 等影像技术没有足够高的阴性预测价值，无法安全确定哪些患者能够不实施腹股沟淋巴结清扫术[10]。降低发病率最重要的步骤之一是在外阴癌患者中采用前哨淋巴结定位。在这一章中，我们将总结外阴癌治疗及进一步降低并发症的研究进展。

前哨淋巴结手术

前哨淋巴结的定义是淋巴池中的第一个引流淋巴结，接受来自肿瘤的原发淋巴流（图 15.1）。1994 年，Levenback 等首次报道了前哨淋巴结在外阴癌患者中的应用结果[11]。随后，许多小型单中心研究表明了前哨淋巴结手术的可行性和准确性，特别是采用联合检测手段时（使用放射性示踪剂和蓝色染料）[12]。2008 年，Groninge 国际外阴癌前哨淋巴结研究（GROINSS-V）结果发布。这项大型的国际多中心观察性研究表明，前哨淋巴结阴性的患者不施行腹股沟淋巴结清扫术是安全的[13]。此后不久，关于前哨淋巴结手术在外阴癌中应用准确性

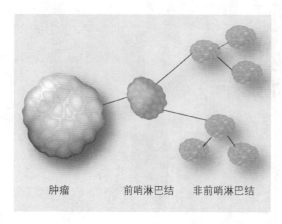

肿瘤　　　　前哨淋巴结　　非前哨淋巴结

图 15.1　前哨淋巴结的概念

的最大研究 GOG 173 显示了非常相似的结果[14]。最近的研究还表明，在早期外阴癌患者中，前哨淋巴结手术比腹股沟股沟淋巴结清扫术更具成本效益。由于早期治疗费用较低，并发症（尤其是淋巴水肿）较少，且总费用较低[15, 16]。目前，采用联合检测手段进行前哨淋巴结手术，是早期外阴癌患者（单灶 T1 肿瘤，小于 4 cm，无可疑腹股沟淋巴结）标准治疗的一部分[12]。

对前哨淋巴结进行超分期（多切片和免疫组化）后发现了越来越多的微小转移。GROINSS-V I 研究显示，超分期中可检测到 41% 的前哨淋巴结转移[13]。非前哨淋巴结转移的风险随前哨淋巴结转移的大小而增加：风险从 4.3%（孤立肿瘤细胞的前哨淋巴结转移）增加到 62.5%（前哨淋巴结转移大于 10 mm）。在非前哨淋巴结转移的可能性接近于零的情况下，尚没有一个确定的大小阈值。因此，无论前哨淋巴结转移的大小，均推荐在前哨淋巴结转移性外阴癌患者中进行腹股沟治疗。此外，前哨淋巴结转移 > 2 mm 的患者预后较转移 ≤ 2 mm 的患者差（94.4% vs. 69.5%）[17]。GROINSS-V I 的长期随访结果（中位随访 105 个月）显示，前哨淋巴结阴性患者的生存期非常好，10 年疾病特异性生存率为 91%，而前哨淋巴结阳性的患者为 65%。然而，10 年后局部复发率高达 39.5%。尽管这些局部复发是以治愈为目的的治疗的，但局部复发后疾病特异性生存率却明显下降[18]。未来的研究应着重于探索前哨淋巴结转移（> 2 mm）患者的新治疗方案和预防初次治疗后局部复发的方法。

前哨淋巴结联合手术的主要缺点是术前需注射放射性示踪剂，尽管使用了局部麻醉，但对许多患者来说是一个负担。2011 年，对术中近红外荧光（NIRF）成像进行了可行性研究[19]。该技术用于前哨淋巴结识别的巨大优势在于，光学造影剂是在手术过程中、麻醉状态下注射的。有了这项技术，就不再需要在手术前一天进行注射和淋巴显影，这将有助于减轻这些患者的心理压力。最初的临床结果表明，在较瘦的外阴癌患者亚组中，术中使用荧光经皮淋巴定位在技术上是可行的。由于吲哚菁绿信号的穿透深度有限，目前该技术仅适用于 BMI < 25 的患者。最近一项在 12 位外阴癌患者中进行的研究证实了其可行性，并表明近红外光谱引导前哨淋巴结检测优于蓝色染料染色法[20]。然而，在这项研究中，将吲哚菁绿与放射性示踪剂预混，从而没有了术前注射的优势。

最近，研究人员还对 SPECT/CT 在外阴癌前哨淋巴结定位中的应用进行了研究。由于其较高的空间分辨率和前哨淋巴结的三维解剖定位，该技术可能为外科医师提供重要的附加信息，并有助于术中前哨淋巴结的检测。SPECT/CT 可提供有关前哨淋巴结的数量和解剖位置的详细信息[21, 22]。然而，需要更多的数据来证实其在外阴癌前哨淋巴结手术中的价值。由于当前方法对外阴癌患者前哨淋巴结的识别率已经很高，因此很难证明增加 SPECT/CT 后的益处。

前哨淋巴结阳性外阴癌患者的放射治疗

目前，GROINSS-V Ⅱ 正在研究转移性前哨淋巴结患者进行放射疗法而不是股沟淋巴结切除术的安全性。在这项多中心观察性研究中，前哨淋巴结转移的患者不再接受腹股沟淋巴结切除术，而是接受剂量为 50 Gy 的腹股沟放射治疗。在该研究中，以腹股沟淋巴结复发的数量作为终止条件，认为是安全的。

早期研究表明放疗对外阴癌有一定的治疗价值。腹股沟淋巴结清扫术后发现有淋巴结转移的患者，经腹股沟辅助放疗有更好的生存率[7, 23, 24]。目前尚不清楚仅有 1 个淋巴结内转移而无包膜外生长的患者是否也能从辅助放疗中获益[24-26]。另一方面，腹股沟初始放疗作为腹股沟淋巴结清扫术的替代方案是有争议的。Stehman 等的一项随机研究将无临床可疑淋巴结的 T1～T3 肿瘤患者进行手术与放疗的比较[27]，最终因放疗组中明显不利的结果而提前终止。在这项研究中，对放疗的剂量和分布等提出了批评[28]。最近一项对国家癌症数据库的大型回顾性分析显示，化疗的加入降低了接受放疗的外阴癌淋巴结转移患者的死亡率[29]。但目前尚无这方面的前瞻性研究。

GROINSS-V Ⅱ 现有 1 500 多名患者最终纳入研究，最终结果将在所有患者完成 2 年的随访后公布。

靶 向 治 疗

现有的研究表明，外阴癌起源于两个独立的途径[30, 31]。第一种也是最常见的类型发生在老年妇女中，并且与硬结性苔藓和（或）分化的外阴上皮内瘤变（differentiated vulvar intraepithelial neoplasia，dVIN）有关。这种类型约占所有外阴癌的 80%。Pinto 等[32]发现分化的外阴上皮内瘤变病变和外阴鳞状细胞癌具有共同的 *Tp53* 突变，支持它们之间的致病联系。另一种类型主要发生在年轻女性中，与高危 HPV（主要是 HPV 16）感染有关。这种类型与常见的 VIN 有关。与 HPV 相关的外阴癌的报告比例差异很大，为 15%～79%[30]。两种不同的类型具有不同的流行病学、病理学和分子特征，因此应将其视为两个单独的部分。

研究 HPV 的存在对患者预后的影响，其结果存在相互矛盾[33-35]。在头颈部癌症中，与非 HPV 相关性肿瘤相比，HPV 相关性肿瘤的预后要好得多[36]。虽然机制尚不完全清楚，但这些 HPV 相关的肿瘤似乎对放疗的反应性更高。潜在机制包括受损的 DNA 修复能力，激活再生信号通路，以及细胞周期调控机制的差异[37]。最新关于口咽肿瘤的研究还表明，增加细胞毒性 T 细胞的抗肿瘤反应与 HPV 阳性肿瘤患者的预后改善有关[38]。

外阴癌靶向疗法的研究还很少。大多数研究集中在表皮生长因子受体（EGFR）和血管内皮生长因子（VEGF），因此我们在本章中将仅限于这两个靶点。

EGFR 是一种跨膜蛋白，属于酪氨酸激酶受体家族。与配体结合后通过其酪氨酸激酶活性激活受体自磷酸化，引起细胞内信号传导，触发一系列细胞内通路，可能导致癌细胞的增殖、侵袭、转移并刺激肿瘤诱导的新生血管[39]。有两种类型的 EGFR 拮抗剂：一种与受体的胞外域结合（抗 EGFR 单克隆抗体，如西妥昔单抗），另一种与受体的胞内激酶域结合（选择性 EGFR 酪氨酸激酶抑制剂，如厄洛替尼）。目前已有多种抗EGFR 的治疗药物，在多种肿瘤中得到广泛研究，如非小细胞肺癌、结直肠癌和头颈癌[39]。

在外阴癌中，有 46%～72% 的患者样本存在 EGFR 表达增加[26, 40-44]。EGFR 的过表达与淋巴结转移和生存率有关[40, 41]。在对 183 名外阴癌患者的研究中，Woelber 等发现 EGFR 基因拷贝数增加了 39%。这种增加与肿瘤的高分期、阳性区域淋巴结数目及不良预后相关。他们还观察到 HPV 阳性与EGFR 扩增之间存在负关系，表明 EGFR 拷贝数在外阴癌变中的作用与 HPV 无关[26]。Dong 等发现了类似的结果，他们发现 p16表达与 p53 和 EGFR 表达呈负相关，支持外阴癌与 HPV 相关和独立于 HPV 的发病机制，并提出 p16 和 p53 的免疫组化检测可作为外阴癌的生物标志物[44]。在一些预后较差且与独立于 HPV 的患者中，EGFR 可能是一个有希望的质粒靶点。

临床前研究表明，用 ZD1839（一种选择性的 EGFR-酪氨酸激酶抑制剂）抑制EGFR 介导的信号转导级联效应可增强单部位和多部位放射的抗肿瘤作用[45]。病例报告表明，EGFR 抑制剂（厄洛替尼和西妥昔单抗）对晚期外阴癌或广泛局部复发性外阴癌患者有效[46-49]。

目前文献报道中只有一项 EGFR 抑制剂治疗外阴癌的 II 期临床试验。Horowitz 等评估了厄洛替尼（一种口服 EGFR 酪氨酸激酶选择性抑制剂）对 41 例外阴鳞状细胞癌患者的疗效和毒性。两组患者接受厄洛替尼治疗（每天 150 mg）；第一组是外阴病变适合手术或放化疗的患者，第二组是转移性可衡量的患者。他们观察到总的临床获益率为 67.5%，部分缓解率为 27.5%，疾病稳定率为 40%，疾病进展率为 17.5%。鉴于这些患者缺乏治疗选择，其毒性是可以接受的[50]。

血管生成是肿瘤生长和转移扩散过程中的基本事件。VEGF 通路已被确立为这一过程的关键调控因子之一。VEGF 在促进肿瘤血管生成和癌症发病机制中的既定作用，导致合理设计和开发选择性靶向该途径的药物[51]。VEGF 的过表达与多种肿瘤的进展和生存有关。抗 VEGF 抗体贝伐珠单抗可以显著提高转移性结直肠癌患者的生存率和应答率[52]。外阴癌中 VEGF 的高表达与生存率差[53]和肿瘤分化差[54]有关。在 VIN 病变中也观察到 VEGF 高表达，其中 VIN3 的表达量明显高于 VIN1 和VIN2[55]。另外，发现微血管密度有助于识别进展为侵袭性疾病的风险最大的 VIN3 病变[56]。这些数据支持了 VEGF 和血管生成可能在外阴癌的发展中起重要（早期）作用的观点。据我们所知，尚无有关抗血管内皮生长因子药物在外阴癌患者中应用的数据。

因此，需要进行对血管生成的进一步研究，以明确靶向疗法在晚期外阴癌患者中的应用及在初始或辅助治疗中的应用。

结　语

前哨淋巴结手术是近 10 年来治疗早期外阴癌的主要进展之一。前哨淋巴结阴性患者的长期生存率很高，但若发生转移和局部复发，长期生存率将降低。目前正在进行其他用于前哨淋巴结检测的技术研究，如近红外成像。外阴癌的靶向治疗仍处于起步阶段。EGFR 抑制剂已获得可喜的结果，但仍缺乏大规模的前瞻性研究。

研 究 方 向

由于前哨淋巴结转移的患者预后显著变差，未来的研究应为这类患者探索新的治疗方案。此外，局部复发亦是非常常见的事件，这些患者的预后也较差。因此，需探索预防局部复发的策略。由于外阴癌是一种罕见的疾病，很难对新的靶向药物进行研究。篮子研究（basket studies）可能为探索外阴癌等罕见癌症的治疗提供一个重要机会。

参考文献

[1] Wills A, Obermair A. A review of complications associated with the surgical treatment of vulvar cancer. Gynecol Oncol 2013; 131(2): 467−79.

[2] Hacker NF, van der Velden J. Conservative management of early vulvar cancer. Cancer 1993; 71(Suppl. 4): 1673−7.

[3] Hacker NF, Berek JS, Lagasse LD, Nieberg RK, Leuchter RS. Individualization of treatment for stage I squamous cell vulvar carcinoma. Obstet Gynecol 1984; 63(2): 155−62.

[4] Hacker NF, Leuchter RS, Berek JS, Castaldo TW, Lagasse LD. Radical vulvectomy and bilateral inguinal lymphadenectomy through separate groin incisions. Obstet Gynecol 1981; 58(5): 574−9.

[5] Hopkins MP, Reid GC, Morley GW. Radical vulvectomy. The decision for the incision. Cancer 1993; 72(3): 799−803.

[6] Burger MPM, Hollema H, Bouma J. The side of groin node metastases in unilateral vulvar carcinoma. Int J Gynecol Cancer 1996; 6: 318−22.

[7] Homesley HD, Bundy BN, Sedlis A, Adcock L. Radiation therapy versus pelvic node resection for carcinoma of the vulva with positive groin nodes. Obstet Gynecol 1986; 68(6): 733−40.

[8] Gaarenstroom KN, Kenter GG, Trimbos JB, et al. Postoperative complications after vulvectomy and inguinofemoral lymphadenectomy using separate groin incisions. Int J Gynecol Cancer 2003; 13(4): 522−7.

[9] Cormio G, Loizzi V, Carriero C, Cazzolla A, Putignano G, Selvaggi L. Groin recurrence in carcinoma of the vulva: management and outcome. Eur J Cancer Care 2010; 19(3): 302−7.

[10] Oonk MH, Hollema H, de Hullu JA, van der Zee AG. Prediction of lymph node metastases in vulvar cancer: a review. Int J Gynecol Cancer 2006; 16(3): 963−71.

[11] Levenback C, Burke TW, Gershenson DM, Morris M, Malpica A, Ross MI. Intraoperative lymphatic mapping for vulvar cancer. Obstet Gynecol 1994; 84(2): 163−7.

[12] Covens A, Vella ET, Kennedy EB, Reade CJ, Jimenez W, Le T. Sentinel lymph node biospy in vulvar cancer: systematic review, meta-analysis and guideline recommendations. Gynecol Oncol 2015; 137(2): 351−61.

[13] Van der Zee AG, Oonk MH, de Hullu JA, et al. Sentinel node dissection is safe in the treatment of early-stage vulvar cancer. J Clin Oncol 2008; 26(6): 884−9.

[14] Levenback CF, Ali S, Coleman RL, et al. Lymphatic mapping and sentinel lymph node biopsy in women with squamous cell carcinoma of the vulva: a gynecologic oncology group study. J Clin Oncol 2012; 30(31): 3786−91.

[15] Erickson BK, Divine LM, Leath Ⅲ CA, Straughn Jr JM. Cost-effectiveness analysis of sentinel lymph node biopsy in the treatment of early-stage vulvar cancer. Int J Gynecol Cancer 2014; 24(8): 1480−5.

[16] McCann GA, Cohn DE, Jewell EL, Havrilesky LJ. Lymphatic mapping and sentinel lymph node dissection compared to complete lymphadenectomy in the management of early-stage vulvar cancer: a cost-utility analysis. Gynecol Oncol 2015; 136(2): 300−4.

[17] Oonk MH, van Hemel BM, Hollema H, et al. Size of sentinel-node metastasis and chances of non-sentinel-node involvement and survival in early stage vulvar cancer: results from GROINSS-V, a multicentre observational study. Lancet Oncol 2010; 11(7): 646−52.

[18] Te Grootenhuis NC, van der Zee AG, van Doorn HC, et al. Sentinel nodes in vulvar cancer: long-term follow-up of the Groningen International Study on Sentinel nodes in Vulvar cancer (GROINSS-V) I. Gynecol Oncol 2016; 140(1): 8−14.

[19] Crane LM, Themelis G, Arts HJ, et al. Intraoperative near-infrared fluorescence imaging for sentinel lymph node detection in vulvar cancer: first clinical results. Gynecol Oncol 2011; 120(2): 291−5.

[20] Verbeek FP, Tummers QR, Rietbergen DD, et al. Sentinel lymph node biopsy in vulvar cancer using combined radioactive and fluorescence guidance. Int J Gynecol Cancer 2015; 25(6): 1086−93.

[21] Klapdor R, Länger F, Gratz KF, Hillemans P, Hertel H. SPECT/CT for SLN dissection in vulvar cancer: improved SLN detection and dissection by preoperative three-dimensional anatomical localisation. Gynecol Oncol 2015; 138(3): 590−6.

[22] Collarino A, Donswijk ML, van Driel WJ, Stokkel MP, Valdés Olmos RA. The use of SPECT/CT for anatomical

mapping of lymphatic drainage in vulvar cancer: possible implications for the extent of inguinal lymph node dissection. Eur J Nucl Med Mol Imag 2015; 42(13): 2064-71.

[23] Kunos C, Simpkins F, Gibbons H, Tian C, Homesley H. Radiation therapy compared with pelvic node resection for node-positive vulvar cancer: a randomized controlled trial. Obstet Gynecol 2009; 114(3): 537-46.

[24] Mahner S, Jueckstock J, Hilpert F, et al. Adjuvant therapy in lymph node-positive vulvar cancer: the AGO-CaRE-1 study. J Natl Cancer Inst 2015; 107(3) pii: dju426.

[25] Fons G, Groenen SM, Oonk MH, et al. Adjuvant radiotherapy in patients with vulvar cancer and one intra capsular lymph node metastasis is not beneficial. Gynecol Oncol 2009; 114(2): 343-5.

[26] Woelber L, Hess S, Bohlken H, et al. EGFR gene copy number increase in vulvar carcinomas is linked with poor clinical outcome. J Clin Pathol 2012; 65(2): 133-9.

[27] Stehman FB, Bundy BN, Thomas G, et al. Groin dissection versus groin radiation in carcinoma of the vulva: a Gynecologic Oncology Group study. Int J Radiat Oncol Biol Phys 1992; 24(2): 389-96.

[28] McCall AR, Olson MC, Potkul RK. The variation of inguinal lymph node depth in adult women and its importance in planning elective irradiation for vulvar cancer. Cancer 1995; 75(9): 2286-8.

[29] Gill BS, Bernard ME, Lin JF, et al. Impact of adjuvant chemotherapy with radiation for nodepositive vulvar cancer: A National Cancer Data Baser (NCDB) analysis. Gynecol Oncol 2015; 137(3): 365-72.

[30] Del Pino M, Rodriquez-Carunchio L, Ordi J. Pathways of vulvar intraepithelial neoplasia and squamous cell carcinoma. Histopathology 2013; 62(1): 161-75.

[31] Van der Avoort IA, Shirango H, Hoevenaars BM, et al. Vulvar squamous cell carcinoma is a multifactorial disease following two separate and independent pathways. Int J Gynecol Pathol 2006; 25(1): 22-9.

[32] Pinto AP, Miron A, Yassin Y, et al. Differentiated vulvar intraepithelial neoplasia contains Tp53 mutations and is genetically linked to vulvar squamous cell carcinoma. Mod Pathol 2010; 23(3): 404-12.

[33] Monk BJ, Burger RA, Parham G, Vasilev SA, Wilczynski SP. Prognositic significance of human papillomavirus DNA in vulvar carcinoma. Obstet Gynecol 1995; 85(5 Part 1): 709-15.

[34] Pinto AP, Schlecht NF, Pintos J, et al. Prognostic significance of lymph node variables and human papillomavirus DNA in invasive vulvar carcinoma. Gynecol Oncol 2004; 92(3): 856-65.

[35] Alonso I, Fusté V, del Pino M, et al. Does human papillomavirus infection imply a different prognosis in vulvar squamous cell carcinoma? Gynecol Oncol 2011; 122(3): 509-14.

[36] Chaturvedi AK. Epidemiology and clinical aspects of HPV in head and neck cancers. Head Neck Pathol 2012(6 Suppl. 1): S16-24.

[37] Mirghani H, Amen F, Tao Y, Deutsch E, Levy A. Increased radiosensitivity of HPV-positive head and neck cancers: molecular basis and therapeutic perspectives. Cancer Treat Rev 2015 Oct 13. pii: S0305-7372(15)00172-3. doi: 10.1016/j.ctrv.2015.10.001.[Epub ahead of print].

[38] Ward MJ, Thirdborough SM, Mellows T, et al. Tumour-infiltrating lymphocytes predict for outcome in HPV-positive oropharyngeal cancer. Br J Cancer 2014; 110(2): 489-500.

[39] Ciardiello F, Tortora G. EGFR antagonists in cancer treatment. N Eng J Med 2008; 358: 1160-74.

[40] Johnson GA, Mannel R, Khalifa M, et al. Epidermal growth factor receptor in vulvar malignancies and its relationship to metastasis and patient survival. Gynecol Oncol 1997; 65(3): 425-9.

[41] Oonk MH, de Bock GH, van der Veen DJ, et al. EGFR expression is associated with groin node metastases in vulvar cancer, but does not improve their prediction. Gynecol Oncol 2007; 104(1): 109-13.

[42] Growdon WB, Boisvert SL, Akhavanfard S, et al. Decreased survival in EGFR gene amplified vulvar carcinoma. Gynecol Oncol 2008; 111(2): 289-97.

[43] De Melo Maia B, Fontes AM, Lavorato-Rocha AM, et al. EGFR expression in vulvar cancer: clinical implications and tumor heterogeneity. Hum Pathol 2014; 45(5): 917-25.

[44] Dong F, Kojiro S, Borger DR, Growdon WB, Oliva E. Squamous cell carcinoma of the vulva: a subclassification of 97 cases by clinicopathologic, immunohistochemical, and molecular features (p16, p53, and EGFR). Am J Surg Pathol 2015; 39(8): 1045-53.

[45] Solomon B, Hagekyriakou J, Trivett MK, Stacker SA, McArthur GA, Cullinane C. EGFR blockade with ZD1839 ("Iressa") potentiates the antitumor effects of single and multiple fractions of ionizing radiation in human A431 squamous cell carcinoma. Int J Radiat Oncol Phys 2003; 55(3): 713-23.

[46] Olawaiye A, Lee LM, Krasner C, Horowitz H. Treatment of squamous cell vulvar cancer with the anti-EGFR tyrosine kinase inhibitor Tarceva. Gynecol Oncol 2007; 106(3): 628-30.

[47] Bacha OM, Levesque E, Renaud MC, Lalancette M. A case of recurrent vulvar carcinoma treated with erlotinib, an EGFR inhibitor. Eur J Gynaecol Oncol 2011; 32(4): 423-4.

[48] Bergstrom J, Bidus M, Miles E, Allard J. Use of Cetuximab in combination with cisplatin and adjuvant pelvic radiation for stage III B vulvar carcinoma. Case Rep Obstet Gynecol 2015.[Epub 2015 Jul 29].

[49] Richard SD, Krivak TC, Beriwal S, Zorn KK. Recurrent

metastatic vulvar carcinoma treated with cisplatin plus cetuximab. Int J Gynecol Cancer 2008; 18(5): 1132−5.

[50] Horowitz NS, Olawaiye AB, Borger DR, et al. Phase Ⅱ trial of erlotinib in women with squamous cell carcinoma of the vulva. Gynecol Oncol 2012; 127(1): 141−6.

[51] Hicklin DJ, Ellis LM. Role of the vascular endothelial growth factor pathway in tumor growth and angiogenesis. J Clin Oncol 2005; 23(5): 1011−27.

[52] Saltz LB, Clarke S, Diaz-Rubio E, et al. Bevacizumab in combination with oxaliplatin-based chemotherapy as first-line therapy in metastatic colorectal cancer: a randomized phase Ⅲ study. J Clin Oncol 2008; 26(12): 2013−19.

[53] Obermair A, Kohlberger P, Bancher-Todesca D, et al. Influence of microvessel density and vascular permeability factor/vascular endothelial growth factor expression on prognosis in vulvar cancer. Gynecol Oncol 1996; 63(2): 204−9.

[54] Dhakal HP, Nesland JM, Forsund M, Trope CG, Holm R. Primary tumor vascularity, HIF-1α and VEGF expression in vulvar squamous cell carcinomas: their relationships with clinicopathological characteristics and prognostic impact. BMC Cancer 2013; 13: 506. http://dx.doi. org/10.1186/1471-2407-13-506.

[55] Bancher-Todesca D, Obermair A, Bilgi S, et al. Angiogenesis in vulvar intraepithelial neoplasia. Gynecol Oncol 1997; 64(3): 496−500.

[56] Saravanamuthu J, Reid WM, George DS, et al. The role of angiogenesis in vulvar cancer, vulvar intraepithelial neoplasia, and vulvar lichen sclerosus as determined by microvessel density analysis. Gynecol Oncol 2003; 89(2): 251−8.

第 5 篇

生育力与癌症
Fertility and Cancer

第16章
生育力与癌症：保留生育力和保留生育力的手术

M. E. Sabatini[1, 2]
[1] Harvard Medical School, Boston, MA, United States
[2] Massachusetts General Hospital, Boston, MA, United States

美国癌症协会估计，2015年美国有160万新确诊的癌症病例，其中超过8.6万是45岁以下的女性[1]。同时，疾病特异性5年生存率从20世纪70年代的49%上升到2000年中期的68%，并且发达国家的第一胎生育中位年龄正在上升[2]，因此，越来越多的妇女在建立家庭生育之前会被诊断出患有癌症。随着患者寿命的延长和组建家庭的推迟，癌症治疗后的生活质量越来越受重视。在女性幸存者中，不孕是癌症治疗的最重要的并发症[3]。美国临床肿瘤学会建议，作为癌症治疗前指导和知情同意的一部分，医务人员应对生育期接受治疗的患者强调不孕风险，并准备好讨论保留生育力的选择和（或）将患者转诊至生殖专家[4]。

正常女性的生殖功能需要包括下丘脑、垂体、卵巢、子宫和子宫颈在内的多个系统的相互作用。因此，这些结构中的任何一个损伤都会破坏卵泡生长、排卵和子宫内膜发育的周期性循环，而这些是妊娠所必需的。全身甚至局部肿瘤治疗都会影响生育能力，然而，妇科癌症的治疗可能是最具破坏性的，因为妇科手术、放疗和化疗都可能对生殖器官本身产生潜在的不良影响。

生育力随着女性的年龄增长而下降，35～40岁开始下降迅速。在44岁以上的健康女性中，除了卵母细胞或胚胎捐赠外，即使采用积极的治疗，也很少有活产。在考虑癌症患者的生育力时，必须考虑女性的年龄和目前建立家庭的选择以及治疗目标。

虽然本书的前几章着重于妇科癌症的具体发病部位，但在本章中，我们将更多关注主要疗法对组织造成的损伤以及预防或减轻这种损伤的可能方法。在癌症治疗中，联合治疗方法往往很难将毒性归因于特定的治疗方法[5]。此外，由于治疗方法的迅速变化，我们无法在大规模人群中观察任何药物或联合治疗的效果。因此，在未来几年确定生育力保存策略的有效性也将是一项挑战。

手　术

卵巢癌、输卵管癌和腹膜癌

卵巢癌、输卵管癌和腹膜癌是妇科最令人恐惧的癌症，因为缺乏可用的筛查和检测方法，且被诊断为晚期疾病的患者生存率很低[6]。上皮性卵巢癌占卵巢恶性肿瘤的95%。完全或最佳细胞减灭术，包括盆腔冲洗、子宫切除术、双侧输卵管卵巢切除术、大网膜切除术、盆腔和主动脉旁淋巴结清扫术以及切除可见的转移灶仍是治疗的标准，并已被证明能提高生存率[7,8]。

卵巢癌的手术治疗理念已经有所改变，因为有数据显示，进行不太激进且保留生育功能的手术（FSS）可能是安全的。1999年，Benjamin 等描述了 118 例Ⅰ期卵巢癌、对侧卵巢外观表面粗糙的病例。最终病理结果显示，这些病例中只有 2.5% 的对侧卵巢有镜下病灶[9]。这一发现表明，如果不切除对侧卵巢，原本可能为某些女性的未来提供生育机会。

如果考虑使用保留生育功能手术，则应进行手术分期，包括冲洗、单侧输卵管卵巢切除术、网膜切除术、阑尾切除术和淋巴结活检、腹部探查、可疑区域活检和子宫内膜活检，且这些检查应为阴性。一些回顾性研究描述了接受保留生育功能手术治疗卵巢癌的患者预后[10-21]，患者组从 11 例到 545 例不等。这些研究大多数包括所有组织学类型和癌症分级。一些仅限于Ⅰ A 和Ⅰ C 期，而另一些则包括Ⅲ C 期。关于妊娠和产科结局的数据在很大程度上是令人鼓舞的，据报道，受孕率为 38%～100%[22,23]；但是最近的一项研究表明，与一般人群相比，保留生育功能手术与生殖潜能降低有关[24]。对于早期卵巢癌，保留生育功能手术可能不会在性功能或生活质量方面带来益处[25]。

实施保留生育功能手术必须谨慎。根据累积数据，2015 年 NCCN 指南建议保留生育功能手术可能适用于Ⅰ A 和Ⅰ C 期（但不适用于Ⅰ B 期）和低级别的上皮性肿瘤、恶性生殖细胞肿瘤和恶性性索间质肿瘤[26]。必须在可能需要进一步手术、化疗和生育结果的预期方面保持平衡。

交界性卵巢肿瘤（borderline ovarian tumors，BOT）占所有卵巢肿瘤的 14%～15%，两种主要的亚型为浆液性（约 70%）和黏液性（约 10%）。1/3 的病例在 40 岁以下的女性中确诊，其中绝大多数诊断为Ⅰ期。交界性卵巢肿瘤通常在初次手术时进行分期手术，以防最终的组织学评估显示为浸润性癌。然而，大多数这些肿瘤可以用更保守的手术方法治疗。保守手术可以包括盆腔冲洗、网膜活检、任何腹膜病变的活检，以及单侧输卵管卵巢切除术或者是囊肿切除术后冷冻切片；对黏液性肿瘤进行阑尾切除术。由于冷冻病理和最终石蜡病理之间存在差异，如果发现恶性肿瘤，应建议患者进行第二次更为广泛的手术[27]。通常，从疾病和生育力的角度来看，交界性卵巢肿瘤的保留生育功能手术与良好的预后相关[28-30]。

子宫内膜癌

子宫内膜癌是美国最常见的妇科癌症，2015 年新增 54 870 例，死亡 10 170 人[31]。诊断子宫内膜癌的中位年龄为 62 岁；然而，7.1% 的新诊断子宫内膜癌的患者年龄在 44 岁以下。因此，对这些女性来说，保留生育力可能很重要。

子宫内膜癌的标准治疗是子宫切除术、双侧输卵管卵巢切除术、伴或不伴盆腔和主动脉旁淋巴结清扫术[32]。对于低风险疾病（1 级或 2 级，仅限于子宫内膜，非高风险组织学类型）的患者，这种治疗可获得较高的疾病特异性 5 年生存期[33]。然而，标准治疗会同时影响生育力和生活质量，特别是对于绝经前妇女。因此，更为保守的非手术治疗已被报道。

1959 年，Kristner 首次报道了使用孕激素疗法治疗子宫内膜增生或原位癌的病例[34]。随后，其他几个研究团队报道了对早期子宫内膜癌的类似治疗[35-38]。由于子宫内膜癌在年轻女性中罕见，目前还没有大型研究为子宫内膜癌的保留生育治疗提供指导。大多数研究都是小规模的回顾性研究，仅报道了数百例已回顾的病例[39-45]。因此，确定子宫内膜癌患者保留生育力适用群体仍是一个挑战。根据目前的文献，欧洲妇科肿瘤学会生育力保存工作组以及其他机构已经为子宫内膜癌年轻患者的生育力保存提出了临床建议[46]。普遍共识是，接受药物治疗的子宫内膜癌应该是低风险类型，特别是 1 级、高度分化的子宫内膜样肿瘤，通过磁共振成像（MRI）确定是局限于子宫内膜，并通过刮宫术进行子宫内膜取样（D&C）确认肿瘤的分级和组织学类型。

糟糕的是，能够正式确定子宫内膜癌分期和分级的唯一方法是手术。在年轻女性中，1 级高分化是 Ⅰ A 期子宫内膜癌的唯一重要的预后因素[38]，因此，他们的建议是，这些是唯一应该接受保守治疗建议的患者。

子宫内膜活检和诊刮术都是可能的子宫内膜取样方法。迄今，尚无关于这两种方法进行比较的前瞻性研究报道。有回顾性数据表明，对于 1 级高分化患者，诊刮术取样的标本约 8.7% 与最终子宫切除术标本上的病变升级相关，而子宫内膜活检方法（pipelle 内膜取样）约为 17.4%，数据具有统计学意义[47]。这表明在早期诊断和管理阶段，诊刮术将是首选方法。尽管已经开始了一项前瞻性试验来评估子宫内膜增生[48]，但对于持续的监测，很少有关于多久监测治疗效果的指导。由于通过病理诊断对病变进行分

级，因此至少应由两名病理学家对组织切片进行诊断[46]。

子宫肌层浸润在决定保留生育力治疗的恰当性方面也很重要。明确的诊断只能在组织学上做出，因此必须与患者进行相应的沟通。已经研究和分析了多种成像方式，包括超声、CT（计算机断层扫描）和 MRI，其中 MRI 似乎提供了最佳的准确性。然而，经验丰富的超声医师，其检测效率接近 MRI[46,49]。

不幸的是，关于哪种孕激素治疗最有效，几乎没有明确的指导。迄今，醋酸甲羟孕酮（MPA）和醋酸甲地孕酮（MA）的报道最广泛，醋酸甲羟孕酮的剂量为（100～1 200）mg/d，醋酸甲地孕酮的剂量为（40～600）mg/d[41,44]。尽管左炔诺孕酮宫内节育器的使用较少，但一些研究表明它也是有效的[50]。其他对抗内源性雌激素作用的药物治疗，如 GnRH 类似物、来曲唑和其他药物也已经在试用。然而，由于尚不能明确单一一种药物，也不能确定具体治疗时间，研究显示一般为 3～4 个月，如果到 6 个月后取样仍未阴性，则不会出现迟发性疗效，持续性的病变可能提示子宫肌层浸润[46,49]。

此外，已经完成的一些小型研究表明，对于想保留卵巢功能且患有早期子宫内膜癌的患者可以在保留卵巢的情况下仅行子宫切除术[51-53]。

宫颈癌

浸润性宫颈癌的传统治疗方法是根治性子宫切除术或放射治疗。到 20 世纪 90 年代初，治疗性锥切被认为是那些希望保留生育功能的 1A1 期癌症患者的合适治疗方法[54]。20 世纪 90 年代早期，一些技术被用于早期浸润性宫颈癌患者，包括腹腔镜盆腔淋巴结清扫术联合阴式根治性宫颈切除

术[55]，同时也进行了改良[56,57]。1998 年，Roy 和 Plante 还报道了 30 例行根治性宫颈切除术患者的产科预后。该研究的中位随访时间为 25 个月（1～79 个月），在 6 名尝试受孕的人中，有 7 次妊娠，包括 2 次足月分娩、2 次早产、2 次正在妊娠和 1 次早期流产。

这些研究很大程度上建立了现行的患者选择标准。合适的患者必须具有生育愿望，并且处于生育年龄（通常 40 岁或以下）；病变应该小于 2 cm，为鳞状细胞癌或腺癌，不是高危病理类型（如小细胞），且阴道镜检查和 MRI 提示宫颈病变范围有限，无淋巴结转移。肿瘤内淋巴血管间隙浸润是淋巴结内复发的危险因素，但孤立病灶的发现并不是生育力保留手术的禁忌证。如果发现淋巴结阳性，病变范围比最初评估的范围更广，或者如果冷冻病理切片提示宫颈切缘阳性，应行根治性子宫切除术[58,59]。

自阴式手术报道以来，也报道了一些其他外科手术方式，包括腹腔镜辅助阴式手术[60]、开腹手术[61]和机器人手术[62]。由于技术、外科医师技能水平的差异，以及病理学的变化等原因，很难辨别哪种方法在结局方面是更好的。关于结局（包括产科结局和复发率）的论著和综述已有很多。虽然随访时间有所不同，但据报道，复发率在 0～5%。总体妊娠率为 38%～76%，胎膜早破和早产是妊娠的最常见并发症[58,62]。

保留生育功能手术总结

无论疾病部位，接受过保留生育功能手术或保守手术的患者都应该被告知复发的风险和可能无法成功进行生育，以及需要进一步手术。一旦完成生育，就应进行明确的治疗或手术，以避免癌症复发或病情恶化的风险。

放 射 治 疗

1 个多世纪以来，放射线已用于治疗肿瘤和其他疾病。它通过电离构成细胞的原子而导致细胞成分的损害。致死性主要来自引起细胞的 DNA 损伤，因为癌细胞不能像健康细胞那样修复 DNA 损伤，它们更容易因辐射损伤而死亡。然而不幸的是，尽管试图通过各种方法减少正常组织的暴露，但对正常组织的一些损伤仍是不可避免的[64-66]。

虽然妇科手术的效果是明显且直接的，但辐射的影响可能同样深远，并在某些方面更为隐蔽，因为它们可能需要数周至数年才能显现出来。子宫颈和子宫暴露于辐射会对生殖产生非常严重的后果。

辐射照射可导致宫颈狭窄和瘢痕形成、子宫内膜和周围子宫肌层损害，从而导致着床失败、子宫肌层肥大、生长不良和血供不足。通常，传统的盆腔放射被认为是妊娠的禁忌证。然而，子宫损伤的程度取决于辐射剂量和患者的年龄/发育阶段[67,68]。在青春期前的女孩中，低至 8.5 Gy 的辐射剂量就可能对子宫生长和血流造成损害[69,70]。

在成年人中，暴露于辐射会增加低体重儿、早产儿及围产儿死亡的风险[71,72]，并且不良预后与辐射总剂量呈正相关。当接受放射线治疗患者按年龄分层时，初潮前期患者结局更差。

卵巢移位术可以在适当的患者中维持卵巢功能、激素功能和生育能力。将卵巢移至离放射野尽可能远的位置，并用超声能找到的夹子进行标记[73,74]。总的来说，大多数研究在保留激素功能和降低残留病灶的可能性方面均有较好的结果[75-78]。必须注意选择合适的患者，以避免癌症复发的风险[79]。预期盆腔放疗或已接受卵巢移位的患者随后可通过控制性卵巢刺激并行体外受精（IVF）。通常，IVF 是使用阴道超声探头完成的，因此只能在有经验的生殖中心进行。同样重要的是，卵巢储备可能更多受限于切除部分的血液供应和远距离辐射影响。

化 学 疗 法

传统化学疗法具有细胞毒性，可以杀死正在生长和分裂的细胞。它们是无法区别正常细胞和癌细胞的，会破坏处于细胞周期中的任何细胞。因此化学疗法会导致常见的副作用，如脱发、黏膜炎和骨髓抑制。新的靶向药物（如单克隆抗体）以癌细胞产生的蛋白质为靶点，总的来说副作用更少。

鉴于人类卵母细胞被认为是不分裂的，基本上是静止的，所以化疗如何影响生育力尚不清楚。它可能作用于未知的生殖细胞、支持细胞群或某种其他机制来减少卵巢储备[80]。然而，有大量证据表明，传统的化疗正在损害卵巢和今后的生育力[81]。造成的损害程度取决于药物类别（烷化剂造成的破坏最大，而植物衍生物、抗生素和抗代谢物的破坏力相对较小）、化疗的剂量、治疗的持续时间以及各种患者因素（年龄、先前的生育力和未知的卵巢储备能力等）。

因为目前积累的数据很少，在很大程度上靶向治疗的风险未知。在绝经前结肠癌患者中，贝伐珠单抗与以奥沙利铂为基础的方案（FOLFOX）联合使用时原发性卵巢功能不全（primary ovarian insufficiency, POI）的发生率较高（34%），而单独使用 FOLFOX 的患者 POI 的发生率低得多（2%）。在联合治疗发生 POI 的患者中，有 22% 在停止使用贝伐珠单抗后卵巢功能恢复[82]。这一发现是否适用于其他靶向疗法和其他癌症还不得而知。幸运的是，接受化疗但保持生育功能的患者，其出生缺陷或后代患癌风险并不会随之增加[83]。

生育力保存的方法和技术

患者的生育选择取决于很多因素，包括年龄、疾病部位和严重程度，预期的癌症治疗方法，甚至是保险和财务状况。癌症治疗对未来生育力的潜在影响应与所有育龄期女性和尚未达到育龄的家庭一起讨论[4]。图 16.1 和图 16.2 展示了用于解决这些问题

危害女性生育力的疗法及生育力保护策略

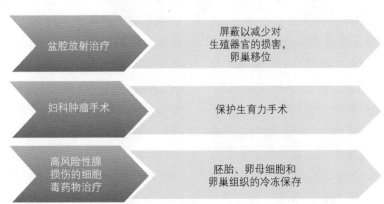

图 16.1　威胁生育力的治疗和应对策略

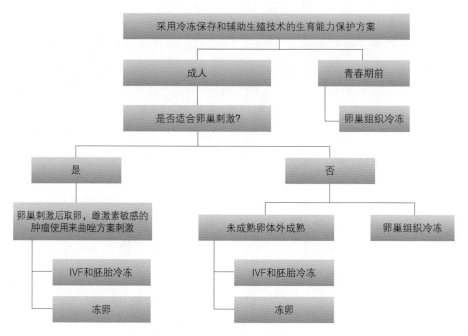

图 16.2　女性患者的生育力保护的策略

的可选策略[84]。

从理论上讲，卵巢细胞不进入细胞周期可以对卵巢功能有一些保护作用。因此，一些药物如促性腺激素释放激动剂（GnRHa）被认为在化疗期间对卵巢有潜在的保护作用[85-88]，但 GnRHa 可能存在严重的副作用[89-91]。其他药物如磷酸高丝氨酸 1[92, 93]、靶向疗法[94]和选择性雌激素受体调节剂[95]目前正在研究中。

IVF 技术可用于冷冻卵母细胞或胚胎以备将来之用。虽然胚胎冷冻保存是金标准，可获得约 50% 的活产率[96]，但它也可能存在问题。IVF 只能在青春期后的女性身上进行。此外，IVF 可能需要 2～6 周才能完成，并且可能会产生严重的副作用和风险。卵母细胞冷冻保存可用于没有伴侣的女性，但也需要控制卵巢过度刺激，冷冻卵母细胞的结果还不确定[97]。由于这些原因，需要探索新的方法来帮助女性患者保持生育力[98, 99]。

世界范围内有几个项目报道了卵巢组织冷冻的进展。卵巢组织冷冻可以在青春期前和青春期后的女性中进行。通常，这是一个简单的腹腔镜手术，可以快速安排和完成。然而，对癌症患者来说，重要的是要记住，她们可能会受到各种疾病相关问题的影响，因此，细致规划至关重要。

这样获得的组织理论上可以有两种用途。首先，它可以在癌症治疗结束后重新植入患者体内。许多研究报道了组织再植入术后激素功能恢复和活产的案例[100-104]。这类手术的并发症发生率非常低。但是，这仍然是一项新兴技术，远期的影响，尤其是再植入后的影响不甚了解。另外，这些患者中的大多数都有卵巢组织，冷冻保存 / 解冻的组织被放入其中，因此很难知道如果不进行移植，她们是否会受孕。美国生殖医学学会（ASRM）认为卵巢组织冷冻是实验性的[105]。

冷冻组织的另一种用途可能是提取未成熟的卵母细胞用于体外成熟和随后的受精。尽管这仍然是理论上的，但对于那些血液系统恶性肿瘤和其他可能转移到卵巢的癌症患者来说，可能是唯一的选择，因为卵巢重新植入被认为风险太大[106]。总的来说，体外成熟技术被认为是实验性的，目前的妊娠率低于传统的 IVF[107]。

其 他 选 择

在考虑任何癌症的保守治疗（保留生育功能的手术，卵巢移位）时，全面评估患者的所有风险是非常重要的。例如，在对年轻女性子宫内膜癌进行保守治疗之前，应考虑林奇综合征和并发其他癌症的可能性。此外，还必须考虑到癌症再发展的倾向。例如，如果在排卵和肥胖的情况下出现子宫内膜癌，应就未来的风险和降低风险的方法向患者提供适当的咨询。

那些具有妇科癌症遗传倾向的患者（如 BRCA 突变携带者）可以选择胚胎植入前遗传学诊断（preimplantation genetic diagnosis，PGD）来选择不携带该突变的胚胎。这确实会导致丢弃一些在另一方面正常的胚胎。检测胚胎以避免将来的疾病，伦理的立场不尽相同；然而，大多数遗传性癌症综合征患者似乎认为提供 PGD 是合适的，即使他们中的一些人会选择不使用 PGD[108, 109]。

第三方生育（指使用捐赠配子、胚胎或使用代孕）在社会、法律、伦理和经济上都很复杂。美国生殖医学会（ASRM）已为患者发布了指南，以帮助引导一个涉及医学评估、社会和法律咨询，以及食品药品管理局（FDA）合规的流程[110]。对于那些无法保存卵巢组织、卵母细胞或胚胎的人，卵母细胞捐献是一种选择。Trounson 等在 1983 年[111]报道了第一例卵母细胞捐赠后妊娠的病例，但最终流产。1984 年报道了第一

例活产[112]。卵母细胞捐赠的合法性因国家而异。在美国，FDA 的监管方式与组织捐赠相同。除了有血缘关系的捐献者外，通过卵母细胞捐献所生的孩子与受赠人虽然没有遗传关联，但在美国，受赠人对所生孩子承担全部法律责任。胚胎捐赠也是一种可能。根据辅助生殖技术学会的数据，2013 年美国有超过 20 000 个 IVF 周期涉及供体卵母细胞或供体胚胎[113]。领养一直是那些无法寻求上述任何一种方式的患者或家庭的主要选择。

对于那些子宫切除的女性来说，广泛使用的方法是代孕。这是在 1985 年首次报道的[114]，包括通过体外受精创造胚胎，从意欲获得孩子的母亲那里获得卵母细胞，并将该胚胎植入另一个女性的子宫中。这在许多地方是一种常见的技术。但是，在某些国家 / 地区和州是被禁止的。将来，子宫移植亦是可能的治疗方法，该技术于 2002 年在人类中首次应用[115]。2013 首次报道了子宫移植的患者妊娠[116]，2014 年 9 月 4 日一名先天性子宫缺如和单侧肾发育不全的女性在子宫移植后首次活产。该患者在妊娠 31 周时因先兆子痫而剖宫产分娩[117]。迄今，已有 4 例活产报告[118]。

现在肿瘤生殖学领域正在迅速发展。对于那些想在完成癌症治疗后考虑建立家庭的人来说，充满了希望。但是，随着这一领域的迅速发展，有必要为患者及医务人员提供更多的教育资源。决策可以是自由的，但在没有适当理解选项的情况下，也会造成痛苦和焦虑[119]。沿着这些思路，还有一些正在进行的研究将帮助医生更好地为患者及其家庭提供有助于决策的信息[120, 121]。希望随着更多的突破和对癌症和生殖生理学更好的理解，选择将会变得更容易。

参考文献

[1] American Cancer Society. Cancer Facts & Figures 2015. Atlanta (GA): American Cancer Society, <http://www.cancer.org/research/cancerfactsstatistics/cancerfactsfigures2015>; 2015 [accessed 22.08.15].

[2] Finer LB, Philbin JM. Trends in ages at key reproductive transitions in the United States, 1951-2010. Women's Health Issues 2014: e271-9.

[3] Zeltzer EK. Cancer in adolescents and young adults psychosocial aspects. Long-term survivors. Cancer 1993; 71(10 Suppl.): 3463-8.

[4] Loren AW, Mangu PB, Beck LN, Brennan L, Magdalinski AJ, Partridge AH, et al. Fertility preservation for patients with cancer: American Society of Clinical Oncology clinical practice guideline update. J Clin Oncol 2013; 31: 2500-10.

[5] Greene MF, Longo DL. Cautious optimism for offspring of women with cancer during pregnancy. N Engl J Med 2015; 373: 1875-6. [Epub ahead of print] PMID: 26415086.

[6] Heintz AP, Odicino F, Maisonneuve P, Quinn MA, Benedet JL, Creasman WT, et al. Carcinoma of the ovary. Int J Gynaecol Obstet 2006; 95: S161-92.

[7] Le T, Adolph A, Krepart GV, Lotocki R, Heywood MS. The benefits of comprehensive surgical staging in the management of early-stage epithelial ovarian carcinoma. Gynecol Oncol 2002; 85: 351-5.

[8] Elattar A, Bryant A, Winter-Roach BA, Hatem M, Naik R. Optimal primary surgical treatment for advanced epithelial ovarian cancer. Cochrane Database Syst Rev 2011; 8: CD007565. http://dx.doi.org/10.1002/14651858.CD007565.pub2.

[9] Benjamin I, Morgan MA, Rubin SC. Occult bilateral involvement in stage I epithelial ovarian cancer. Gynecol Oncol 1999; 72: 288-91.

[10] Zanetta G, Chiari S, Rota S, Bratina G, Maneo A, Torri V, et al. Conservative surgery for stage I ovarian carcinoma in women of childbearing age. Br J Obstet Gynaecol 1997; 104(9): 1030-5.

[11] Schilder JM, Thompson AM, DePriest PD, Ueland FR, Cibull ML, Kryscio RJ, et al. Outcome of reproductive age women with stage IA or IC invasive epithelial ovarian cancer treated with fertility-sparing therapy. Gynecol Oncol 2002; 87(1): 1-7.

[12] Morice P, Leblanc E, Rey A, Baron M, Querleu D, Blanchot J, et al. Conservative treatment in epithelial ovarian cancer: results of a multicentre study of the GCCLCC (Groupe des Chirurgiens de Centre de Lutte Contre le Cancer) and SFOG (Société Francaise d'Oncologie Gynécologique). Hum Reprod 2005; 20(5): 1379-85.

[13] Borgfeldt C, Iosif C, Måsbäck A. Fertility-sparing surgery and outcome in fertile women with ovarian borderline tumors and epithelial invasive ovarian cancer. Eur J Obstet Gynecol Reprod Biol 2007; 134(1): 110-14.

[14] Park JY, Kim DY, Suh DS, Kim JH, Kim YM, Kim YT, et al. Outcomes of fertility-sparing surgery for invasive epithelial ovarian cancer: oncologic safety and reproductive outcomes. Gynecol Oncol 2008; 110(3): 345-53.

[15] Anchezar JP, Sardi J, Soderini A. Long-term follow-up results of fertility sparing surgery in patients with epithelial ovarian cancer. J Surg Oncol 2009; 100(1): 55-8.

[16] Kwon YS, Hahn HS, Kim TJ, Lee IH, Lim KT, Lee KH, et al. Fertility preservation in patients with early epithelial ovarian cancer. J Gynecol Oncol 2009; 20(1): 44-7.

[17] Schlaerth AC, Chi DS, Poynor EA, Barakat RR, Brown CL. Long-term survival after fertilitysparing surgery for epithelial ovarian cancer. Int J Gynecol Cancer 2009; 19(7): 1199-204.

[18] Kajiyama H, Shibata K, Suzuki S, Ino K, Nawa A, Kawai M, et al. Fertility-sparing surgery in young women with invasive epithelial ovarian cancer. Eur J Surg Oncol 2010; 36(4): 404-8.

[19] Satoh T, Hatae M, Watanabe Y, Yaegashi N, Ishiko O, Kodama S, et al. Outcomes of fertilitysparing surgery for stage I epithelial ovarian cancer: a proposal for patient selection. J Clin Oncol 2010; 28(10): 1727-32.

[20] Fruscio R, Corso S, Ceppi L, Garavaglia D, Garbi A, Floriani I, et al. Conservative management of early-stage epithelial ovarian cancer: results of a large retrospective series. Ann Oncol 2013; 24(1): 138-44.

[21] Bentivegna E, Fruscio R, Roussin S, Ceppi L, Satoh T, Kajiyama H, et al. Long-term followup of patients with an isolated ovarian recurrence after conservative treatment of epithelial ovarian cancer: review of the results of an international multicenter study comprising 545 patients. Fertil Steril 2015; 104(5): 1319-24.

[22] Zapardiel I, Diestro MD, Aletti G. Conservative treatment of early stage ovarian cancer: oncological and fertility outcomes. Eur J Surg Oncol 2014; 40(4): 387-93.

[23] Ditto A, Martinelli F, Lorusso D, Haeusler E, Carcangiu M, Raspagliesi F. Fertility sparing surgery in early stage epithelial ovarian cancer. J Gynecol Oncol 2014; 25(4): 320-7.

[24] Letourneau J, Chan J, Salem W, Chan SW, Shah M, Ebbel E, et al. Fertility sparing surgery for localized ovarian cancers maintains an ability to conceive, but is associated with diminished reproductive potential. J. Surg Oncol 2015; 112(1): 26-30.

[25] Chan JL, Letourneau J, Salem W, Cil AP, Chan SW, Chen LM, et al. Sexual satisfaction and quality of life in survivors of localized cervical and ovarian cancers following

fertilitysparing surgery. Gynecol Oncol 2015; 139(1): 141-7.

[26] NCCN Clinical Practice Guidelines in Oncology. Ovarian cancer including fallopian tube cancer and primary peritoneal cancer, Version 2.2015. <http://www.nccn.org/ professionals/physician_gls/pdf/ovarian.pdf>; [accessed 10.10.15].

[27] Geomini P, Bremer G, Kruitwagen R, Mol BW. Diagnostic accuracy of frozen section diagnosis of the adnexal mass: a metaanalysis. Gynecol Oncol 2005; 96(1): 1-9.

[28] Zanetta G, Rota S, Chiari S, Bonazzi C, Bratina G, Mangioni C. Behavior of borderline tumors with particular interest to persistence, recurrence, and progression to invasive carcinoma: a prospective study. J Clin Oncol 2001; 19(10): 2658-64.

[29] Daraï E, Fauvet R, Uzan C, Gouy S, Duvillard P, Morice P. Fertility and borderline ovarian tumor: a systematic review of conservative management, risk of recurrence and alternative options. Hum Reprod Update 2013; 19(2): 151-66.

[30] Helpman L, Beiner ME, Aviel-Ronen S, Perri T, Hogen L, Jakobson-Setton A, et al. Safety of ovarian conservation and fertility preservation in advanced borderline ovarian tumors. Fertil Steril 2015; 104(1): 138-44.

[31] National Cancer Institute Surveillance, Epidemiology and End Results Program. <http://seer.cancer.gov/statistics/ summaries.html>; [accessed 15.11.15].

[32] Pecorelli S. Revised FIGO staging for carcinoma of the vulva, cervix, and endometrium. Int J Gynaecol Obstet 2009; 105(2): 103-4.

[33] Lewin SN, Herzog TJ, Barrena Medel NI, Deutsch I, Burke WM, Sun X, et al. Comparative performance of the 2009 international Federation of gynecology and obstetrics' staging system for uterine corpus cancer1. Obstet Gynecol 2010; 116(5): 1141.

[34] Kistner RW. Histological effects of progestins on hyperplasia and carcinoma in situ of the endometrium. Cancer 1959; 12: 1106-22.

[35] Kimmig R, Strowitzki T, Müller-Höker J, Kürzl R, Korell M, Hepp H. Conservative treatment of endometrial cancer permitting subsequent triplet pregnancy. Gynecol Oncol 1995; 58(2): 255-7.

[36] Kim YB, Holschneider CH, Ghosh K, Nieberg RK, Montz FJ. Progestin alone as primary treatment of endometrial carcinoma in premenopausal women. Report of seven cases and review of the literature. Cancer 1997; 79: 320-7.

[37] Randall TC, Kurman RJ. Progestin treatment of atypical hyperplasia and well-differentiated carcinoma of the endometrium in women under age 40. Obstet Gynecol 1997; 90: 434-40.

[38] Duska LR, Garrett A, Rueda BR, Haas J, Chang Y, Fuller AF. Endometrial cancer in women 40 years old or younger. Gynecol Oncol 2001; 83(2): 388-93.

[39] Tangjitgamol S, Manusirivithaya S, Hanprasertpong J. Fertility-sparing in endometrial cancer. Gynecol Obstet Invest 2009; 67(4): 250-68.

[40] Erkanli S, Ayhan A. Fertility-sparing therapy in young women with EC: 2010 update. Int J Gynecol Cancer 2010; 20: 1170-87.

[41] Gallos ID, Yap J, Rajkhowa M, et al. Regression, relapse, and live birth rates with fertilitysparing therapy for EC and atypical complex endometrial hyperplasia: a systematic review and metaanalysis. Am J Obstet Gynecol 2012; 207(4) 266.e1-12.

[42] Gunderson CC, Fader AN, Carson KA, Bristow RE. Oncologic and reproductive outcomes with progestin therapy in women with endometrial hyperplasia and grade 1 adenocarcinoma: a systematic review. Gynecol Oncol 2012; 125: 477.

[43] Bovicelli A, D'Andrilli G, Giordano A, De Iaco P. Conservative treatment of early endometrial cancer. J Cell Physiol 2013; 228(6): 1154-8.

[44] Park JY, Kim DY, Kim TJ, Kim JW, Kim JH, Kim YM, et al. Hormonal therapy for women with stage IA endometrial cancer of all grades. Obstet Gynecol 2013; 122(1): 7-14.

[45] Koskas M, Uzan J, Luton D, Rouzier R, Daraï E. Prognostic factors of oncologic and reproductive outcomes in fertility-sparing management of endometrial atypical hyperplasia and adenocarcinoma: systematic review and meta-analysis. Fertil Steril 2014; 101(3): 785-94.

[46] Rodolakis A, Biliatis I, Morice P, Reed N, Mangler M, Kesic V, et al. European Society of Gynecological Oncology Task Force for fertility preservation: clinical recommendations for fertility-sparing management in young endometrial cancer patients. Int J Gynecol Cancer 2015; 25(7): 1258-65.

[47] Leitao Jr MM, Kehoe S, Barakat RR, Alektiar K, Gattoc LP, Rabbitt C, et al. Comparison of D&C and office endometrial biopsy accuracy in patients with FIGO grade 1 endometrial adenocarcinoma. Gynecol Oncol 2009; 113(1): 105-8.

[48] Kim MK, Seong SJ, Lee TS, Ki KD, Lim MC, Kim YH, et al. Comparison of diagnostic accuracy between endometrial curettage and pipelle aspiration biopsy in patients treated with progestin for endometrial hyperplasia: a Korean Gynecologic Oncology Group Study (KGOG 2019). Jpn J Clin Oncol 2015; 45(10): 980-2.

[49] Kalogera E, Dowdy SC, Bakkum-Gamez JN. Preserving fertility in young patients with endometrial cancer: current perspectives. Int J Womens Health 2014; 6: 691-701.

[50] Cade TJ, Quinn MA, Rome RM, Neesham D. Long-term outcomes after progestogen treatment for early endometrial cancer. Aust N Z J Obstet Gynaecol 2013; 53(6): 566-70.

[51] Lau HY, Twu NF, Yen MS, Tsai HW, Wang PH, Chuang CM, et al. Impact of ovarian preservation in women with endometrial cancer. J Chin Med Assoc 2014; 77(7): 379-84.

[52] Kinjyo Y, Kudaka W, Ooyama T, Inamine M, Nagai Y, Aoki Y. Ovarian preservation in young women with endometrial cancer of endometrioid histology. Acta Obstet Gynecol Scand 2015; 94(4): 430−4.

[53] Lin KY, Miller DS, Bailey AA, Andrews SJ, Kehoe SM, Richardson DL, et al. Ovarian involvement in endometrioid adenocarcinoma of uterus. Gynecol Oncol 2015; 138(3): 532−5.

[54] Jones WB, Mercer GO, Lewis Jr JL, Rubins SC, Hoskins WJ. Early invasive carcinoma of the cervix. Gynecol Oncol 1993; 51: 26−32.

[55] Dargent D, Brun JL, Roy M, Mathevet P. Remy I: La trachelectomie elargie une alternativea. Ll'hysterectomie radicale dans le traitement des cancers infiltrants. JobGyn 1994; 2: 285−92.

[56] Shepherd JH, Crawford RA, Oram DH. Radical trachelectomy: a way to preserve fertility in the treatment of early cervical cancer. Br J Obstet Gynaecol 1998; 105(8): 912−16.

[57] Roy M, Plante M. Pregnancies after radical vaginal trachelectomy for early-stage cervical cancer. Am J Obstet Gynecol 1998; 179(6 Pt 1): 1491−6.

[58] Mejia-Gomez J, Feigenberg T, Arbel-Alon S, Kogan L, Benshushan A. Radical trachelectomy: a fertility-sparing option for early invasive cervical cancer. Isr Med Assoc J 2012; 14(5): 324−8.

[59] NCCC Guidelines Version 2.2015, Cervical Cancer. <http://www.nccn.org/professionals/physician_gls/pdf/cervical.pdf>; [updated 18.09.14, accessed 14.11.15] .

[60] Dargent D, Martin X, Sacchetoni A, Mathevet P. Laparoscopic vaginal radical trachelectomy: a treatment to preserve the fertility of cervical carcinoma patients. Cancer 2000; 88(8): 1877−82.

[61] Smith JR, Boyle DC, Corless DJ, Ungar L, Lawson AD, Del Priore G, et al. Abdominal radical trachelectomy: a new surgical technique for the conservative management of cervical carcinoma. Br J Obstet Gynaecol 1997; 104(10): 1196−200.

[62] Burnett AF, Stone PJ, Duckworth LA, Roman JJ. Robotic radical trachelectomy for preservation of fertility in early cervical cancer: case series and description of technique. J Minim Invasive Gynecol 2009; 16(5): 569−72.

[63] Deleted in review.

[64] Meirow D, Biederman H, Anderson RA, Wallace WH. Toxicity of chemotherapy and radiation on female reproduction. Clin Obstet Gynecol 2010; 53(4): 727−39.

[65] Viswanathan AN, Lee LJ, Eswara JR, Horowitz NS, Konstantinopoulos PA, Mirabeau-Beale KL, et al. Complications of pelvic radiation in patients treated for gynecologic malignancies. Cancer 2014; 120(24): 3870−83.

[66] Peterson CM, Menias CO, Katz DS. Radiation-induced effects to nontarget abdominal and pelvic viscera. Radiol Clin North Am 2014; 52(5): 1041−53.

[67] Wo JY, Viswanathan AN. Impact of radiotherapy on fertility, pregnancy, and neonatal outcomes in female cancer patients. Int J Radiat Oncol Biol Phys 2009; 73(5): 1304−12.

[68] Ghadjar P, Budach V, Köhler C, Jantke A, Marnitz S. Modern radiation therapy and potential fertility preservation strategies in patients with cervical cancer undergoing chemoradiation. Radiat Oncol 2015; 10: 50.

[69] Holm K, Nysom K, Brocks V, Hertz H, Jacobsen N, Müller J. Ultrasound B-mode changes in the uterus and ovaries and Doppler changes in the uterus after total body irradiation and allogeneic bone marrow transplantation in childhood. Bone Marrow Transplant 1999; 23: 259−63.

[70] Critchley HO, Wallace WH. Impact of cancer treatment on uterine function. J Natl Cancer Inst Monogr 2005: 64−8.

[71] Chiarelli AM, Marrett LD, Darlington GA. Pregnancy outcomes in females after treatment for childhood cancer. Epidemiology 2000; 11(2): 161−6.

[72] Signorello LB, Cohen SS, Bosetti C, Stovall M, Kasper CE, Weathers RE, et al. Female survivors of childhood cancer: preterm birth and low birth weight among their children. J Natl Cancer Inst 2006; 98(20): 1453−61.

[73] Hwang JH, Yoo HJ, Park SH, Lim MC, Seo SS, Kang S, et al. Association between the location of transposed ovary and ovarian function in patients with uterine cervical cancer treated with (postoperative or primary) pelvic radiotherapy. Fertil Steril 2012; 97(6): 1387−93.

[74] Yoon A, Lee YY, Park W, Huh SJ, Choi CH, Kim TJ, et al. Correlation between location of transposed ovary and function in cervical cancer patients who underwent radical hysterectomy. Int J Gynecol Cancer 2015; 25(4): 688−93.

[75] Barahmeh S, Al Masri M, Badran O, Masarweh M, El-Ghanem M, Jaradat I, et al. Ovarian transposition before pelvic irradiation: indications and functional outcome. J Obstet Gynaecol Res 2013; 39(11): 1533−7.

[76] Irtan S, Orbach D, Helfre S, Sarnacki S. Ovarian transposition in prepubescent and adolescent girls with cancer. Lancet Oncol 2013; 14(13): e601−8.

[77] Gubbala K, Laios A, Gallos I, Pathiraja P, Haldar K, Ind T. Outcomes of ovarian transposition in gynaecological cancers; a systematic review and meta-analysis. J Ovarian Res 2014; 7: 69.

[78] Mossa B, Schimberni M, Di Benedetto L, Mossa S. Ovarian transposition in young women and fertility sparing. Eur Rev Med Pharmacol Sci 2015; 19(18): 3418−25.

[79] Zhao C, Wang JL, Wang SJ, Zhao LJ, Wei LH. Analysis of the risk factors for the recurrence of cervical cancer following ovarian transposition. Eur J Gynaecol Oncol 2013; 34(2): 124−7.

[80] Morgan S, Anderson RA, Gourley C, Wallace WH, Spears N. How do chemotherapeutic agents damage the ovary? Hum Reprod Update 2012; 18(5): 525−35.

［81］Brydøy M, Fosså SD, Dahl O, Bjøro T. Gonadal dysfunction and fertility problems in cancer survivors. Acta Oncol 2007; 46(4): 480–9.

［82］http://www.accessdata.fda.gov/drugsatfda_docs/label/ 2013/125085s263lbl.pdf.［accessed 11.11.15］.

［83］Green DM, Whitton JA, Stovall M, Mertens AC, Donaldson SS, Ruymann FB, et al. Pregnancy outcome of female survivors of childhood cancer: a report from the Childhood Cancer Survivor Study. Am J Obstet Gynecol 2002; 187(4): 1070–80.

［84］Rodriguez-Wallberg KA, Oktay K. Options on fertility preservation in female cancer patients. Cancer Treat Rev 2012; 38(5): 354–61.

［85］Beck-Fruchter R, Weiss A, Shalev E. GnRH agonist therapy as ovarian protectants in female patients undergoing chemotherapy: a review of the clinical data. Hum Reprod Update 2008; 14: 553–61.

［86］Munster PN, Moore AP, Ismail-Khan R, Cox CE, Lacevic M, Gross-King M, et al. Randomized trial using gonadotropin-releasing hormone agonist triptorelin for the preservation of ovarian function during (neo) adjuvant chemotherapy for breast cancer. J Clin Oncol 2012; 30: 533–8.

［87］Moore HC, Unger JM, Phillips KA, Boyle F, Hitre E, Porter D, et al. Goserelin for ovarian protection during breast-cancer adjuvant chemotherapy. N Engl J Med 2015; 372: 923–32.

［88］Oktay K, Turan V. Failure of ovarian suppression with gonadotropin-releasing hormone analogs to preserve fertility: an assessment based on the quality of evidence. JAMA Oncol 2015: 1–2. <http://dx.doi.org/10.1001/jamaoncol.2015.3252>. ［Epub ahead of print］PMID: 2642640.

［89］Walker LM, Tran S, Robinson JW. Luteinizing hormone-releasing hormone agonists: a quick reference for prevalence rates of potential adverse effects. Clin Genitourin Cancer 2013; 11(4): 375–84.

［90］Joffe H, et al. Adverse effects of induced hot flashes on objectively recorded and subjectively reported sleep: results of a gonadotropin-releasing hormone agonist experimental protocol. Menopause 2013; 20(9): 905–14.

［91］BenDor R, et al. Effects of pharmacologically induced hypogonadism on mood and behavior in healthy young women. Am J Psychiatry 2013; 170(4): 426–33.

［92］Zelinski MB, Murphy MK, Lawson MS, Jurisicova A, Pau KY, Toscano NP, et al. In vivo delivery of FTY720 prevents radiation-induced ovarian failure and infertility in adult female nonhuman primates. Fertil Steril 2011; 95(4): 1440–5. e1–7.

［93］Li F, Turan V, Lierman S, Cuvelier C, De Sutter P, Oktay K. Sphingosine-1-phosphate prevents chemotherapy-induced human primordial follicle death. Hum Reprod 2014; 29(1): 107–13.

［94］Gonfloni S, Di Tella L, Caldarola S, Cannata SM, Klinger FG, Di Bartolomeo C, et al. Inhibition of the c-Abl-TAp63 pathway protects mouse oocytes from chemotherapy-induced death. Nat Med 2009; 15(10): 1179–85.

［95］Mahran YF, El-Demerdash E, Nada AS, Ali AA, Abdel-Naim AB. Insights into the protective mechanisms of tamoxifen in radiotherapy-induced ovarian follicular loss: impact on insulin-like growth factor 1. Endocrinology 2013; 154(10): 3888–99.

［96］Cardozo ER, Thomson AP, Karmon AE, Dickinson KA, Wright DL, Sabatini ME. Ovarian stimulation and in-vitro fertilization outcomes of cancer patients undergoing fertility preservation compared to age matched controls: a 17-year experience. J Assist Reprod Genet 2015; 32(4): 587–96.

［97］McLaren JF, Bates GW. Fertility preservation in women of reproductive age with cancer. Am J Obstet Gynecol 2012; 207(6): 455–62.

［98］Rodriguez-Wallberg KA, Oktay K. Fertility preservation during cancer treatment: clinical guidelines. Cancer Manag Res 2014; 6: 105–17.

［99］Chung K, Donnez J, Ginsburg E, Meirow D. Emergency IVF versus ovarian tissue cryopreservation: decision making in fertility preservation for female cancer patients. Fertil Steril 2013; 99(6): 1534–42.

［100］Donnez J, Dolmans M-M, Pellicer A, Diaz-Garcia C, Sanchez Serrano M, Schmidt KT, et al. Restoration of ovarian activity and pregnancy after transplantation of cryopreserved ovarian tissue: a review of 60 cases of reimplantation. Fertil Steril 2013; 99: 1503–13.

［101］Imbert R, Moffa F, Tsepelidis S, Simon P, Delbaere A, Devreker F, et al. Safety and usefulness of cryopreservation of ovarian tissue to preserve fertility: a 12-year retrospective analysis. Hum Reprod 2014; 29(9): 1931–40.

［102］Dittrich R, Hackl J, Lotz L, Hoffmann I, Beckmann MW. Pregnancies and live births after 20 transplantations of cryopreserved ovarian tissue in a single center. Fertil Steril 2015; 103(2): 462–8.

［103］Jensen AK, Kristensen SG, Macklon KT, Jeppesen JV, Fedder J, Ernst E, et al. Outcomes of transplantations of cryopreserved ovarian tissue to 41 women in Denmark. Hum Reprod 2015; 30(12): 2838–45.

［104］Tanbo T, Greggains G, Storeng R, Busund B, Langebrekke A, Fedorcsak P. Autotransplantation of cryopreserved ovarian tissue after treatment for malignant disease -the first Norwegian results. Acta Obstet Gynecol Scand 2015; 94(9): 937–41.

［105］https://www.asrm.org/uploadedFiles/ASRM_Content/ News_and_PublicationsPractice_Guidelines/Committee_ Opinions/OvarianTissueCryoprservation2014-noprint.pdf ［accessed 16.11.15］.

［106］Salama M, Mallmann P. Emergency fertility preservation for female patients with cancer: clinical perspectives.

Anticancer Res 2015; 35(6): 3117-27.

[107] Sauerbrun-Cutler MT, Vega M, Keltz M, McGovern PG. In vitro maturation and its role in clinical assisted reproductive technology. Obstet Gynecol Surv 2015; 70(1): 45-57.

[108] Rubin LR, Werner-Lin A, Sagi M, Cholst I, Stern R, Lilienthal D, et al. "The BRCA clock is ticking!" : negotiating medical concerns and reproductive goals in preimplantation genetic diagnosis. Hum Fertil (Camb) 2014; 17(3): 159-64.

[109] Woodson AH, Muse KI, Lin H, Jackson M, Mattair DN, Schover L, et al. Breast cancer, BRCA mutations, and attitudes regarding pregnancy and preimplantation genetic diagnosis. Oncologist 2014; 19(8): 797-804.

[110] ASRM. Third-party reproduction: sperm, egg, and embryo donation and surrogacy: a guide for patients, <https://www.asrm.org/BOOKLET_Third-party_Reproduction/>; 2012[accessed on 12.11.15].

[111] Trounson A, Leeton J, Besanko M, Wood C, Conti A. Pregnancy established in an infertile patient after transfer of a donated embryo fertilised in vitro. Br Med J (Clin Res Ed) 1983; 286(6368): 835-8.

[112] Bustillo M, Buster JE, Cohen SW, Hamilton F, Thorneycroft IH, Simon JA, et al. Delivery of a healthy infant following nonsurgical ovum transfer. JAMA 1984; 251(7): 889.

[113] https://www.sartcorsonline.com/rptCSR_PublicMultYear.aspx?ClinicPKID=0[accessed 02.11.15].

[114] Utian WH, Sheean L, Goldfarb JM, Kiwi R. Successful pregnancy after in vitro fertilization and embryo transfer from an infertile woman to a surrogate. N Engl J Med 1985; 313(21): 1351-2.

[115] Fageeh W, Raffa H, Jabbad H, Marzouki A. Transplantation of the human uterus. Int J Gynaecol Obstet 2002; 76(3): 245-51.

[116] Erman Akar M, Ozkan O, Aydinuraz B, Dirican K, Cincik M, Mendilcioglu I, et al. Clinical pregnancy after uterus transplantation. Fertil Steril 2013; 100: 1358-63.

[117] Braanstrom M, Johannesson L, Bokstrom H, et al. Live birth after uterus transplantation. Lancet 2015; 385: 607-16.

[118] Braanstrom M. Uterus transplantation. Curr Opin Organ Transplant 2015; 20(6): 621-8.

[119] Lawson AK, Klock SC, Pavone ME, Hirshfeld-Cytron J, Smith KN, Kazer RR. Psychological counseling of female fertility preservation patients. J Psychosoc Oncol 2015; 33(4): 333-53.

[120] Baysal Ö, Bastings L, Beerendonk CC, Postma SA, IntHout J, Verhaak CM, et al. Decisionmaking in female fertility preservation is balancing the expected burden of fertility preservation treatment and the wish to conceive. Hum Reprod 2015; 30(7): 1625-34.

[121] Chiavari L, Gandini S, Feroce I, Guerrieri-Gonzaga A, Russell-Edu W, Bonanni B, et al. Difficult choices for young patients with cancer: the supportive role of decisional counseling. Support Care Cancer 2015; 23(12): 3555-62.